La Solución Paleolítica:

La dieta humana originaria

ROBB WOLF

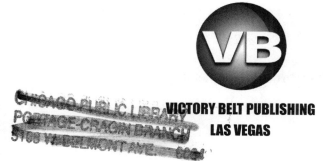

VICTORY BELT PUBLISHING

LAS VEGAS

Victory Belt Publishing, primera edición, 2010

ISBN 13: 978-1-936608-84-3

Este libro es para propósitos educativos. El editor y el autor de este libro informativo

no se hacen responsables bajo ningún concepto por los efectos derivados directa o

indirectamente de la información proporcionada en este libro. Si no es practicado

de forma segura y con precaución, el ejercicio puede ser peligroso para usted y para

otros. Es importante consultar con un dietista profesional e instructor de gimnasia

antes de iniciar el entrenamiento y la dieta. También es muy importante consultar con

un médico antes de entrenar debido a la naturaleza intensa y exigente de las técnicas

descriptas en este libro.

Impreso en los Estados Unidos

Translated by:

Maria Jose Albay
&
Consuelo Werner (www.healthyguts.net)
(English-Spanish Freelance Interpreter and Translator/Copy Editor)

Copy edited by:

Consuelo Werner (www.healthyguts.net)

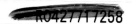
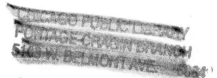

Recomendaciones

"He conocido gente que se curó con la Solución Paleolítica *cuando los médicos se habían dado por vencidos. No importa si eres un atleta o si simplemente te rehúsas a convertirte en una estadística dentro del sistema de salud, ¡basta de excusas! Por fin te verás, te sentirás y te desempeñarás al máximo potencial que permitan tus genes. Robb Wolf me cambió la vida, y está a punto de cambiar también la tuya".*

—Kyle Maynard
Autor de *No Excuses (Best seller en la lista del NY Times)*
Ganador del ESPY en 2004

"Se dice que el mérito de un libro se mide por lo que te deja después de leerlo. El valor de La Solución Paleolítica *tiene amplio alcance por la información que ofrece. Robb ha creado una nueva manera de ver la salud y los hábitos, que ayudará a muchísima gente".*

—John Welbourn
Veterano de 10 años de la NFL

"Robb tiene un talento especial para encarar temas complicados y transmitirlos al hombre común. Como él también es un atleta, puede salvar las distancias entre el científico de laboratorio y el deportista de competencias. Recuerdo varias conversaciones telefónicas en las que yo terminaba diciéndole: "¡Tienes que escribir un libro!" Y por fin, aquí está el libro que desde hace tiempo yo le reclamaba a este estupendo maestro. Estoy convencido de que no solo estarás mejor informado, más saludable y en mejor estado físico después de leerlo, sino que además te resultará muy entretenido".

—Entrenador Michael Rutherford
Campeón del Masters National Weight Lifting
Boot Camp Fitness, Kansas City, Kansas

"La orientación y los consejos de Robb me cambiaron la vida. Al cambiar la forma de comer, logré mantenerme competitiva como atleta de Crossfit. No tengo dudas de que sus recomendaciones con respecto a la comida son lo que me permitió mantenerme entre los "10 mejores" en los Crossfit Games desde 2007 hasta 2009.

"Y más importante que el rendimiento atlético, en casa estamos más saludables y mi marido Roman se encuentra mucho mejor desde que cambiamos nuestros hábitos de alimentación. Roman es boxeador retirado y le diagnosticaron un trastorno degenerativo de los discos cervicales, para el cual le recetaron anti-inflamatorios y analgésicos. Desde que cambió su forma de comer, se ha librado de todos los medicamentos.

"Cuando hace poco me enteré de que estaba embarazada, Robb fue la primera persona que consulté para obtener recomendaciones nutricionales. Gracias a ello, mi cuerpo estaba preparado y tuve un embarazo maravilloso, sin las clásicas náuseas y malestar. Le estoy agradecida a Robb por haber compartido conmigo una pequeña parte de sus vastos conocimientos acerca de la nutrición. Con esa pequeña parte logré cambiar enormemente la salud de toda mi familia".

—Jolie Gentry
Oficial de SWAT
Campeona femenina de los Crossfit Games de 2008

"Al igual que otros atletas, los levantadores de pesas olímpicos con frecuencia pasan por alto la nutrición, y sin embargo su importancia no debe subestimarse. El enorme conocimiento de Robb Wolf sobre la nutrición y los horarios de comidas adecuados ha aumentado el rendimiento, los tiempos de recuperación y la salud general de muchísimos atletas, entre los que me incluyo".

—Casey Burgener
Miembro del equipo olímpico 2008, Levantamiento de pesas olímpico
Medalla de oro 2008, Juegos Panamericanos

"Con la Solución Paleolítica, Robb Wolf ha cambiado mi percepción de la dieta y la nutrición. Me ha ayudado a comprender la importancia de la dieta y la alimentación para la salud y la vida".

—Forrest Griffin
Campeón de UFC Light Heavyweight
Autor del libro *Got Fight? (Bestseller en la lista del NY Times))*

Indice

Agradecimientos

Seguramente me olvidaré de alguien, porque son muchas las personas a las que tengo que agradecer, no solo por la realización de este proyecto, sino también por el gimnasio, los seminarios, etc. Aquí vamos:

En primer lugar agradezco a Andy Deas, mi gran co-conspirador en el podcast de la Solución Paleolítica y el responsable de que dejara de hablar sobre este libro y finalmente me decidiera a escribirlo.

Agradezco enormemente al Dr. Mat Lalonde, PhD. Mat me ayudó muchísimo con la edición técnica del libro y colaboró para que el producto final fuera mucho mejor (desde la exactitud científica hasta la fluidez, pasando por... todo lo demás) de lo que habría sido sin su ayuda. Gracias, Mat.

En cuanto a los temas técnicos y científicos, las siguientes personas me fueron de enorme ayuda con las publicaciones científicas y referencias: Pedro Bastos, Amy Kubal y Brad Hirakawa.

Gracias a Yael Grauer (mi "extraño de pelo largo") que también me ayudó con la edición y la fluidez del texto.

Agradezco a las siguientes personas que me ayudaron con la cubierta del libro: John Welbourn, Joey Jimenez, Diane Sanfilipo y Lou Mars. Hicimos docenas de versiones de la cubierta, algunas de ellas muy interesantes. John y Joey trabajaron muchísimo al principio, y Diane dio los últimos retoques al diseño a altas horas de la noche. Agradezco a los amigos de Tuttle Publishing, Barnes & Noble y Borders, que me ofrecieron sugerencias que muchas veces yo no quería escuchar pero que eran necesarias. Estoy muy agradecido por la ayuda de todas estas personas en este proyecto.

Agradezco a Mike St. John. Hermano, eres uno de mis mejores estudiantes y una verdadera inspiración. Algún día llegaré a ser "St. John Delgado".

Agradezco a mi mentor, el Prof. Loren Cordain. Si hago lo que hago es porque él hizo lo que hizo. No me alcanzan las palabras para agradecerle por su orientación y su amistad.

Agradezco a mi editor, Erich Krauss, no solo por hacerse cargo de este proyecto, sino por tomárselo con la misma seriedad y entusiasmo que yo. No podría haber terminado el libro sin tu ayuda.

Agradezco a Glen Cordoza por la amistad y el consejo de llevar el libro a Victory Belt y a un mercado más amplio.

Agradezco a Dave Werner, a Nancy Meenen, a Michael Rutherford, a Greg y Aimee Everett, y a Chris Sommer: estuvieron conmigo en los momentos más difíciles con una amistad inquebrantable. Este libro no existiría y mi vida no sería lo que es sin ustedes, amigos.

Agradezco al Prof. Arthur Devany por su orientación inicial en mi estudio de la vida de nuestros ancestros.

Agradezco a nuestro equipo de NorCal Strength & Conditioning. Los últimos dos años tuve que viajar mucho, y ustedes han hecho crecer y desarrollar al gimnasio y a ustedes mismos.

Agradezco a los miles de personas que he conocido a través de mis seminarios, del blog y del podcast. Este libro es, literalmente, "su" historia. Sin su apoyo e interacción, yo no sería más que un químico con un cronómetro en la mano.

Agradezco a Scotty Hagnas por su amistad, por las sesiones de "brainstorming" y por las deliciosas comidas que preparó para este libro.

Vaya un agradecimiento pantagruélico para Craig "Chops" Zielinski. Sin la pericia informática de Craig, no tendría un blog, el podcast ni el libro. En honor a Craig, te pido que leas el libro con un acento escoses fuerte y con música de gaitas de fondo.

Por último, agradezco a mi esposa, Nicki Violetti. Sigo sin saber cómo te convencí de que te casaras conmigo, pero todas las noches elevo una plegaria de agradecimiento por estar contigo. Sin ti, este libro jamás habría existido y mi vida carecería de amor, diversión y aventuras. Eres Mi Chica.

Prólogo

Prof. Loren Cordain, Colorado State University
Autor de *Paleo Diet* y *Paleo Diet for Athletes*

Jamás creí que podía reír a carcajadas leyendo un libro sobre la nutrición paleolítica, la autoinmunidad y el metabolismo de los lípidos, pero eso fue exactamente lo que me ocurrió al revisar este libro. Como Robb es un ex-alumno mío, me ha resultado especialmente gratificante asistir a sus progresos, no solo en la comprensión de la dieta paleolítica con respecto a sus propias necesidades de salud, sino también por la forma en la que transformó la adversidad en una pasión que le ha permitido llegar a muchísima gente con un mensaje que cambiará el rumbo de sus vidas.

¿A quién está dirigida *La Solución Paleolítica*? A *todo el mundo*. El libro es vital, animado y entretenido, sin dejar de transmitir los aspectos científicos y la seriedad del mensaje paleolítico. Robb ha hecho un trabajo extraordinario, integrando disciplinas muy diferentes en esta obra accesible, divertida y, sobre todo, práctica. Es una verdadera hazaña, y estoy seguro de que te encantará.

Aquí conocerás la magnífica salud de nuestros ancestros paleolíticos, y sabrás por qué eso cambió con la transición a la agricultura y a una dieta donde predominan los cereales, una verdadera "espada de doble filo" para la humanidad. Luego descubrirás cómo la compleja interacción de la comida con nuestro sistema hormonal puede resultar en una excelente salud o en los numerosos problemas relacionados con la alteración de la insulina, entre los que se incluyen la diabetes tipo 2, las enfermedades cardiovasculares, el Alzheimer y diversos tipos de cáncer. Por si esto fuera poco, Robb explica por qué los cereales no solo subyacen a toda una serie de enfermedades relacionadas con la autoinmunidad, sino que pueden erosionar tu bienestar al aumentar la inflamación en tu organismo. Aprenderás muchas cosas acerca de las grasas de la dieta, de cómo han cambiado las cantidades y proporciones de varias grasas desde que se estableció nuestro genoma de cazadores-recolectores, y de qué significa esto para tu salud.

Tal vez una de las secciones más instructivas y reveladoras del libro sea la que se refiere a la hormona cortisol. Si eres como yo, después de leer este capítulo reevaluarás seriamente tu sueño, tu trabajo y otros hábitos. Aunque nunca en tu vida hayas hecho ejercicio, el capítulo sobre Fitness Ancestral te resultará instructivo y motivador. Comprenderás el papel que juega el ejercicio en el mantenimiento de tu salud y calidad de vida. Robb termina el libro con una serie de capítulos acerca de los aspectos prácticos de la dieta paleolítica: cómo comprar, cómo alimentar a los niños, un plan de comidas de treinta días y un estupendo sistema para monitorear tus progresos, que incluye los análisis de sangre que debes realizar y su significado.

He tenido la suerte de alcanzar mucho éxito, en gran parte gracias a mis investigaciones sobre la nutrición paleolítica. *La Solución Paleolítica* es la heredera de este éxito y estoy convencido de que, con su humor e información, te resultará tan revolucionaria como útil.

Introducción

Te propongo un pequeño juego de observación. Ve a un lugar público con mucha gente y mira a tu alrededor. Que no te confundan con un pervertido: simplemente observa a la gente que pasa y lleva una cuenta mental de lo siguiente: ¿cuántas personas se ven saludables? Ya sabes, vitales, llenas de energía, delgadas, atléticas. ¿Todas? ¿Algunas? ¿Ninguna?

Yo vivo en Chico, California, una ciudad famosa por dos elementos: Sierra Nevada, nuestra fábrica de cerveza, y la calificación de la revista *Playboy* de nuestra universidad, como "la más fiestera de la nación" en 1987. Aunque nuestra población tiende a ser más bien joven, tenemos gente de todas las edades. Las veces que probé el juego de observación antes descrito ("¿Cuántas personas se ven saludables?"), he contado pocos resultados positivos. Los niños son gordos. Los adolescentes están llenos de "rollitos" y tienen los ojos vidriosos. Y en lugar de disfrutar de sus años dorados, las personas ancianas están confinadas a caminadores y sillas de ruedas. Tal vez te encojas de hombros y pienses: *Sí, bueno, ¿y qué? Es normal.* No confundamos "normal" con "común": esta situación no está bien y no es normal.

Hay una analogía sobre el cambio ambiental que cuenta la siguiente historia: Una rana vivía en un charco de agua a temperatura ambiente, y hacía las cosas que hacen todas las ranas. Un día la temperatura del agua empezó a elevarse, pero de forma tan paulatina, que la rana ni siquiera lo notó. Mientras sigue su vida con normalidad, literalmente termina hirviéndose viva. No creo que las cosas sucedieran así: estoy seguro de que nuestra amiga René se daría cuenta de que las cosas están empeorando cada vez más, pero la analogía es válida y escalofriante al describir nuestro mundo moderno. Como sociedad, nos hemos vuelto tan enfermos, tan débiles, tan quebrados, que aceptamos lo *anormal* como si fuera normal. Aceptamos que nuestros hijos estén tan gordos que no pueden jugar, y le echamos la culpa de todo a la "información genética". Lo que la gente no entiende es que ya no se trata de la rana en la sopa: somos nosotros, y la temperatura por cierto es cada vez más elevada.

UNO

Mí historia, tu historia, nuestra historia...
(trillado, pero cierto)

E ste libro te puede salvar la vida. No, no como dispositivo de flotación: me refiero a la información que contiene. Habrás visto en la cubierta que es un "libro de salud y dieta", pero es mucho más que eso: es también una historia tan antigua como la humanidad. Ya sé que es una afirmación grandilocuente. A estas alturas, no tienes por qué creerme una palabra. Todavía tengo que invitarte un trago, hace menos de un párrafo que nos conocemos. De modo que lo mejor probablemente sea que te cuente un poco más acerca de mí.

Me crié en Redding, California, una ciudad de tamaño mediano sobre la Interestatal 5, unas tres horas al sur de la frontera con Oregón. Teniendo en cuenta que soy de la zona rural del norte de California, tal vez pienses que en esta historia se hablará de vacas, NASCAR y puestos de cerveza. Todo esto ciertamente forma parte de mi patrimonio cultural, y podría contarte un montón de historias sobre "rednecks" dignas de lo mejor del *Jerry Springer Show*. Pero este libro no se trata de *esa* historia. Ésta es la historia del hijo de padres bien intencionados pero perennemente enfermos, lamentablemente. Mamá y papá fumaban y padecían de enfermedades cardíacas y de otros problemas de salud. Desde pequeño, me introdujeron a cosas "divertidas" como la cirugía de vesícula, los niveles elevados de triglicéridos, los marcapasos, el asma, el enfisema y la artritis. Mis primeros recuerdos de mis padres incluyen una asombrosa combinación de preocupaciones médicas, visitas del doctor y medicamentos. Desde luego, estas cosas no dominaban cada minuto de nuestra vida, pero mirando atrás, me doy cuenta de que estas afecciones se convirtieron en la música de fondo de nuestra familia.

Además de estar enfermos (o quizá a causa de ello), mis padres tendían a una actitud derrotista. Recuerdo una edificante conversación con mi madre:

Yo: "¿Cómo piensas que será tener 100 años?"

Mamá: "¡Por Dios! ¡Espero no vivir tanto!"

Yo: "¿Por qué?" (Más adelante, esta pregunta definiría mi carrera y me metería en problemas con más frecuencia de la que puedes imaginarte).

Respuesta de mamá: "Si llegas a tan viejo, seguramente te DOLERÁ tanto todo que no puedes ni caminar. Debe ser horrible".

Mamá era un verdadero rayito de sol… la mayor parte del tiempo.

A pesar de ser muy joven y de haberme criado en un medio decididamente poco saludable, siempre tuve la idea de que la forma en que comemos puede influir sobre nuestra salud, bienestar y longevidad. Combinada con la mala salud de mis padres, esta convicción innata avivó mi interés en la nutrición y el estado físico. Ya en aquella época sospechaba que con una elección de alimentos inteligente, uno no tiene por qué padecer enfermedades cardíacas y decrepitud. Armado con esta idea, tomé la firme decisión de no correr la misma suerte que mis padres.

Además de mi interés en la salud y la nutrición, era fanático de las actividades deportivas más comunes en los niños: fútbol americano, lucha libre y karate. Pero como puede decirte cualquiera que me conozca, tiendo a obsesionarme con las cosas que me interesan. Leí todo lo que pude encontrar sobre nutrición y entrenamiento deportivo, incluyendo libros, revistas y hasta un viejo manual de fisicoculturismo. Esta pasión y dedicación al entrenamiento y la nutrición con el tiempo me permitieron convertirme en campeón estatal juvenil de levantamiento de pesas y alcanzar un récord amateur en kick boxing de 6-0.

No me avergüenza admitir que, aunque mi pasión por el deporte era muy fuerte, siempre ocupó un lugar secundario con respecto a mi lado estudioso. En la escuela secundaria llegué a competir en la Olimpíada de Ciencias estatal (en realidad, lo hice para conocer chicas; de verdad). Al terminar la escuela, cambié varias veces de opciones académicas, siempre relacionadas con la ciencia: de ingeniería a física a biología molecular, pero finalmente obtuve una tecnicatura en bioquímica y decidí estudiar medicina.

Todo esto no sería para nada digno de mención si no fuera porque además tenía una fuerte tendencia a la rebeldía e inclinaciones a la contracultura. Irónicamente, este "lado oscuro" me condujo a una prolongada desviación de la salud y estuvo a punto de destruirme: es que empezaron a interesarme las hippies desaseadas y el vegetarianismo.

Segundo piso: artículos del hogar, vegetarianismo y rebeldes sin causa

Creo que mi historia no es tan diferente de la de otros chicos: rebelarse contra los valores y normas básicas de la sociedad de los padres; considerar "equivocado" a todo aquello con lo que creciste. Yo creía que todo lo norteamericano era una basura, que los negocios y el comercio eran el mal. Ya sabes, la típica idiotez de esa edad. Más o menos por esa época, caí en un torbellino de desinformación y alienación profundas que me quitaron la posibilidad de pensar y la salud.

La desinformación giraba en torno a la idea de que el vegetarianismo no sólo era más saludable que las sucias prácticas de comer "carne tóxica", sino que además era moralmente superior. Esto me resultaba muy atractivo por mi interés en la nutrición y porque apelaba a mi juvenil deseo de diferenciarme y de alcanzar la superioridad moral.

Probablemente te preguntes: "¿Cómo permitió que esto le pasara?", y: "¿Y cómo diablos se supone que esta historia va a salvar *mi* vida?"

Llegaré a lo de salvarte la vida en un minuto. Por el momento, quiero que entiendas que mi conversión al vegetarianismo también tenía la "ventaja" de las chicas hippies. Esta variedad de muchachas tendían a ser vegetarianas y muy sexys (si consideras "sexy" a una combinación de depresión, misantropía y una aspecto de "si me caigo, me quiebro la cadera"). Cambié la parrilla por la vaporera para arroz y la olla a presión. Como premio adicional, gané una serie de problemas médicos.

Mi incursión en el vegetarianismo comenzó de manera bastante inocente: cuencos gigantes de arroz, frijoles negros cocinados a presión, puré de garbanzos casero y abundantes vegetales y tofu cocinados a la plancha. Soy un excelente cocinero, de modo que hacer que la comida vegetariana tuviera buen sabor *jamás* fue un problema. El problema era que mis comidas con "carbohidratos complejos" recomendadas por el gobierno me producían un hambre feroz de cuarenta y cinco a sesenta minutos después de comer. Además desarrollé un monstruoso antojo de dulces con el que tenía que luchar constantemente. Estaba hinchado y lleno de gases, y empecé a tener problemas digestivos de lo más extraños. Retrospectivamente, siempre tuve problemas con los cambios bruscos de azúcar en sangre y una mala digestión. Simplemente suponía que era lo normal, especialmente por haber crecido en un hogar en el que la enfermedad era lo normal.

Lo interesante es que al adoptar mi dieta vegetariana, estos problemas aparentemente aleatorios *empeoraron*. Estudié todo lo que pude encontrar sobre alimentación vegetariana y medicina alternativa. Estudié en los mejores institutos de macrobiótica y consulté con "expertos" en alimentación vegetariana. Después de mucho investigar, decidí que simplemente me estaba desintoxicando (un estado cuasi mítico en el que el cuerpo libera las toxinas acumuladas).

Y así fue como fui vegetariano y me "desintoxiqué"… durante varios años.

Cuando acudí al instituto de macrobiótica, me aseguraron que estaba en el "buen camino" y que sólo tenía que "seguir intentando y trabajar más duro". Asistí a seminarios de yoga cuyo tema era la comida vegetariana. Mis problemas fueron atribuidos a mi "ineptitud moral" y a mi incapacidad de evolucionar. A la avanzada edad de veintiséis años, tenía presión arterial elevada (140-95), triglicéridos altos (más de 300) y niveles malos de colesterol.

Los doctores del Centro de salud de la universidad me dijeron que en el futuro tendría que tomar medicación para la presión arterial alta. Mi táctica para evitar el destino de mis padres no estaba funcionando.

Enfermo y desesperado, me inscribí e ingresé en una escuela de medicina alternativa. Pensé que finalmente resolvería mis problemas de salud con el conocimiento que obtendría en esta "esclarecida" institución. No sólo lograría evitar el destino de mis padres, sino que además ayudaría a la gente a encontrar el "camino virtuoso a la salud" a través de una vida vegetariana.

Academia: abandonad toda esperanza, vosotros que aquí estudiáis

Mi período en la escuela de naturopatía fue un desastre, no porque el programa tuviera nada de malo, sino porque me estaba enfermando *de verdad*. Mi elevada presión arterial y mala digestión parecían casi insignificantes en comparación con un atroz brote de depresión que me hacía pensar en la muerte permanentemente. ¡En este estado mental, las clases prácticas de anatomía eran una experiencia realmente intensa! Mis problemas estomacales estaban empeorando y volviéndose realmente atemorizantes. Fui a varios doctores, incluyendo naturópatas, médicos clínicos y acupunturistas. Todos empezaban con un examen abdominal, palpando y presionando mi barriga en profundidad. Para esta época, hasta una leve presión en el estómago me producía un dolor tan agudo que casi saltaba de la camilla.

El médico clínico concluyó que tenía síndrome de colon irritable y colitis, y me recomendó una resección intestinal. El naturópata pensó que yo todavía me estaba desintoxicando. El acupunturista fue con mucho el que más ayudó, declarándome "un desastre". Todos ellos y yo creíamos que mi dieta era prácticamente perfecta: granos enteros, abundantes frijoles, tofu para las proteínas, grandes cantidades de vegetales frescos. Fuera cual fuese mi problema, ¡seguramente no era la dieta! Dada mi funesta condición, con una depresión debilitante, colitis, presión arterial elevada, triglicéridos elevados, insomnio y un dolor casi constante en todo el cuerpo, mis doctores fueron de la opinión que si no hubiera estado comiendo tan "bien", me habría muerto.

Tenía veintiocho años.

Había pasado de un peso atlético y musculoso de 180 libras a apenas 140 libras. Literalmente me quería morir, pero era demasiado cobarde para dar el paso necesario. Estaba hundido hasta el páncreas en lo mejor de la medicina moderna y alternativa, *más* la evolucionada moral de la Élite Vegetariana Superior. Estaba acabado y no tenía idea de qué hacer. En una irónica vuelta de tuerca, el deterioro de salud de mi madre me salvó la vida.

Una decisión visceral

Mis padres habían entrado y salido del hospital para varias cirugías, tanto mayores como menores. Habían sobresaltado a mi familia varias veces con problemas tan severos que nos hicieron pensar más de una vez: "*Se acabó*". En el verano de 1999, mamá ingresó al hospital con problemas cardíacos y pulmonares que los doctores no podían controlar. Parecía que estos problemas realmente la matarían. Los doctores dijeron que estaba inflamada "en todas partes". El revestimiento del corazón y los pulmones parecía estar en llamas. No podía respirar, sufría unos dolores horrendos. Era algo espantoso de ver en otro ser humano, pero especialmente en mi madre.

Lo único que parecía ayudar eran las dosis elevadas de anti-inflamatorios, pero estas drogas tenían efectos secundarios casi tan perjudiciales como el problema original. Siguió así durante varios días, hasta que finalmente se emitió un diagnóstico: enfermedad autoinmune. Su sistema inmunológico, diseñado para protegerla de microbios invasores como bacterias y virus, se había vuelto en su contra y parecía haberse propuesto matarla. Cuando vimos los resultados de los análisis, no podíamos creerlo. Mi madre tenía una larguísima lista de enfermedades relacionadas: artritis reumatoide, lupus eritematoso sistémico, síndrome de Sjögren. Había oído hablar de algunas de ellas, pero otras eran completamente nuevas para mí.

Junto con el diagnóstico le dieron un plan de tratamiento con fármacos inmunosupresores y anti-inflamatorios. Estos medicamentos eran peligrosos y proclives a generar complicaciones, pero al menos el cóctel aquietaría la batalla que se libraba en su cuerpo para que pudiera vivir y estar razonablemente cómoda. Entre todo el miedo, confusión y drama, un análisis de rutina ordenado por el reumatólogo hizo un sencillo descubrimiento: además de las enfermedades autoinmunes, mi mamá tenía también intolerancia a una proteína llamada gluten, que se encuentra en el trigo, la avena, el centeno, la cebada y algunos otros cereales. La afección se llama enfermedad celíaca y, como ya dije antes, este diagnóstico me salvó la vida.

Por teléfono mi madre me informó que su enfermedad celíaca era un tipo de respuesta autoinmune en el intestino delgado. Me dijo que mucha gente padecía este problema, con distintos grados de severidad. Su reumatólogo sospechaba que esta condición podía tener un papel fundamental en todas sus afecciones autoinmunes. La solución era simple en teoría, pero casi imposible en la práctica: eliminar de su dieta todos los alimentos que contuvieran gluten; es decir, pan, pasta, la mayoría de los cereales y todo tipo de productos horneados. Las salsas, marinadas y productos ya preparados también resultan sospechosos, ya que todo parece contener gluten en una u otra forma. No sólo tienes que leer las etiquetas, sino que debes ser extraordinariamente cuidadoso al comer fuera de casa: una pechuga de pollo a la plancha podría estar contaminada con gluten por haberse cocinado en el mismo recipiente que una preparación con pan francés de una comida anterior.

Para mi madre, la eliminación del gluten significó una mejoría inmediata de sus problemas estomacales y de su enfermedad autoinmune. Años antes había tenido cálculos biliares, a raíz de los cuales tuvieron que extirparle la vesícula. Además, tenía los mismos problemas que yo: colitis, reflujo ácido y el omni-abarcativo "síndrome del intestino irritable" (SII). Lo interesante es que el reumatólogo de mi madre también le recomendó evitar la mayoría de las legumbres, como frijoles y brotes, ya que se sabe que producen irritación en afecciones como el lupus y la artritis reumatoide.

Éstas eran excelentes noticias para mí, porque mamá se sentía mejor (aunque estaba lejos de estar sana), pero además fue un momento revelador. La enfermedad de mi madre y probablemente *la mía* estaban *provocadas* por lo más sacrosanto: la dieta vegetariana. ¡La base de la pirámide alimentaria! Los granos y legumbres, los alimentos más íntegros y rectos de todos, aparentemente querían matarnos.

Yo estaba anonadado. ¿Cómo era posible? Si los granos enteros y las legumbres nos enfermaban, ¿qué debía comer? Me hallaba sentado en la puerta de casa en un raro día cálido y soleado en Seattle cuando se me ocurrió la siguiente idea: ¿Cómo evolucionamos? ¿Qué comíamos en nuestro pasado remoto? Cazadores-recolectores, biología evolutiva:

la dieta paleolítica. Recordé haber oído hablar de una forma de comer que imitaba las dietas de nuestros antepasados cazadores-recolectores.

De un salto entré en casa, encendí la computadora (tuve que esperar una eternidad por la conexión discada) y utilicé un novedoso motor de búsqueda llamado Google para investigar la expresión "dieta paleolítica". Lo que encontré fue verdaderamente asombroso. Nuestros ancestros humanos y prehumanos habían vivido tres millones de años con un nivel de salud notablemente bueno, comiendo únicamente carnes magras, mariscos, nueces, semillas y frutas y vegetales de estación. Tras la "revolución" agrícola, nuestros predecesores se volvieron pequeños, débiles y enfermizos. La mortalidad infantil estalló.

El sitio más importante que encontré en un principio fue el del profesor Arthur Devany, *Evolutionary Fitness*. El profesor Devany es un economista jubilado que ha emulado el régimen de alimentación y ejercicio de un cazador-recolector por más de treinta años. Tiene setenta años, mide seis pies y dos pulgadas y pesa 205 libras, con menos del 10% de grasa corporal. Éste era el estado normal de nuestros antepasados. Empecé a escribirme con el Prof. Devany y me sugirió ponerme en contacto con el profesor Loren Cordain de la Universidad estatal de Colorado, quien más adelante se convertiría en mi mentor en el estudio de la nutrición paleolítica.

El profesor Cordain era el mayor experto del mundo en dietas ancestrales y su relación con nuestra salud y bienestar. Sus investigaciones fueron publicadas en todo tipo de revistas, desde inmunología hasta reumatología, oftalmología y nutrición. Esto no tiene precedentes en el moderno ámbito de la especialización científica. ¿Cuál era su secreto? Si conoces la respuesta (biología evolutiva), es fácil aplicar la retroingeniería para obtener la pregunta. El Prof. Cordain sabía que la evolución por selección natural era la respuesta a las modernas incógnitas de salud.

Entre los otros recursos fundamentales para el comienzo de mis estudios sobre el tema se incluyen los libros *Protein Power* y *Protein Power: LifePlan* de Michael y Mary Eades. Los Eades habían trabajado como médicos bariátricos por más de veinte años. Su sorprendente éxito en pacientes con sobrepeso se debió a que comprendieron la dieta de nuestros ancestros. Revirtieron la diabetes, la depresión, los problemas gastrointestinales y las afecciones autoinmunes mientras ayudaban a que sus clientes bajaran enormemente de peso.

La novedad de lo viejo

Lo que aprendí dio por tierra con todo lo que había estudiado sobre vegetarianismo. Las grasas y proteínas no eran malas; carbohidratos significa frutas y vegetales, no rosquillas y arroz. Tenía dos visiones del mundo tan diametralmente opuestas como las potencias del comunismo y el capitalismo durante la Guerra Fría; sólo me quedaba una cosa por hacer:

Probar.

Pero mis reservas eran enormes. Sabía que había seguido las reglas vegetarianas con toda precisión. Sabía cómo cocinar y combinar los alimentos, y había sido muy obediente a la hora de comer la perfecta dieta vegetariana. Sin embargo, mi única recompensa hasta el momento había sido el rápido deterioro de mi salud y la consiguiente frustración. Por lo tanto, hice a un lado los reparos y me fui de compras.

Compré un paquete de costillas marca Whole Foods, y varias combinaciones para ensaladas. Preparé un condimento de ajo y polvo de jengibre para las costillas y las puse a asar en el horno. Hice una ensalada de hojas verdes, hinojo y cebolla morada. Dos horas después sonó el reloj de cocina y agregué otros veinte minutos para dejar "reposar" la carne (lo que me pareció curioso, dado que ya estaba muerta). Al sonar la segunda alarma, corté un trozo de carne y coloqué una montaña de ensalada en mi plato. Lo condimenté todo con aceite de oliva y aceto balsámico. Y comí. Comí, comí y comí. Seis costillas y una libra de ensalada más tarde me sentía cálidamente satisfecho, con la cabeza despejada y mucho mejor de lo que me había sentido en años.

Y esto después de una comida.

No tenía gases, no estaba hinchado, no tenía problemas gástricos. Esa noche dormí mejor de lo que recordaba haber dormido jamás. Al día siguiente, me desperté descansado y sin niebla mental. Me preparé unos huevos revueltos con albahaca picada y los acompañé con medio melón. ¡Me sentí estupendo! Estaba lleno de energía, podía pensar. Volvía a sentir que quería *vivir*.

Me atuve a este régimen por dos semanas, sintiéndome cada vez mejor. Inmediatamente perdí la capa de grasita que me había aparecido alrededor de la cintura a pesar de estar escuálido. Comencé a desarrollar músculo y a perder grasa al mismo tiempo. Fui al médico para un chequeo de rutina de mi colitis y le informé que me sentía muy bien, sin ningún síntoma. El médico hizo su habitual examen abdominal y observó que yo no saltaba de la camilla por el dolor. Le dije que había cambiado mi dieta por completo, y que ahora comía carnes magras, frutas y vegetales.

"¡Doctor! ¿Alguna vez escuchó hablar de la dieta paleolítica?" le pregunté. "¿La que se basa en lo que comieron nuestros ancestros durante milenios?"

La suya fue la típica respuesta que recibiría tantas veces en los años siguientes: "Eso es pseudo-ciencia. No hay nada que lo pruebe".

Volví a casa y comí "pseudo-ciencia" para el desayuno, el almuerzo y la cena. Me sentí mejor de lo que me había sentido en toda mi vida. Regalé mi olla arrocera y me sentí mal porque sabía que en realidad debería haberla destruido. Fui a hacerme otro chequeo, esta vez con mi médico clínico, para hacerme un análisis de sangre. Enseguida me sorprendí gratamente: mi presión arterial era de 115/60. Mi valor normal por años había sido 140/90. Hacía unas seis semanas que estaba comiendo a la manera del paleolítico. Cuando llegaron los resultados del análisis de sangre, mi médico y yo no podíamos creerlo. Los triglicéridos habían bajado de más de 300 a 50. Mi colesterol HDL "bueno", antes bajo, había subido, mi colesterol LDL "malo" había bajado muchísimo. El doctor me preguntó qué había cambiado.

"Empecé a comer según la dieta paleolítica. ¡Me siento genial!" le dije. "¡Siento que todo ha cambiado!"

El único comentario del doctor fue: "Tiene que ser otra cosa".

¡Gracias, doc!

El cambio en mi salud y la falta de interés por parte de mis médicos me llevó a abandonar el estudio de la medicina, alternativa o tradicional. Me dediqué a la investigación y estudié cómo las diferentes grasas influyen en enfermedades como el cáncer y la diabetes. ¡Lo que primero noté fue que todos mis compañeros de laboratorio seguían la dieta paleolítica! Hacía años que esta gente se hacía análisis de sangre y sabían que demasiados carbohidratos refinados harían que los marcadores de enfermedades se movieran en la dirección incorrecta.

Disfrutaba de este trabajo, pero extrañaba ver gente y trabajar con la salud y el estado físico, ya que el laboratorio no era el lugar ideal para la persona extrovertida y llena de energía que descubrí en mí. Se me ocurrió la delirante idea de mudarme nuevamente a Chico, el pueblo del norte de California donde había estudiado, para abrir un gimnasio (¡nada menos!) y empezar a ayudar a la gente a vivir una vida mejor y más larga.

¿Ya diez años? ¡Más bien parecen veinte!

Adelantemos diez años en esta historia. Soy co-propietario de NorCal Strength & Conditioning, un gimnasio muy exitoso seleccionado por los editores de la revista *Men's Health* como "uno de los treinta mejores gimnasios de Estados Unidos". Tengo un blog muy popular y con muchos visitantes acerca de cómo la dieta paleolítica junto con el ejercicio adecuado puede mejorar el rendimiento, la salud y la longevidad. Soy cofundador de la revista *Performance Menu*, una forma de que el mensaje de la nutrición paleolítica alcanzara a más personas. Además, viajo por todo el mundo dando conferencias sobre cómo optimizar el rendimiento y la salud. Tengo unas 30.000 direcciones de correo electrónico de gente de todo el mundo con la que he trabajado, que testifican que la nutrición paleolítica les ha cambiado la vida. Personas con cáncer, diabetes, enfermedades cardíacas y autoinmunes, todas ellas han obtenido beneficios de la nutrición paleolítica. Hemos producido campeones mundiales en deportes tan distintos como artes marciales mixtas (MMA), triatlón y motocross. Hemos ayudado a cientos de personas en nuestro gimnasio, enseñándoles cómo alimentarse y ofreciéndoles un marco para hacer ejercicio de manera divertida y desafiante.

No te cuento esto para jactarme. Por el contrario, esto tiene poco que ver conmigo, más allá de haberles pedido a estos miles de personas que hicieran algo aterrorizante: que lo intentaran, que le dieran una oportunidad a la dieta paleolítica. Que se atrevieran a volver el tiempo atrás y a vivir todo el potencial genético con el que vinimos al mundo. Lo que empezó como "mi" historia de salud y bienestar se ha convertido en la historia de miles. Me gustaría compartir algunas de estas interesantes e inspiradoras historias contigo.

Testimonios

Glen Cordoza, artes marciales mixtas

Mi búsqueda de la dieta perfecta comenzó hace unos siete años. Me estaba preparando para mi primera lucha profesional de artes marciales mixtas y trataba de purificar mi dieta, con la esperanza de que esto mejorara mi rendimiento. En aquel momento, mis conocimientos sobre nutrición eran muy rudimentarios. Había asistido a una clase de nutrición en el instituto y mi instructor había enfatizado la importancia de los granos enteros, las pastas y la avena arrollada como fuentes principales de alimentación. Es decir, la pirámide alimentaria me servía de plataforma para comer sano.

Aunque esto parecía funcionar bien, yo sabía que tenía que haber algo mejor y me puse a buscar otras dietas. Probé prácticamente todas las opciones que existen. Durante mi año en Tailandia, donde competía como kickboxer de Muay Thai profesional, mi dieta pasó de los panes y las pastas al arroz, y esto pareció dar buen resultado. Creí que mi nutrición estaba resuelta. Esto, claro está, hasta que conocí a Robb Wolf, el gurú de la nutrición.

Robb y su enfoque de la dieta paleolítica me cambiaron la vida. Como la mayoría de la gente, yo estaba convencido de las ventajas de la pirámide alimentaria y de otras dietas basadas en los productos integrales, por lo que mi primer acercamiento a la dieta paleolítica fue una dura crítica. Lo cuestionaba todo y era muy escéptico. Es decir, ¿quién era este tipo para decirme que el trigo y los granos integrales eran malos para mí? Iba en contra de todo lo que me habían enseñado. Me contó los beneficios que obtendría y me sugirió que la probara por un mes para ver si funcionaba. Así lo hice, y casi de inmediato me sentí como un hombre nuevo.

Ahora ya no dudaba de sus enseñanzas. Robb me explicó todos los aspectos de mi dieta, incluyendo el tamaño de las porciones según mi composición física y nivel de desgaste, la alimentación antes y después de entrenar, el ayuno intermitente y la sensibilidad a la insulina. Después de estudiar con él durante dos años, ya no considero esto como una dieta sino como un estilo de vida.

Las ventajas asociadas con la dieta paleolítica son insoslayables. Mi vida dentro y fuera del gimnasio cambió drásticamente. Mejoré mi rendimiento en todas las áreas: ahora soy más esbelto, más fuerte, más rápido y mi recuperación es increíble. Fuera del gimnasio, mi nivel de productividad aumentó de manera impactante. Soy co-autor de más de diez libros y logro terminar el doble de trabajo en la mitad de tiempo. Sé que esto puede sonar absurdo, pero es la pura verdad. Duermo mejor, la comida sabe mejor, se ha reducido mi nivel de estrés (¡vaya si se ha reducido!), tengo más energía durante todo el día, casi no me enfermo y mis problemas de alergia han desaparecido por completo. Gracias a las enseñanzas de Robb Wolf, me siento mejor de lo que podía imaginar. Con semejantes beneficios, estoy completamente convencido de que ésta es la mejor dieta.

Nota del autor:

Cuando Glen acudió a nosotros, era un deportista de alto nivel que venía de participar en combates profesionales de boxeo tailandés en Tailandia por dieciséis meses. Estaba en forma, era musculoso, pesaba 162 libras y tenía un trece por ciento de grasa corporal. Cuando probamos su fuerza y condicionamiento, su rendimiento fue impresionante (y es poco decir). Todo parecía indicar que su dieta tailandesa basada en el arroz le funcionaba de maravillas. Sin embargo, después de una breve pulseada (algo que con Glen fue realmente difícil), lo convencimos de probar la dieta paleolítica. Nueve meses más tarde, Glen había pasado a pesar 175 libras con un siete u ocho por ciento de grasa corporal. Podía levantar 275 libras en dos tiempos (es decir, cargar la pesa desde el piso hasta encima de la cabeza en dos movimientos rápidos), y su capacidad durante el combate era imbatible. Glen generalmente pelea en 155 libras, y aunque nuestras modificaciones parecieron llevarlo en la dirección equivocada, la dieta paleolítica le permitió bajar de peso los días previos y la noche antes de competir. También le resultó más fácil recuperar ese peso la mañana del combate. Esto significa que contaba con dieciocho libras de músculo adicional al pisar el ring. Gracias a la dieta paleolítica, era más grande y más fuerte que sus adversarios, a pesar de que aún estaba en la clase de 155 libras. Ahora, casi cuatro años después, Glen es uno de los partidarios más fuertes de la Solución Paleolítica, tanto en el aspecto físico como en lo que dice.

Dr. James Curtis, Doctor en odontología

Tenía sesenta y nueve años y hacía unos quince años que seguía diversas dietas populares sin resultados visibles. Había pasado de 235 a 201 libras, y luego vuelto a 225 libras, que mantuve por unos diez años. Tenía presión arterial elevada, que se mantenía alrededor de 140/89. Eventualmente, este estado físico deteriorado me condujo a dos stents cardíacos hace unos dos años. Mi lista de medicamentos era impresionante:

Lotensin 80mg
Atenolol 50mg
Plavix 75mg
Norvasc 10mg
Lipitor 40mg

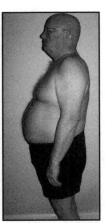

El 31 de enero de 2007 asistí al seminario de Robb Wolf y desde entonces sigo religiosamente la dieta paleolítica. Después de seis meses con este régimen, mi análisis sistemático de sangre es *perfecto*. Ya no tomo ningún medicamento, excepto 40mg de Lotensin y 5 mg de Norvasc. ¡Sospecho que mi médico no me hace dejar estas últimas drogas por temor a no volver a verme en su consultorio!

1 de febrero de 2007

Mi presión arterial es ahora de 115/69, peso 176 libras y sigo bajando lentamente de peso. Mi objetivo es bajar 10 o 15 libras más para alcanzar un saludable peso de mantenimiento.

Desde el 15 de abril de 2008 hago CrossFit, pero todavía estoy en el nivel cachorro. No se puede engañar a la Madre Naturaleza. Sesenta y nueve años son sesenta y nueve años. Obtuve el certificado del Nivel y tengo un gimnasio en el garaje. Como dice Robb, "el ejercicio es importante, pero la dieta es fundamental".

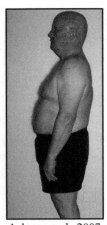

1 de mayo de 2007

La mayoría de mis carbos proviene de ensaladas y vegetales salteados. Como muchos huevos, pollo, carne de vaca y camarones. Tengo mis propios pollos y vacas. De colación, como una pequeña fruta. Jamás siento hambre y a veces tengo que acordarme de comer. Gracias al plan de Robb, ahora vivo mi vida en lugar de esperar la muerte. ¿Cómo se hace para agradecer por semejante bendición?

Nota del autor:

El Dr. Curtis asistió a mi seminario y acometió el programa como un toro. A pesar de estar muy ocupado con su consultorio odontológico, jamás puso excusas. Se prepara sus comidas con anticipación o elige con inteligencia si tiene que comer afuera. Se entregó por completo al programa, y miren los resultados. Sospecho que la Solución Paleolítica puede alargar la vida, pero no tengo pruebas todavía. Lo que sí puedo demostrar es que añade vitalidad a los años que nos quedan. Independientemente de la edad y del estado de salud actual, podemos introducir cambios significativos en nuestra calidad de vida. Sólo tienes que desear una vida mejor más de lo que deseas los falsos consuelos de una mala alimentación y de un estilo de vida poco saludable. Tú eliges. No importa cuán bueno sea el programa, en definitiva el éxito siempre depende de ti.

Sarah Fragoso, entrenadora de fuerza, madre de tres hijos

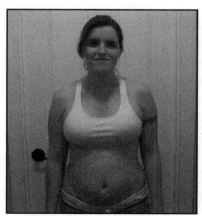 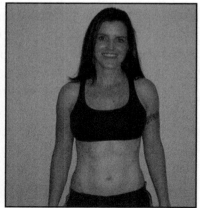

1 de febrero de 2008   1 de septiembre de 2008

Después del nacimiento de mi primer hijo (tengo tres varones), estaba feliz pero gorda y exhausta. Siempre había tenido mucha energía, incluso durante el embarazo, pero al final del tercero había notado que estaba mucho más cansada de lo normal. Además, la hinchazón de mis piernas, aunque no se veía tan mal, era muy dolorosa al tacto, e incluso semanas después del nacimiento de mi hijo, la hinchazón no había desaparecido. Mi marido trató de darme masajes, pero yo no podía soportar que me tocara. Me sentía atrapada en mi cuerpo aletargado, con sobrepeso e infeliz, y a pesar de que era maravilloso tener a mi pequeño, no tenía nada de energía para los otros dos.

Pasó un mes y nada había mejorado. Al final de cada día rompía a llorar, me sentía una fracasada y odiaba que lo único que podía ponerme fueran los pantalones de ejercicio de mi marido. Dos meses después del nacimiento del bebé, había bajado un poco de peso, pero mi energía seguía por el piso. Yo creía que controlaba mi alimentación, comiendo muchos granos integrales, vegetales y proteínas buenas, pero me detuve a ver lo que ingería cada día y descubrí que mis platos contenían más azúcar, alimentos procesados y pastas de lo que imaginaba.

Yo sabía que necesitaba un cambio, y aunque en ese momento no estaba segura de que ese cambio fuera alimentario, el hecho de no poder seguir con mi vida me convenció de que tenía que hacer algo. Estaba harta de estar cansada, irritable, hinchada y dolorida. Ya no quería estar gorda, agotada y estresada. No podía seguir preguntándome qué hacer: tenía que encontrar una solución real.

De modo que tres meses después de dar a luz a mi tercer hijo, y después de muchas noches de llanto y frustración, me decidí por el cambio. Una helada mañana de febrero a las seis, mi marido me alcanzó sus pantalones de ejercicio y mi corpiño deportivo gigante, me hizo llenar un biberón con leche materna y de una patada me hizo asistir a mi primera sesión de entrenamiento con Robb Wolf en NorCal Strength & Conditioning. Jamás volví a lo anterior. Sí, hacer ejercicio era fantástico y podría escribir una historia entera sobre eso, pero lo que aprendí con Robb sobre alimentación es lo que realmente me cambió, o más bien me salvó, la vida.

Después de unas semanas de entrenamiento a las seis de la mañana, le pregunté a Robb qué podía hacer para verme y sentirme mejor más rápido, y él me habló de la forma de alimentación paleolítica. Le prometí que la probaría por treinta días (en aquel momento estaba dispuesta a probar cualquier cosa), y en apenas dos semanas, a pesar de quejarme de las ganas de tomar helado y comer pan francés, lo primero que noté fue que la dolorosa hinchazón de mis piernas había desaparecido por completo. ¡No había mejorado, había desaparecido!

Esto solo bastó para convencerme de que valía la pena dejar los granos y el azúcar por la alimentación paleolítica, de que valía la pena planificar las comidas y hacer un esfuerzo suplementario para asegurarme de tener suficiente comida a mano como para no tener que salir corriendo con los niños enloquecidos de hambre al local de comida chatarra más cercano.

Pasados tres meses, tiré los pantalones de ejercicio de mi marido, logré ponerme unos viejos pantalones de gimnasia que no usaba hacía años y acudí a mi siguiente sesión de las seis de la mañana. Nicki, la maravillosa mujer de Robb, me dijo que me veía sexy... ¡y así me sentía!

Apenas siete meses después era otra persona. No sólo había recuperado mi cuerpo de antes de los embarazos, sino que lo había *mejorado*. Estaba en mejor forma, más esbelta, con más músculos, la mente despejada y más saludable que nunca antes en mi vida. Además, por fin lo había entendido: comer al estilo del paleolítico, comer limpio, comer los alimentos para los que nuestros cuerpos fueron creados, no sólo no es difícil, sino que es lo más razonable. Lo único que tuve que hacer fue reeducar a mi cuerpo para comer los tipos de alimentos que se supone que debemos comer, en lugar de lo que los medios venden como alimentación "nutritiva".

Después de un año de comer al estilo paleolítico, había quitado todos los productos no paleolíticos de mi casa, y mi marido y mis tres hijos se habían subido al tren paleolítico (más bien los até y los arrojé en el vagón, pero sobrevivieron y hoy me lo agradecen). Enseguida noto cuando mis hijos comen alimentos no paleolíticos. Cuando vuelven de la casa de un amigo o de los abuelos, se han convertido en monstruos gruñones y llenos de azúcar.

El mayor, que ahora tiene catorce, fue el más difícil de convencer con respecto a la comida paleolítica, pero ahora ya es lo suficientemente grande como para notar que se siente diferente cuando come alimentos procesados. Por suerte le encanta cocinar y vive en la cocina preparando nuevos platos paleolíticos. Incluso ha empezado a escribir sus propias recetas con la esperanza de abrir un restaurante paleolítico en el futuro.

En líneas generales, me siento muy agradecida por haber encontrado no sólo una forma de estar saludable, sino de estar bien. Sé que estoy haciendo todo lo que puedo por protegerme a mí y a mi familia de las enfermedades modernas, y sé que esto representa el mejor regalo que puedo hacer, ya que una madre que adora ser madre tiene energía al final del día y sabe que se puede levantar a la mañana siguiente y hacerlo todo de nuevo (y, dicho sea de paso, mi marido está contentísimo de que ya no me queden sus pantalones de ejercicio).

Nota del autor:

Durante su período inicial de siete meses de entrenamiento con nosotros, Sarah bajó más de treinta y cinco libras de peso en la báscula y pasó de una talla catorce a una talla dos. Un año después, había llegado a la talla cero. Hay que tener en cuenta además que desarrolló bastante músculo, de modo que probablemente su pérdida de grasa fue de 40 a 45 libras, lo que es todavía más impactante. Pasó de no poder hacer ni una flexión en barra a quince o veinte. También pasó de no poder levantar una pesa de 65 libras del piso a levantar una pesa de 220 libras, es decir, casi el doble de su peso corporal. Ésta es una lección para las mujeres que no quieren levantar pesas por temor a "volverse muy grandes". Si quieres verte, sentirte y rendir al máximo, debes estar fuerte y comer bien. Esto funcionó para las 10.000 mujeres que he entrenado, de modo que puedes seguir haciéndolo a tu manera o probar "nuestra" manera.

Su historia se convierte en tu historia

No quiero que esto se convierta en un publirreportaje. El tipo de Sham-WOW me induce un estado babeante y catatónico similar al de mis días de copas en la universidad, y no quiero infligirte eso a ti. Lo que *sí* quiero enfatizar es que cualquiera puede beneficiarse de una dieta paleolítica más una actividad física inteligente y algunas modificaciones al estilo de vida: atletas olímpicos, madres y amas de casa, abuelos y personas que lamentablemente estén muy enfermas.

Muchas veces me preguntan: "¿Este enfoque funcionará para mí?", a lo que respondo al estilo Zen: "Sólo si lo *haces*". Desearía poder desarrollar un programa que te permitiera comer porquerías, no hacer ejercicio, no dormir y aún así mantenerte sano y verte bien. Olvídalo. La respuesta no la encontrarás en una caja ni en una píldora. *Tendrás que cambiar algunas cosas.*

Los medios, los programas de entrevistas y los vendedores sin escrúpulos de las dietas de moda lo único que hacen es disfrazar los mismos mensajes equivocados que te garantizan la frustración y el fracaso. Es el crimen perfecto: te venden algo que no funciona y luego te culpan cuando fracasa. Lo que yo te ofrezco termina con el ciclo de las dietas de moda, las píldoras y las pociones que no funcionan, y te pone completamente a cargo de tu destino y de los resultados. Tú decides el nivel de convicción que pongas en esto. Para algunos, la perspectiva de verse y sentirse bien es suficiente para activar el cambio. Para otros no. Tú decides en qué grupo estás. Pero te aseguro que lo que te estoy presentando es una inversión segura: *Si haces algunos cambios menores en tu estilo de vida y en tu alimentación, el retorno de la inversión que obtendrás será sorprendente.* Los resultados serán mejores que con cualquier otra cosa que hayas probado. ¿Te parece una afirmación osada? Lo es. Y para tener éxito o demostrarme que estoy equivocado, todo lo que tienes que hacer es intentarlo.

El conocimiento es poder

Provengo de un entorno científico, de manera que tienden a gustarme las cosas más bien académicas. Este libro te permitirá aprender mucho. Tal vez te sorprenda, pero aprender cosas nuevas no arruinará tu vida social ni te forzará a usar una bata de laboratorio. Aprenderás por qué tanta gente en nuestra moderna sociedad de la abundancia padece de enfermedades que raramente se veían en el pasado: cáncer, depresión, Parkinson, Alzheimer, diabetes, cardiopatías y enfermedades autoinmunes. Aprenderás por qué comer alimentos y seguir un estilo de vida contrario a nuestro patrimonio genético acorta el tiempo vital y nos cuesta millones, e incluso miles de millones, de dólares como sociedad. Descubrirás cómo cambiar tu alimentación y estilo de vida, no sólo para recuperar la salud y el vigor, sino para revertir los estragos del tiempo. La vejez no tiene por qué ser una etapa de decrepitud y miseria.

Aprenderás cómo introducir cambios incrementales que te resultarán fáciles y sencillos.

Miles de personas han hecho este cambio y están felices con los resultados, y lo mismo te ocurrirá a ti. Para los que piensan menos en la salud y la longevidad que en "verme bien desnudo", a no desesperar: también obtendrán lo que quieren. En realidad, nuestro patrimonio genético *quiere* que nos veamos bien.

Al contrario de lo que afirman las modernas prescripciones para bajar de peso que utilizan ayuno, píldoras y pociones que dañan la salud y no funcionan, nosotros aprovecharemos nuestra información genética de cazadores-recolectores para vernos, sentirnos y rendir al máximo. Para explicar los "por qué", echaré mano de la antropología, la genética y la bioquímica. Después de todo, mucha gente necesita que la convenzan antes de emprender un nuevo programa. ¡Doy gracias a Dios por las personas que piensan! El resto sólo necesita saber cómo hacerlo y cómo saber si lo están haciendo bien. Cubriré también todo eso.

No importa quién seas ni en qué situación estés, lo que necesito de ti es muy simple: inténtalo por treinta días. Te daré métodos simples y efectivos de seguir tus progresos. ¡Tú sólo tienes que hacerlo! Para algunos la transición será fácil, para otros será duro (para qué mentir), pero todos se beneficiarán de estos cambios simples en modos que ni siquiera imaginan.

Para darte una idea de adónde apunto, en el próximo capítulo daremos un vistazo a nuestro pasado de cazadores-recolectores para poder entender nuestro derecho de nacimiento a la salud y la vitalidad. Después empezaremos a investigar por qué todos están tan enfermos y descubriremos cómo "los niveles de insulina elevados provenientes de los carbohidratos incorrectos", "el colapso del proceso digestivo" y "el desequilibrio de las grasas esenciales" están minando nuestra salud y longevidad. También hablaremos del estilo de vida y el estrés, y del rol que juegan a la hora de vernos y sentirnos bien. Después pasaremos a la sección de "Instrucciones", donde aprenderás cómo cazar y recolectar tus alimentos en el moderno caos de la abundancia de alimentos. Veremos cómo preparar la comida, cómo comer fuera de casa y cómo paliar las situaciones en que no tienes alimentos sanos. Después hablaremos del ejercicio y del estilo de vida desde la perspectiva de la Edad de Piedra. Tal vez sientas celos cuando descubras cómo vivían nuestros ancestros. También hablaremos de los alimentos y líquidos para la unidad familiar. A la gente le encanta complicar el tema de los niños mucho más de lo necesario: te ayudaré a mantener las cosas simples y eficaces para los pequeñuelos.

Si te resulta difícil concentrarte por mucho tiempo, puedes pasar directamente a los capítulos de instrucciones. No hace fata que sepas "por qué" para poder "hacer" las cosas. Siempre puedes leer determinado capítulo más adelante, ya que probablemente tengas muchas preguntas sobre cómo empezaste a verte y sentirte tanto mejor. Pero recuerda que si tienes preguntas, las respuestas *están* en el libro. Para quienes les gusta ir contra la corriente, he preparado una detallada sección de referencias y respondo a las objeciones más frecuentes, tanto en el apéndice como a lo largo de todo el libro. No perdamos el tiempo, empieza a leer e inténtalo. Mis intenciones son simples: estoy tratando de salvarte la vida. No pude ayudar a mis padres, pero me encantaría ayudarte *a ti*.

DOS

◇◇

Nosotros, los cazadores-recolectores
O de cómo puedes sacar a Mahoma de la
sabana, pero no puedes sacar a la sabana de
Mahoma

◇◇

Este libro cuenta nuestra historia. Ya sabes, de nosotros, *H. Sapiens*. También es una historia sobre cómo optimizar nuestro rendimiento, salud y longevidad. Pero no te preocupes: a pesar de estas inmensas extensiones de tiempo puedan hacerte creer que ésta es una de esas sagas familiares, esta historia comienza y acaba en el pasado. Pero para apreciarla en todo su valor, es importante que cambies tu visión actual del "tiempo" por la de ciertas culturas antiguas, donde el tiempo se considera algo como esto:

Te encuentras en medio de un río (el tiempo) mirando hacia la desembocadura. El futuro fluye desde detrás de ti y se pierde en el pasado, que en realidad es lo que tienes ante la vista y que se aleja constantemente. Si pudieras ver lo suficientemente lejos hacia la desembocadura verías el origen de la corriente y de todo lo que existe.

Esta noción puede parecer extraña y difícil de imaginar al principio, pero a medida que te internes en el libro, esta filosofía no sólo cobrará sentido, sino que además comprobarás que es una descripción más exacta de la realidad. Piénsalo así: nuestra visión del mundo actual es como el "loco" en la estación de autobús. Sigue con vida, pero no muy eficazmente. Una vez que te hayas formado una visión más realista y orientada al pasado, comprenderás la salud y la enfermedad moderna. Y tal vez dejes de asustar a la gente en la parada del colectivo.

¡Alto! Hablemos de la sabana

Estar saludables y en buen estado físico es nuestro derecho natural. Lamentablemente, la ciencia y la medicina lo han olvidado hace tiempo. Los investigadores se concentran en el futuro, en los nuevos medicamentos, en el cribado genético y en los procedimientos quirúrgicos, pero jamás se preguntan: "¿Por qué necesitamos estos avances?" o "¿existe un camino mejor y más simple a la salud y el bienestar?" Si se hicieran estas preguntas, se darían cuenta de que la clave del enigma es comenzar por el principio. Los investigadores de salud, que hoy en día carecen de un marco teórico desde el cual poder evaluar la inmensa cantidad de información que generan cada día, quedan empantanados con las preguntas básicas: "¿Qué debemos comer?" "¿Qué tipo y cantidad de ejercicio debemos practicar?" "¿Cómo tener una vida saludable?" Aunque estas preguntas suenen sensatas para que se las hagan los investigadores dedicados a la salud, las respuestas cambian constantemente según la política, los lobby y los medios de comunicación. Por lo tanto, sus recomendaciones *no* tienen una base científica, sino que dependen de las maniobras políticas y comerciales.

Nuestro sistema está confundido y no funciona; somos todos rehenes de una comunidad de investigación en salud y nutrición que carece de una teoría unificadora para determinar la validez de un estudio por encima de los demás. Ni siquiera saben dónde empezar a buscar las respuestas, por lo que nuestro "sistema de mantenimiento de la salud" es más parasitario que simbiótico. Y lo peor es que muy poca gente hace intentos serios por reparar el desastre. Y no podemos culparlos; después de todo, es endemoniadamente difícil ganar dinero a partir de personas sanas… a menos que vendas bicicletas y zapatos deportivos de clases de baile.

¿Tiene algún sentido esta debacle? Permíteme proponer la siguiente analogía para tratar de explicarla. Imagina que tienes una caja llena de fragmentos de cerámica, la mitad verdes y la otra mitad rojos. Tu tarea consiste en volver a unir estos fragmentos para formar el objeto original. Ahora, imaginemos dos posibilidades: en la primera, sabes que el objeto que tienes que formar se compone sólo de trozos rojos. En la segunda posibilidad, no tienes idea de cuál es el objeto original, y además debes usar unos anteojos que hacen que todos los fragmentos, ya sean verdes o rojos, se vean marrones. ¿No crees que sería difícil realizar la tarea si todos los fragmentos de información (los trozos de cerámica) se vieran igual y tú no tuvieras idea de lo que tienes que reconstruir? Creo que es evidente que esta segunda posibilidad sería confusa y frustrante. Y es una buena analogía de la situación de las ciencias de la nutrición, la medicina y la mayor parte de la investigación relacionada con la salud hoy en día. Todos llevan anteojeras, todos los estudios tienen el mismo valor y no contamos con una teoría unificadora para evaluar nuestros descubrimientos. Por lo tanto, el público constantemente recibe informaciones diferentes sobre lo que es saludable y lo que no lo es. Un año, los huevos te salvarán la vida; al siguiente, te llevarán a la tumba.

¿Necesitas un ejemplo más concreto de cómo te afecta todo esto? Lee lo que sigue:

La grasa engorda, ¿verdad?

Contra lo que podrías pensar a primera vista, no. Los epidemiólogos desconcertados por el hecho de que la grasa no engorde. ¿Has oído hablar de la paradoja francesa? ¿O de la paradoja española? Los franceses (al igual que los españoles, sardos y griegos) comen más grasa que los norteamericanos (a la vez que consumen mucha menos *azúcar*), pero no engordan ni padecen diabetes y cáncer en la medida en que lo hacen los norteamericanos. ¿Por qué? Nuestros dietistas nos dicen que consumimos demasiadas calorías y demasiada grasa. La grasa tiene nueve calorías por gramo, mientras que los carbohidratos y la proteína sólo tienen cuatro. Es evidente que el paradigma "la grasa engorda" es correcto, ¿no? Debemos comer menos y tomar decisiones más "sensatas" en cuanto a los alimentos que consumimos, ¿no? Y mi niño interior necesita una azotaina por haber roto la dieta rica en carbohidratos y pobre en grasas otra vez, ¿cierto? La mayoría de la gente prueba este enfoque "sensato", no puede cumplirlo y termina engordando, enfermándose y sintiéndose más abatida que antes de empezar. ¿Por qué fallan las palabras preferidas de los dietistas (fuerza de voluntad, moderación, equilibrio, contar calorías?

¿Por qué?

¿Cómo se explica esto? Lamentablemente, la respuesta a esta pregunta nos lleva a otra pregunta: ¿existen ejemplos de gente que *no* sufra el flagelo del cáncer, las enfermedades autoinmunes, la obesidad, la diabetes y la neurodegeneración? Irónicamente, la respuesta es "sí", hay pueblos que están libres de estas enfermedades. Sin embargo, la mayor parte de los médicos, dietistas e investigadores prefieren ignorar esta información porque desafía el paradigma que los viste. Lo que no saben es que terminan pareciéndose al emperador desnudo del cuento. Nuestra comunidad médica está desnuda. De modo que prefiere seguir realizando estudios que comparan una dieta con 15% de grasa con una dieta con 20% de grasa, complementada con un 55–60% de carbohidratos provenientes de granos enteros, porque todo el mundo sabe que te caes muerto si no comes tus panecillos de salvado.

Quizá no debería ser tan duro con nuestra comunidad de investigación. Después de todo, esos estudios inútiles son lo que mantiene a los departamentos universitarios abiertos y con fondos. Pero a mí me interesa más salvarte que mantener los fondos y las becas académicas de esos tontos. Y para lograrlo, tengo que ayudarte a que veas la verdad, una verdad tan vieja como el mundo.

No me confundas con la verdad

Uno pensaría que la gente (y esto incluye a los científicos de la nutrición) se sentirían aliviados al comprender lo mucho que nuestra herencia genética influye sobre nuestro presente y futuro. Por el contrario, esta idea genera notable resistencia. La respuesta es *demasiado* simple, y a ciertas personas les resulta molesto que las respuestas a la mayoría de las enfermedades se encuentren en nuestro pasado. Para otros, es incómodo admitir que el *H. Sapiens* forma parte de la naturaleza.

Como todas las criaturas, tanto grandes como pequeñas, nosotros estamos determinados por nuestra herencia genética en este planeta. Esto parece negar nuestra exquisita singularidad, pero no hay por qué tomarlo así. Simplemente tenemos que pasar de mirar al futuro a mirar hacia atrás para apreciar nuestra magnífica herencia. Nosotros (tú y yo) somos representantes de un linaje ininterrumpido de vida que se remonta al principio de los tiempos. Suena bien, ¿no?

Algunos estarán de acuerdo conmigo, otros no. No me preocupa que no me creas una palabra. Pero te desafío a que pruebes lo que recomiendo en la sección práctica del libro para ver si te sientes, te ves y rindes mejor. Es una buena propuesta. Una vez que compruebes que la Solución Paleolítica funciona, seguramente querrás saber "por qué". Te explicaré estos "por qué" a lo largo del libro, empezando por la descripción mecánica de las enfermedades. Sabrás exactamente cómo nuestra vida moderna produce diabetes, enfermedades autoinmunes, cáncer, neurodegeneración e infertilidad. Luego te diré cómo evitar o revertir estas enfermedades.

Antes de zambullirnos de lleno en la ciencia, quiero hablar un poco de antropología. Teniendo en cuenta que yo era bioquímico de profesión antes de convertirme en un entrenador de fuerza, tal vez pienses que me inclino más por los mecanismos y la patología de los que hablaré más adelante, pero no es así. Para mí es importante cubrir esos aspectos, ya que te ayudarán, a ti y a tu médico, a comprender por qué el enfoque paleolítico puede mejorar tu salud y revertir las enfermedades, pero aún siendo un fanático de la ciencia, me aburren un poco los mecanismos y la patología. Por el contrario, la antropología y los aspectos históricos de este asunto apelan a algo más que mi intelecto, y me *conmueven*. En lugar de considerar sólo las vías metabólicas, la genética y la bioquímica, hablamos de personas de carne y hueso y de cómo su dieta afecta su modo de vida. Éste es sólo un pequeño desplazamiento en comparación con el enorme cambio que tuvieron que hacer nuestros ancestros, quienes tuvieron que pasar de millones de años de ser cazadores-recolectores al experimento humano más importante de todos los tiempos: la agricultura.

Como verás a lo largo del libro, este cambio ha resultado ser un pacto con el diablo, quien aún no ha terminado de cobrar su parte. ¿Todavía no estás convencido? Te invito a tomar un trago en mi ciudad natal (Chico, California) y a hablar con los expertos en la materia.

Agricultura: ¡No piense más! ¡Es la nueva moda! ¡Potencial de crecimiento ilimitado! ¡Trabaje desde su casa!

Chico, California, es una bella y pequeña ciudad universitaria. El campus es hermoso y está parcialmente rodeado por la encantadora zona comercial del centro. Hay varios bares y excelentes lugares para comer, y es el lugar ideal para hacer una carrera universitaria de cuatro a siete años. Imaginemos que vienes a Chico y vamos a comer un cóctel de camarones y margaritas al estilo del norte de California. Son las 11 de la mañana. Hemos hablado de la nutrición paleolítica durante el almuerzo (ya sé que estás bostezando, ten paciencia) y estás 100% mareado por los tragos y 50% convencido de este asunto de la "dieta paleolítica". Reconoces que puedo ser bastante convincente, pero te gustaría consultar con gente que no sea "fanática" como yo. Te sugiero que recurramos a los expertos en la materia, ya que el Departamento de Antropología se encuentra a pocos minutos a pie.

"¿Antropología?" me preguntas. "¿No sería mejor ir al Departamento de Ciencias de la Nutrición?"

Yo sonrío. "Por supuesto, ahí vamos *después* de pasar por Antropología".

Terminamos nuestras margaritas (no hay que desperdiciarlas) y nos embarcamos en la aventura. Por suerte, hoy muchos de los integrantes del Departamento de Antropología están almorzando juntos. Cuando entramos, nos preguntan: "¿Necesitan algo?"

"Necesitamos antropólogos" replico. "¡Ahora mismo!"

No parecemos peligrosos, así que nos invitan a sentarnos y a explicar lo que necesitamos. Como no estás del todo convencido de este delirio paleolítico, no quiero hacer preguntas tendenciosas, de modo que me detengo a pensar en cómo formular la primera. Finalmente digo: "¿Cuál es el evento más importante en la historia de la humanidad? ¿Qué fue lo que cambió las cosas, para bien o para mal, más que cualquier otro evento o acontecimiento?"

Los expertos murmuran mientras sopesan las posibles respuestas. Al minuto, todos guardan silencio y la directora del departamento, una majestuosa mujer de unos cincuenta años, anuncia: "La revolución agrícola". Todas las cabezas en la mesa asienten en señal afirmativa. Tu cabeza asiente por las margaritas, pero estás algo impresionado por el consenso general. Con la lucidez que te queda, haces una importante pregunta aclaratoria.

"¿Por qué? ¿Por qué fue tan importante la revolución agrícola?"

Los académicos vuelven a murmurar brevemente y nuevamente la directora responde. "Consideremos la pregunta desde un punto de vista relativo. Supongamos que estamos en un campo de fútbol americano (100 yardas de una zona de anotación a otra) y representamos la línea de tiempo de la historia de la humanidad de la siguiente manera: si empezamos a caminar de una zona de anotación a la otra, podríamos caminar 99,5 yardas y esto representaría toda la historia de la humanidad exceptuando los últimos 5.000 años. Es decir, 99.5 de las 100 yardas.

"En este período, nuestra información genética, por selección natural, se desarrolló para sobrevivir con un modo de vida cazador-recolector, para el que éramos realmente excelentes. Evolucionamos y nos adaptamos a este modo de vida, y la interacción entre nuestra información genética y el entorno nos convirtió en lo que éramos y en lo que *somos*. Nuestros genes han sido básicamente los mismos desde nuestros primeros ancestros humanos por más de 120.000 años. Los últimos 10.000 años, desde el momento en que pasamos de la vida del cazador-recolector a la agricultura, representan la última media yarda de nuestra línea de tiempo. Las últimas pulgadas representan la televisión, la Internet, los aceites vegetales refinados y la mayor parte de lo que hoy consideramos el modo de vida 'normal'."

La habitación queda en silencio; es evidente que la directora de departamento y el resto del grupo están esperando una respuesta. Tú estás asimilando todo esto y haces otra pregunta importante: "¿Qué ocurrió con la salud a raíz de este cambio? ¿Cómo éramos como cazadores-recolectores, y qué sucedió cuando pasamos a la agricultura?"

Vuelve a brotar la discusión, y la directora de departamento vuelve a tomar la palabra. "¡Ah, esa es una excelente pregunta! Nuestros ancestros cazadores-recolectores eran notablemente saludables. Eran igual o más altos que los americanos y europeos modernos, señal de que su dieta era muy nutritiva. Estaban prácticamente libres de caries y malformaciones óseas, comunes en la desnutrición. A pesar de carecer de atención médica, el índice de mortalidad infantil era notablemente bajo, y más del 10 por ciento de la población llegaba a los sesenta años.

"Las descripciones históricas de cazadores-recolectores contemporáneos estudiados por exploradores y antropólogos demuestran que estos pueblos están prácticamente libres de enfermedades degenerativas, como cáncer, diabetes y afecciones cardiovasculares. Tampoco se encontraron entre ellos problemas de miopía o acné. Nuestros ancestros cazadores-recolectores eran de constitución poderosa, tan fuertes y resistentes como los atletas modernos. Este estado físico se desarrolló gracias al estilo de vida recolector, que era activo pero permitía mucho tiempo de descanso y relajación. La mayor parte de las personas aportaban entre diez y quince horas de trabajo por semana para conseguir alimentos, ropa y refugio, mientras que el resto del tiempo lo pasaban conversando, visitando a miembros de la familia de grupos cercanos o simplemente descansando".

Te quedas pensando. Es interesante, casi convincente, pero tú has visto suficientes programas del canal Discovery y te parece recordar que los cazadores-recolectores tenían vidas cortas y brutales. Comunicas tus dudas al grupo y agregas que no terminan de convencerte todas estas historias sobre "hombres de las cavernas altos y con buena dentadura". Haces una pregunta incisiva: "¿No será que todo esto son sólo conjeturas? Si es verdad, ¿cómo es que no lo había oído nunca?"

La directora de departamento mira a sus colegas, se encoge de hombros y luego señala las bibliotecas del piso al techo que tapizan las paredes de libros y revistas. "Todos estos libros son relatos sobre pueblos primitivos. Los cazadores-recolectores, pastores y agricultores han sido ampliamente estudiados desde mediados del siglo XIX. Sabemos bastante sobre cómo vivían y qué comían estos pueblos, y sobre sus diferencias relativas en cuanto a salud y bienestar. La ciencia forense surgió como una rama de la antropología médica. ¿Sabías que un científico forense o antropólogo médico capacitados pueden decirte en cuestión de minutos si un esqueleto perteneció a un cazador-recolector o a un agricultor, basándose en la cantidad de caries dentales, las malformaciones óseas y la mala salud general de los primeros granjeros en contraste con sus primos cazadores-recolectores?"

Cada vez estás más convencido, pero todavía necesitas algo más tangible. "¿Tiene algún ejemplo específico de esta diferencia para mostrarme?"

La directora se queda pensando un minuto; luego se pone de pie y se dirige a su oficina. A los pocos minutos regresa trayendo un libro viejo y muy usado titulado *Antropología nutricional: Un enfoque contemporáneo de la dieta y la cultura*. Lo abre en el capítulo llamado "Nutrición y salud de los agricultores y los cazadores-recolectores: Estudio de dos pueblos prehistóricos".

A continuación, te guía a través del análisis de dos pueblos que vivieron cerca del valle del río Ohio. Los granjeros, a los que el libro se refiere como el grupo de la "aldea Hardin", vivieron en la zona hace unos 500 años. Los cazadores-recolectores, llamados "loma india" por la zona en que se encontraron sus restos, vivieron en el área hace unos 3.000 a 5.000 años. Estos sitios arqueológicos son importantes por la gran cantidad de esqueletos que en ellos se encontraron. Esto hace que la información obtenida de estos sitios sea más convincente desde el punto de vista estadístico. Los aldeanos agricultores de Hardin vivían principalmente de maíz, frijoles y calabazas, como muchos grupos de indios americanos, incluyendo los Pima de México y Arizona. Los cazadores-recolectores de la loma india subsistían en base a una dieta mixta de carne, frutas silvestres, pescado y mariscos. Las diferencias de salud entre estos dos grupos son notables:

- Los cazadores-recolectores prácticamente no presentan caries, mientras que los agricultores en promedio tenían 7 caries por persona.
- Los cazadores-recolectores presentan un grado significativamente menor de malformaciones óseas, típicas de la desnutrición. Es decir que los cazadores-recolectores estaban mucho mejor alimentados.
- Los cazadores-recolectores presentan una tasa significativamente menor de mortalidad infantil con respecto a los agricultores. La diferencia más significativa se evidencia entre los dos y los cuatro años de edad, rango en el cual la desnutrición es especialmente perjudicial para los niños.

• En promedio, los cazadores-recolectores eran más saludable, como lo evidencian las menores tasas de malformaciones óseas típicas de las enfermedades infecciosas.

• En promedio, los cazadores-recolectores vivían más tiempo que los agricultores.

• Los cazadores-recolectores casi no presentan signos de deficiencia de hierro, calcio y proteínas, mientras que estas carencias son comunes en los agricultores.

La directora de departamento se va a hacer una copia del capítulo para que te lo lleves a casa. (Si quieres leer este capítulo completo, visita mi sitio Web, www.Robbwolf.com, para obtener los enlaces). Piensas en tu siguiente pregunta mientras consideras la información que te acaban de dar. Cuando la directora regresa, le preguntas lo único que se te ocurre: "¿Esta situación es típica? ¿No es una excepción? ¿No nos hemos adaptado a comer cereales?"

Te mira compasivamente y piensa un momento en su respuesta. "Nuestra información genética es casi idéntica a la de nuestros primeros ancestros *H. Sapiens* desde hace 100.000–200.000 años. Estamos genéticamente programados para un modo de vida que hoy prácticamente no existe, y esto se refleja en nuestra salud. El paso de cazadores-recolectores a agricultores que acabo de describir es común a todas las transiciones que hemos estudiado. Pasamos de una dieta rica en nutrientes y proteínas, que era variada y cambiaba según la ubicación y las estaciones, a una dieta basada en unos pocos cultivos con alta cantidad de almidón. Estos cultivos con alta cantidad de almidón suministran sólo una parte de las vitaminas y minerales que se encuentran en las frutas, vegetales y carnes magras. Estos "nuevos alimentos" generan una amplia gama de problemas de salud, que van desde el cáncer hasta las enfermedades autoinmunes y la infertilidad. Realmente no sé por qué la comunidad médica no tiene esto en cuenta, pero lo que sí sé por experiencia propia es que muy pocos departamentos de ciencias de la nutrición ofrecen información sobre las dietas de nuestros ancestros o sobre el papel que tiene la evolución en nuestra salud y bienestar".

A esta altura, ya estás completamente sobrio y no te sientes muy feliz. Todo esto te parece muy serio. La directora de departamento parece detectar tu inquietud y te ofrece hacer un recorrido por el departamento. Te muestra el laboratorio forense, donde los estudiantes aprenden a descubrir, identificar, recolectar y conservar los restos humanos. No tenías idea que todo eso que habías visto en la serie *CSI* en realidad había comenzado como una rama de la antropología y del estudio de los primeros seres humanos. Agradecemos a la directora por su tiempo y su experiencia y salimos al cálido día del norte de California. Nos miramos y tú sugieres que vayamos al departamento de ciencias de la nutrición.

"¡Por supuesto, pero te prevengo que desearás haber bebido un par de margaritas más antes de ir!"

Atravesamos el campus y nos internamos en los sagrados claustros del Departamento de Ciencias de la Nutrición. No olvides que este departamento está bajo el amparo de la Facultad de Ciencias Biológicas. Tenlo en cuenta.

Entramos al departamento y por fortuna nos encontramos a varios miembros compartiendo una colación de rosquillas y jugo de naranja. ¡Hay que prever la bajada de azúcar en sangre que tienden a ocurrir hacia el mediodía!

Nos presentamos y les decimos que tenemos algunas preguntas sobre nutrición y salud. Los científicos de la nutrición nos responden que hemos llegado al lugar más indicado, de modo que, sin perder tiempo, comenzamos con la misma pregunta que hicimos a los profesores de antropología: ¿Cuál fue el evento más importante en la historia de la humanidad?

Los científicos de la nutrición se miran, sospechando que se trata de una broma, pero esto es algo serio. Uno de ellos nos pregunta: "¿Qué tiene que ver la historia con la nutrición y la salud?"

Te dirijo una mirada de complicidad para animarte a insistir sobre este punto. Tú preguntas a todo el grupo: "¿Qué piensan del desarrollo de la agricultura? ¿No creen que fue importante para la salud y el bienestar de nuestra especie?"

Los científicos de la nutrición asienten lentamente, pero te das cuenta de que no están cómodos con la situación. Para nada cómodos. Un tipo demacrado, que lleva una camiseta con la frase: "Hoy cenamos tofu", decide intervenir.

"Por supuesto que fue importante. Antes de la agricultura la vida de la gente era corta y brutal".

Otro de ellos sugiere: "En efecto, es difícil cazar animales, y la fuente "estable" de alimentos proporcionada por la agricultura permitió el crecimiento de la población. Fue entonces que el hombre desarrolló el arte, la ciencia y la medicina".

Ambos admitimos que es cierto que esto conllevó el desarrollo cultural, pero tú mencionas el cambio en la salud y el bienestar de los que nos hablaron los profesores de antropología hace apenas una hora. Haces referencia a la notable salud de nuestros ancestros paleolíticos según dijeron los profesores de antropología. Mencionas la diferencia entre los esqueletos de los agricultores y de los cazadores-recolectores.

El grupo de científicos de la nutrición no están contentos. Uno de ellos bromea: "¿Y cómo sabemos lo que comían nuestros ancestros? No son más que conjeturas". Otro miembro del departamento, con un índice de masa corporal de 32, agrega: "El hecho de que nuestros ancestros comieran así no significa que sea sano. Todas esas personas morían muy jóvenes, seguramente por la cantidad de carne que consumían. Todo el mundo sabe que la carne produce cáncer".

Replicas que los profesores de antropología te dijeron que, aparentemente, los cazadores-recolectores casi no padecían de cáncer hasta que incorporaron los cereales, las legumbres y los lácteos. Esta afirmación produce murmullos y ojos en blanco. Parece que el intercambio de ideas está a punto de terminar.

Yo decido hacer un par de preguntas: "El Departamento de Ciencias de la Nutrición depende de la Facultad de Ciencias Biológicas, ¿verdad?" Todos asienten. "De modo que en realidad las ciencias de la nutrición deben considerarse como una rama de la biología, ¿no?" Vuelven a asentir. "¿Y cuál es el principio fundacional y rector de la biología? ¿Qué idea utiliza para explicar la creciente cantidad de información proveniente de las distintas ramas de la biología? ¿Cuál es la idea que unifica a *toda* la biología?" Me miran sin comprender. "Como científicos, ¿se guían por el concepto de evolución a través de la selección natural?"

A esto, uno de los científicos de la nutrición responde: "La evolución tiene evidentemente una aplicación a las ciencias biológicas, pero su utilidad a la hora de comprender a los seres humanos es limitada".

"¿Es decir que los seres humanos estamos exentos de las leyes biológicas?" le pregunto.

Esto genera murmullos que poco a poco se apagan. Sospecho que estas amables personas están deseosas de que nos vayamos. Pero tengo una última pregunta: "¿En qué se basan entonces para hacer recomendaciones sobre nutrición?" A esto, el alegre científico de la nutrición con la camiseta del tofu contesta: "¡Ah, usamos esto!" Y me pasa una copia de la guía alimentaria "Mi pirámide" del Ministerio de Agricultura de los Estados Unidos.

Cómo sigue esta historia

La historia que acabo de contarte es sólo eso, una historia. Me tomé bastantes libertades, pero está basado en la realidad. Yo mismo mantuve conversaciones con los miembros del Departamento de Ciencias de la Nutrición (en la CSU de Chico y en otras universidades) que fueron en esencia iguales a las descriptas en mi anterior relato. Las personas que elaboran y promueven las guías nutricionales para la mayor parte del mundo occidental no creen que nuestro origen como cazadores-recolectores tenga algo que ver con nuestra salud. Estas personas *creen* ser científicos, pero cuando las cosas se ponen difíciles, no tienen una base científica en la cual basarse. Los físicos tienen teorías como la mecánica cuántica y la relatividad, que utilizan para responder a las preguntas acerca del mundo. Estas teorías suministran la continuidad necesaria para evaluar la nueva información obtenida.

De vez en cuando, la nueva información nos obliga a revaluar nuestros modelos, pero cuando podemos usar estos modelos para hacer predicciones que se cumplen, sabemos que estamos en el buen camino. A los físicos ni se les ocurriría trabajar sin sus modelos, y sin embargo, la mayoría de las personas que trabajan en medicina y ciencias de la nutrición no tiene idea de dónde encontrar una teoría unificada para la salud y el bienestar. En parte esto se debe a la pereza y a no pensar bien las cosas. La gente repite ideas que no tienen sentido (la grasa engorda, pero los pueblos que más grasa comen, como los franceses, los españoles y los griegos, no están tan gordos como nosotros. Llamemos "paradoja" a esta constatación y pasemos a otra cosa sin pensar demasiado). Esta holgazanería intelectual podría perdonarse si no fuera porque cuesta miles de millones de dólares por año y acorta cientos de miles de vidas. Y ni hablemos de las personas que obtienen ganancias gracias a los fallecimientos antes de tiempo con los medicamentos y los alimentos procesados.

Lo que me gustaría enfatizar es que *estás solo*. Puedes acudir al médico con un análisis de sangre tremendo mientras consumes una dieta de "cereales enteros" baja en grasas y alta en carbohidratos. Luego puedes cambiar a una forma de comer acorde con la de nuestros ancestros, compuesta de carnes magras, mariscos, vegetales de estación y frutas, y volver al consultorio del médico con un análisis de sangre impecable. Aun así, tu doctor no creerá que tu análisis haya mejorado gracias a consumir más proteínas y grasas. Estamos trabajando para desarrollar una red de médicos capacitados en medicina evolutiva y en la dieta paleolítica. Espero que podamos mantenerte con vida hasta el momento en que puedas consultar con uno de ellos.

Ahora que entendemos un poco mejor a nuestros ancestros cazadores-recolectores y que sabemos que la mayor parte de la medicina y las ciencias de la nutrición llevan anteojeras a este respecto, es momento de hablar en términos un poco más científicos para que puedas comprender en qué consiste la Solución Paleolítica. No pierdes nada, y probablemente mejore o incluso salve tu vida.

TRES

◇◇

El conocimiento es poder

◇◇

No pasaré demasiado tiempo tratando de asustarte para que tomes algunas medidas, pero es posible que necesites todavía más para convencerte. Tienes *preguntas*. ¿Quieres saber por qué hay cada vez más enfermedades cardiovasculares, cáncer, diabetes, enfermedades autoinmunes e infertilidad? ¿Te preguntas por qué, si estas afecciones son en su mayor parte prevenibles (y realmente lo son), el gobierno no nos dice cómo prevenirlas? Debo admitir que estas son excelentes preguntas, y eso que todavía ni siquiera me has preguntado: "¿El colesterol provoca afecciones cardiovasculares?" o "¿La proteína produce daños a los riñones?"

Para responder a estas preguntas, tengo que explicarte un par de cosas. No describiré la fisiopatología de cada enfermedad en un capítulo aparte, pero debo explicarte sus mecanismos básicos. Si quieres pasar directamente a los capítulos "prácticos", adelante. Como ya dije antes, no hace falta que comprendas todo esto para *llevarlo a cabo*. Pero con una condición: si no haces la tarea y decides tomar el atajo, debes seguir mis instrucciones al pie de la letra, ¡y no tendrás derecho a hacer *ninguna* pregunta!

¿Sigues aquí? Me alegro. Pero debo advertirte: las respuestas a estas preguntas requieren explicaciones científicas algo complicadas. Si bien la cosa puede ponerse un poco técnica, confía en mí: te irá mejor cuando obtengas tu anillo decodificador de los cerebritos científicos.

Aunque esta recompensa no te apetezca, podrás aprender los fundamentos básicos de las explicaciones científicas. Para estos casos, he separado el material más difícil y lo he colocado en las secciones más "científicas" del texto.

Todos los caminos conducen a. . .

Ten presente que *podemos* prevenir o revertir el cáncer, la diabetes, la neurodegeneración y la infertilidad (según el grado de destrucción al que hayas llegado). Tal vez hayas notado que muchas de estas enfermedades se presentan juntas: afecciones cardíacas *y* depresión, infertilidad *y* autoinmunidad. Esto se debe a que estas enfermedades, en apariencia independientes, comparten un mismo mecanismo subyacente: la inflamación. La inflamación es un proceso natural cuya carencia o exceso pueden llevarnos a la muerte. Como decían los antiguos griegos, todo en su medida y armoniosamente.

Te explicaré cuáles son los mecanismos que funcionan detrás de tu Inflamación Apocalíptica y, con un poco de suerte, podrá convencerte de dejar esos hábitos "malditos". ¡Y luego te arreglaremos y te dejaremos nuevecito!

Para entender cómo influyen los alimentos en la inflamación, que es la causa subyacente de la diabetes, de las enfermedades cardiovasculares, del Parkinson y del Alzheimer, es preciso que sepas cómo funciona la digestión y cuáles son las consecuencias de lo que comemos a nivel hormonal.

Antes de empezar, me gustaría definir algunos términos. Tenemos que conocer los distintos elementos de la digestión, comenzando por los componentes de nuestros alimentos (proteínas, carbohidratos y grasa) y las señales hormonales que se liberan en respuesta a la comida (o a la falta de comida). Una vez que contemos con esta información, podremos empezar a analizar cómo los alimentos que elegimos hoy pueden manifestarse como salud o enfermedad el día de mañana. De paso, aprenderemos una increíble gama de palabras muy largas, de esas que adoran los bioquímicos. Les rogamos mantener las manos dentro del vagón en todo momento y no alimentar a la microflora.

Digestión:
De un agujero al otro en 453 simples pasos

Proteínas

Las proteínas componen nuestra piel, músculos, cabello y uñas, por no mencionar a los neurotransmisores, enzimas y hormonas. Entre las fuentes de proteína se incluyen el pescado, las aves, la carne, los huevos y los mariscos. Algunos espíritus bien intencionados pero ignorantes te dirán que puedes obtener proteína de los frijoles y del arroz, frutos secos y semillas. Esto es cierto, pero son lo que yo llamo "proteínas del Tercer Mundo". Te mantendrán con vida, pero no te permitirán prosperar. Esto se ve claramente en el capítulo anterior, donde comparábamos a los cazadores-recolectores con las sociedades agrícolas.

Las proteínas están compuestas de moléculas llamadas aminoácidos. Nuestro organismo utiliza veintiún aminoácidos, de los cuales ocho son "esenciales"; es decir, que estamos *obligados* a obtenerlos de los alimentos. Imagina que los aminoácidos y las proteínas son bloques de construcción que te permiten formar cosas muy bonitas, como jirafas, ballenas, hormonas y bistecs.

Carbohidratos

Técnicamente, los carbohidratos incluyen muchísimas cosas, desde la madera y el pasto hasta las manzanas y el pan. Según cómo estén unidos entre sí los carbohidratos, obtendrás desde un plato de pasta hasta una secuoya, pero todos ellos se reducen a lo que llamamos "monosacáridos". Como ya sabes, *mono* significa "uno". *Sacárido* quiere decir "azúcar". Es decir que monosacárido significa literalmente "una azúcar". Los dos monosacáridos o azúcares que seguiremos más de cerca son la glucosa (la principal azúcar de la cual nuestro cuerpo extrae la energía) y la fructosa (un pariente de la glucosa). Piensa en la fructosa como en una tía borracha en una reunión familiar: parece muy amable, pero causa estragos adondequiera que va.

Después tenemos los "disacáridos", que significan "dos azúcares". Todos conocemos a la sacarosa (azúcar de mesa): es un disacárido compuesto por glucosa y fructosa.

Por último están los "polisacáridos", término que literalmente significa "múltiples azúcares". Para nuestra excursión a través del tracto digestivo, consideraremos dos tipos de polisacáridos: los carbohidratos no digeribles, que comúnmente llamamos fibra (tanto soluble como insoluble), y los polisacáridos digeribles, que conocemos como almidón. Ejemplos de estos últimos son el arroz, las patatas, el maíz y la harina. La próxima vez que un médico o dietista gordito te diga que los carbohidratos complejos son saludables, pregúntate: *"¿Será verdad que "múltiples azúcares" me harán bien?"* Hmmm.

Grasas

Hay muchos tipos de grasas, y en un capítulo posterior hablaremos de sus diferencias, pero por ahora lo único que necesitamos saber es que lo que comúnmente llamamos "grasa" es un triglicérido, compuesto por una molécula similar a la de los alcoholes, llamada glicerol, unida a tres ácidos grasos. Imagina a los triglicéridos como una fiesta de moléculas: el glicerol trae los tragos y los ácidos grasos aportan la energía y la diversión.

Hormonas: Digestión y diversión, o la importancia de escuchar

Ahora que conocemos a los jugadores (proteínas, carbohidratos y grasa), veamos cómo interactúan con la digestión, la liberación de hormonas y, en última instancia, con la salud y la enfermedad.

¿Cómo sabe tu cuerpo cuándo está "hambriento"? ¿Qué significa el "hambre" en realidad? Seguramente tu vida social es mucho mejor que la mía y sales a divertirte más a menudo, de modo que tal vez nunca te hayas detenido a pensar en estos temas fascinantes, pero ya que estás aquí, podemos hacer algunas preguntas importantes (y te aseguro que *son* importantes).

Si comprendemos cómo nuestro cuerpo regula normalmente el hambre, sabremos un poco más acerca de cómo se desarrolla la obesidad, el cáncer, la diabetes y muchos otros terribles problemas que todos desearíamos evitar. De forma similar al medidor de combustible de un automóvil, la sensación de hambre nos dice cuándo nuestro cuerpo se está quedando sin energía almacenada. Pero cuando comemos, necesitamos saber cuándo detenernos. El hambre nos permite saber cuándo tenemos el "tanque casi vacío" y la sensación de saciedad nos indica cuándo tenemos el "tanque lleno".

Esta información se comunica a todo el cuerpo a través de mensajeros químicos llamados hormonas. Antes de terminar este libro, te presentaré a varias hormonas y entenderás mejor cómo funcionan en criaturas como tú. En pocas palabras, las hormonas son mensajeros que llevan información por todo el cuerpo. En su mayor parte, el modo en que envejecemos, quemamos grasas, pensamos y nos reproducimos está controlado por las hormonas.

Cada hormona tiene una manera muy específica de interactuar con las células de nuestro cuerpo. Esta interacción se realiza mediante una molécula llamada receptor. Una analogía muy usada para describir a las hormonas y los receptores es la de una llave y una cerradura. La llave sería la hormona, que se corresponde perfectamente con su "cerradura" específica (el receptor). Esta comparación es útil porque representa con gran precisión la interacción física de una hormona con su receptor según la forma, pero admito que es algo inquietante imaginar todas esas llaves circulando dentro de tu cuerpo.

Me gusta también la analogía de las hormonas como señales de radio y de los receptores como aparatos de radio que sintonizan sólo determinadas hormonas. Esta combinación describe la interacción física de la hormona con el receptor, pero también da cuenta del hecho de que las hormonas pueden transmitir la información a través de grandes distancias hasta ser recibidas por el receptor. La comunicación hormonal en el cuerpo controla el nivel de grasa corporal, el pensamiento, el hambre y todo lo que te puedas imaginar.

Y ahora veamos algunas de las hormonas más importantes, comenzando por la insulina.

La Insulina es fundamental para regular el azúcar en sangre, la grasa corporal y el envejecimiento. Para vivir muchos años, vernos bien y no perder nuestros "tesoros", es conveniente mantener la insulina a raya, controlando los carbohidratos y algunos aspectos de nuestro estilo de vida.

¿Por qué es importante la glucosa en sangre?

He mencionado muchas veces los niveles de glucosa (azúcar) en sangre. ¿Por qué son importantes? Pues bien, los glóbulos rojos y determinadas partes del cerebro no pueden usar otro combustible que no sea glucosa. En ciertas situaciones, como la resistencia a la insulina, los niveles de azúcar en sangre pueden caer, con resultados que van desde mareos y sensación de hambre, a desvanecimientos y muerte. Entonces, tenemos que comer muchos carbohidratos, ¿verdad? Hmm... *no*. Como veremos más adelante, es mucho mejor hacer que la mayor parte del cuerpo utilice las grasas como combustible y suministrar suficientes carbohidratos como para cubrir las necesidades de estos tejidos gluco-dependientes. Al reducir la necesidad total de carbohidratos del organismo, lo que hacemos es justamente protegernos de las caídas de azúcar en sangre..

Jerga científica

La insulina actúa como una hormona de acumulación de nutrientes, manteniendo estable el nivel de glucosa en sangre. En pocas palabras, la insulina es la encargada de poner los nutrientes en nuestras células. Sin embargo, como veremos más adelante, la insulina tiene un papel fundamental en una enorme cantidad de procesos críticos que no tienen relación alguna con la administración del azúcar en sangre.

La insulina no sólo es importante para el almacenamiento de la glucosa, sino también para el almacenamiento de la grasa y la proteína (aminoácidos). La insulina es liberada por las células beta del páncreas, fundamentalmente en respuesta a la elevación en los niveles de glucosa y aminoácidos en la sangre, y tiene un rol considerable en el almacenamiento y conversiones de los micronutrientes. La principal función de la insulina como detector de nutrientes (al ingerir alimentos, la insulina indica dónde deben almacenarse) tiene gran influencia sobre la expresión de los genes relacionados con el envejecimiento, regulando el mantenimiento y la reparación a nivel celular. Si estás interesado en el envejecimiento, en tu nivel de grasa corporal, en cuándo perderás tus "tesoros" y en el funcionamiento de tu "maquinaria de reproducción", deberás prestar atención a la insulina.

El glucagón contribuye a normalizar los niveles de azúcar en sangre y de energía entre las comidas, liberando energía desde el hígado y permitiendo que el organismo tenga mejor acceso a la grasa corporal para la obtención de energía.

Jerga científica

El glucagón es la hormona contraria a la insulina. Promueve la liberación de glucosa desde el hígado y de ácidos grasos libres desde los depósitos de grasa, mediante un proceso llamado lipólisis. La secreción de glucagón es estimulada por la disminución del nivel de glucosa en sangre (hambre), por el aumento del nivel de aminoácidos en sangre y por la hormona colecistoquinina (CCK). Los niveles elevados de insulina, ácidos grasos libres, cuerpos cetónicos o urea en el torrente sanguíneo inhiben la liberación de glucagón. La insulina y el glucagón tienen funciones complementarias, contribuyendo a administrar los niveles de energía almacenando y liberando nutrientes en el momento apropiado. La insulina facilita el pasaje de los nutrientes al interior de las células, mientras que el glucagón tiende a liberar los nutrientes almacenados para utilizarlos como energía.

La leptina le indica al cuerpo cuánto combustible tiene almacenado y cuándo está "lleno". Si perdemos la capacidad de detectar la leptina, se pierde el control del apetito.

Jerga científica

La leptina regula tanto el apetito como el metabolismo. Esta hormona ingresa al sistema nervioso central, donde actúa sobre los receptores cerebrales que controlan la ingestión y el gasto de energía. La leptina es producida por el tejido adiposo blanco (células grasas) y por las células que recubren la pared del estómago. La leptina producida por las células del estómago es responsable de controlar el apetito. Cuando la leptina funciona bien, es muy eficaz para indicarnos cuándo estamos "llenos" después de comer. Como veremos más adelante, cuando la señalización de la leptina (el modo en que la hormona le "habla" al receptor) se interrumpe, comienza una serie de problemas, que van desde el cáncer hasta el envejecimiento acelerado y la degeneración neurológica.

La grelina nos dice cuándo tenemos hambre o nos falta energía. Es conveniente que este mensaje se reciba de manera precisa, pero es importante destacar que el estrés y la falta de sueño pueden alterar los niveles de grelina y aumentar la sensación de hambre de manera desfavorable.

Jerga científica

La grelina es una hormona que estimula el hambre, hace aumentar la ingestión de alimentos y aumenta la masa adiposa. Es producida por las células que recubren el estómago y por las células Epsilon del páncreas. La grelina también es producida en el núcleo arqueado del hipotálamo, donde estimula la secreción de la hormona del crecimiento. La falta de sueño está asociada con niveles elevados de grelina. Un poco más adelante descubrirás la importancia del sueño para mantener un cuerpo esbelto y saludable. Dado que la falta de sueño aumenta la grelina, y la grelina aumenta el apetito, esta es una de las razones por las que la falta de sueño conduce a un aumento de la ingestión de alimentos.

La adiponectina es otra hormona de la saciedad. No sólo nos dice cuándo hemos ingerido suficiente alimento, sino que además protege las arterias del daño oxidativo.

Jerga científica

La adiponectina es una hormona proteica segregada por el tejido adiposo y tiene los siguientes efectos: disminuye la gluconeogénesis (la conversión de la proteína en glucosa), aumenta la ingestión de glucosa y protege de la disfunción endotelial (una característica común de la aterosclerosis). Si bien es liberada por el tejido adiposo, los niveles de adiponectina en el torrente sanguíneo de los adultos es inversamente proporcional al porcentaje de grasa corporal (las personas con poca grasa corporal presentan niveles altos de adiponectina). La adiponectina es un factor de riesgo independiente en el síndrome metabólico y participa en la supresión de las alteraciones metabólicas que pueden conducir a la diabetes tipo 2, a la obesidad, a la aterosclerosis y a la esteatosis hepática no alcohólica.

El péptido YY (también conocido como PYY) es otra de las hormonas que nos indican cuándo debemos dejar de comer. La proteína y la grasa liberan gran cantidad de PYY, y por lo tanto producen mayor sensación de saciedad. Por el contrario, los carbohidratos liberan relativamente poco PYY, y es por eso que un desayuno de panecillos de salvado y jugo hace que sientas tanta hambre a las pocas horas.

Jerga científica
El PYY es una hormona intestinal que reduce el apetito y a la vez promueve la sensibilidad del sistema nervioso central a la leptina. El PYY es liberado por las células neuroendocrinas del íleon y del colon en respuestas a la ingestión de alimentos. Las proteínas producen más secreción de PYY que las grasas, que a su vez producen más secreción de PYY que los carbohidratos. El PYY juega un papel sinérgico con la leptina para que nos sintamos satisfechos después de una comida.

El cortisol eleva los niveles de azúcar en sangre, lo que puede volver a producir grasa. Aunque mucha gente no lo sabe, la liberación de cortisol causada por el estrés y la falta de sueño afecta significativamente en el aumento de la grasa corporal, produciendo esos molestos "rollitos" en la región abdominal central. Sin embargo, no debemos temer al cortisol, ya que es un antiinflamatorio fundamental; lo que no deseamos es un nivel elevado de esta hormona.

Jerga científica
Muchas veces se llama al cortisol "la hormona del estrés", ya que es liberado en respuesta al estrés y la ansiedad. El cortisol aumenta la presión arterial y actúa como antiinflamatorio, reduciendo la actividad del sistema inmunológico. El cortisol activa la descomposición de músculo por la conversión de las proteínas (aminoácidos) en glucosa mediante la gluconeogénesis. El cortisol reduce la sensibilidad a la insulina, disminuye la tasa de formación ósea y produce la pérdida de co-

lágeno en la piel y en otros tejidos conectivos. Los siguientes factores aumentan los niveles de cortisol: actividad física intensa o prolongada, cafeína, falta de sueño, estrés, tejido adiposo subcutáneo y algunos anticonceptivos.

El factor de crecimiento insulinoide I (IGF-1) es otra de las hormonas de las que conviene tener "la cantidad justa". Promueve la recuperación física, pero una mala alimentación puede elevar el IGF a niveles anormales, lo que a su vez aumenta la probabilidad de cáncer y la velocidad del envejecimiento.

Jerga científica
El IGF-1 es fundamental en el crecimiento de los niños y tiene efectos anabólicos en los adultos. El IGF-1 activa los receptores insulínicos, pero genera una respuesta de solo el 10% de la que se observa en la insulina. Un nivel bajo de IGF-1 promueve el mantenimiento celular y la resistencia al estrés. El IGF-1 alcanza sus niveles máximos durante los períodos de crecimiento acelerado durante la pubertad. El ejercicio, el estrés y la nutrición influyen sobre el nivel de IGF-1. Los niveles elevados de IGF-1 estimulan tanto el crecimiento como el envejecimiento.

Ahora que conoces a los integrantes de esta orquesta digestiva/endocrinológica, probablemente sabes un poco más acerca de los aspectos químicos de los alimentos y conoces a las hormonas más importantes desde el punto de vista de la digestión, la salud y la enfermedad. Has ganado una medalla. Es un buen comienzo, pero tenemos trabajo por delante. A continuación, tenemos que analizar lo que sucede con los alimentos y las hormonas durante distintas situaciones, como el ayuno y la sobrealimentación. Una vez que sepamos esto, estaremos en grado de comprender la diabetes tipo 2, varios tipos de cáncer, el Alzheimer, el Parkinson, la infertilidad, las enfermedades cardiovasculares y la osteoporosis.

CUATRO

◇◇

Digestión:
Donde se pasa a la acción

◇◇

¿El capítulo anterior te resultó algo abrumador? ¿Necesitas un espresso? ¿Un abrazo? No te preocupes, pronto descubrirás el sentido de todo esto. Para entender cómo encajan todas estas piezas, seguiremos el trayecto de una comida típica, que contenga proteínas, carbohidratos y grasa, a lo largo del proceso digestivo. "De la boca a las caderas", digamos. Imaginemos una comida compuesta por salmón (proteína), aguacate (grasa) y ensalada de frutas (carbohidratos). Vamos a seguirle la pista no sólo al destino digestivo de nuestra comida, sino también a los efectos hormonales de:

1. Una alimentación normal
2. La ausencia de alimentación (ayuno)
3. La sobrealimentación

Es importante analizar esto porque cuando las señales hormonales normales asociadas con la comida ("Tengo hambre", "Estoy lleno", "¿Dónde está el control remoto?") se "pierden", ocurren cosas como la diabetes tipo 2. Es justamente la pérdida de esta comunicación hormonal lo que conduce a la obesidad, al envejecimiento acelerado, a muchos tipos de cáncer y a otros problemas de salud de los que hablaremos luego. ¡Empecemos a digerir!

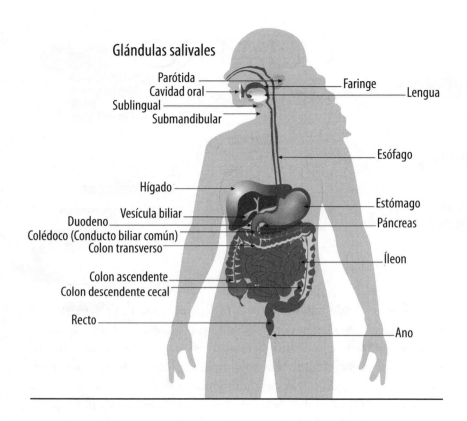

Glándulas salivales

Parótida — Faringe
Cavidad oral — Lengua
Sublingual —
Submandibular —

Esófago

Hígado —
Vesícula biliar — Estómago
Duodeno — Páncreas
Colédoco (Conducto biliar común) —
Colon transverso — Íleon
Colon ascendente —
Colon descendente cecal —
Recto —
Ano

La boca: glándulas salivales, dientes y artículos de jardín

Para simplificar, supongamos que comemos un bocado que contenga los tres ingredientes: un poco de salmón, aguacate y ensalada de frutas.

Panorama general: Desde el punto de vista de la digestión, la boca es principalmente el lugar donde se produce la ruptura del alimento. La masticación convierte los trozos grandes de comida en trozos más pequeños, preparándolos para la digestión química y enzimática que se producirá más adelante.

Proteínas: El salmón ahumado se rompe en trozos más pequeños pero no sufre transformación química alguna.

Carbohidratos: La ensalada de frutas es una interesante combinación de monosacáridos (glucosa y fructosa), disacáridos (sacarosa, es decir, nuevamente glucosa y fructosa) y polisacáridos en forma de almidón (muchas moléculas de glucosa conectadas que podemos digerir) y de fibra (que es importante para la salud del aparato digestivo pero que tu cuerpo no descompone, a menos que seas una termita).

La amilasa salival comienza el proceso descomponiendo el almidón en la boca. Esta actividad es reducida debido a la brevedad del paso por la boca, especialmente si eres como mi mujer, que engulle la comida como una boa constrictora.

El sabor dulce de la fruta "prepara el terreno" para el resto del proceso digestivo. Se produce una comunicación electroquímica entre las papilas gustativas, el cerebro y el resto del sistema digestivo. Como veremos más delante, podemos "engañar" a este mecanismo por medio de edulcorantes artificiales, con efectos realmente catastróficos.

Grasa: El aguacate se reduce a una pasta en la boca, pero no sufre alteraciones químicas.

El estómago: ácido clorhídrico, pepsina, células parietales y ropa para damas

Panorama general: El estómago es un entorno ácido donde se produce una pequeña cantidad de digestión de proteínas por la acción del ácido y de la enzima pepsina. En realidad, el estómago solo prepara los alimentos para la verdadera digestión, que se produce en etapas posteriores. Las células que recubren el estómago detectan los alimentos y liberan leptina en el torrente sanguíneo. La leptina llega al cerebro, indicando a los centros que controlan el apetito que estamos "alimentados", reduciendo la sensación de hambre y *aumentando* la tasa metabólica en respuesta a la comida.

Este aumento de la tasa metabólica se manifiesta principalmente como incremento de la "quema" de grasa para obtener energía. El estómago libera varias hormonas para estimular las etapas posteriores de la digestión. Una de ellas es la colecistoquinina (CCK), que es otra hormona que envía una señal de saciedad ("Estoy lleno") al cerebro a la vez que estimula la liberación de sales biliares y enzimas pancreáticas en la siguiente etapa. Aunque el proceso digestivo acaba de comenzar, ya se está comunicando al cerebro que estamos "alimentados". ¿Qué sucedería si esta señal fuera "floja" o ausente?

Proteínas: Una pequeña parte de la digestión química y enzimática tiene lugar en el estómago. Imagina miles, tal vez decenas de miles, de cadenas de aminoácidos unidas. La digestión estomacal las rompe, pero los trozos todavía son grandes. En su mayor parte, nuestro salmón sigue pareciendo salmón.

Carbohidratos: No se digieren en el estómago.

Grasas: Prácticamente no se digieren en el estómago. En esta etapa, las grasas y carbohidratos se limitan a conversar, beber café y jugar a los naipes para pasar el tiempo.

Intestino delgado: enzimas pancreáticas, sales biliares y electrodomésticos

Panorama general: El contenido ácido del estómago (que ahora se llama quimo) pasa a la primera porción del intestino delgado, llamado duodeno. Se inyecta bicarbonato en el quimo para que la mezcla pase del entorno ácido al básico. Las enzimas que descomponen las proteínas, los carbohidratos y las grasas funcionan mejor dentro de rangos acotados de pH (ácido/básico). El estómago es lo suficientemente ácido como para disolver una moneda pequeña, pero la digestión principal, que tiene lugar en el intestino delgado, se produce en un medio alcalino o "básico". El bicarbonato de sodio es un ejemplo común de "base".

A medida que el quimo ingresa al intestino delgado, se mezcla con enzimas pancreáticas (que, como habrás adivinado, provienen del páncreas) y sales biliares que provienen de la vesícula biliar. ¡Prepárate, la diversión está por comenzar!

Proteínas: Las proteínas, que a esta altura son cadenas de cientos o miles de aminoácidos, rápidamente se descomponen en tri o dipéptidos (proteínas de dos y tres aminoácidos) gracias a la acción de las enzimas pancreáticas. Por último, estos péptidos pequeños se parten en aminoácidos simples al interactuar con el borde ciliado del intestino delgado. El borde ciliado posee enzimas que catalizan la reacción por la cual los péptidos pequeños se convierten en aminoácidos simples y libres. Los aminoácidos libres ingresan al torrente sanguíneo y son transportados al hígado y al resto del cuerpo para ser usados en el crecimiento y el mantenimiento.

Carbohidratos: Los monosacáridos pueden ingresar al torrente sanguíneo directamente, como los aminoácidos. Sin embargo, los disacáridos, como la sacarosa, deben descomponerse en monosacáridos en el borde ciliado del intestino. Y los polisacáridos, como el almidón, deben descomponerse en sucesivas etapas hasta convertirse en glucosa libre. Lo importante es que los carbohidratos deben reducirse a moléculas simples para ser absorbidos a través de la pared intestinal y transportados por el torrente sanguíneo. De modo que esta es una oportunidad para ver qué son realmente los "carbohidratos complejos": mucha azúcar. Independientemente del tipo de carbohidrato que consumamos, todos ellos ingresan al organismo en forma de glucosa o fructosa, es decir: azúcar.

Grasas: Seguramente recuerdas que cuando el quimo pasa del estómago al intestino, se mezcla con enzimas pancreáticas y sales biliares. Estas últimas son fundamentales para la digestión de las grasas. Como ya sabes, las grasas y el agua no se mezclan; de modo que si queremos digerir la grasa (sí, mi fóbico amigo, queremos digerirla), necesitamos las sales biliares para disolverla. La bilis es prácticamente idéntica al jabón, ya que tiene una parte que se asocia con el agua y otra parte que se asocia con las grasas. Es por eso que el jabón es tan eficaz para lavar los platos.

Este proceso de disolución de las grasas en las sales biliares se llama emulsificación. Una vez emulsionada, la enzima pancreática lipasa[1]* puede descomponer la grasa que, como dijimos antes, está compuesta de glicerol y moléculas de ácidos grasos. Cuando el glicerol y los ácidos grasos están separados, pueden ser transportados a través de la pared intestinal y reensamblados al otro lado.

Las grasas (triglicéridos/TAG) deben ser transportadas hacia el hígado al igual que las proteínas y los carbohidratos, pero como dije antes, las grasas y el agua no se mezclan. Este problema se resuelve empaquetando los ácidos grasos con proteínas especiales que los transportan hasta el hígado. A este complejo se lo llama quilomicrón, y tiene un papel fundamental en el colesterol, como veremos más adelante. A diferencia de las proteínas y los carbohidratos, las grasas primero son transportadas a los vasos linfáticos; luego, una vez que ingresan a la circulación general, viajan hacia el hígado o son utilizadas por distintos tejidos.

El hígado

¡Desvío! Aunque la digestión en el tracto gastrointestinal aún no ha terminado, ya hemos aprendido todo lo que necesitamos saber. A partir de este momento, lo que quedan son desperdicios. Ahora vamos a ver qué suerte correrán los macronutrientes (proteínas, carbohidratos y grasas) en su interacción con el hígado.

Panorama general: Cuando los nutrientes son absorbidos a través del recubrimiento intestinal e ingresan al torrente sanguíneo, se libera la hormona péptido YY (PYY). Éste es otro de los participantes de la saciedad, tanto de forma directa como por mejorar la sensibilidad a la leptina. Las proteínas liberan una cantidad relativamente alta de PYY, y por lo tanto brindan más sensación de saciedad. Las grasas

---

1   ˙ Lipasa es una palabra de origen griego, donde "lipos" quiere decir "grasa" y el sufijo "-asa"·quiere decir "cortar". Significa literalmente "cortar la grasa". Siempre que veas el sufijo "-asa", se trata de una enzima que participa de una reacción. El mundo es una fuente inagotable de diversión cuando dominas algunos sufijos griegos y latinos. Por ejemplo, "catasa" significa "cortar el gato", mientras que "lenguasa" significa... "córtate la lengua".

liberan una cantidad significativa, pero menos que la proteína, mientras que los carbohidratos son los que menos PYY liberan. Aquí tienes una pista de cómo deberían ser tus comidas para aumentar la sensación de saciedad. Recuerda: proteína + grasa = el hambre pasa. Además, tal vez hayas notado que hemos hablado de varias hormonas que participan en la comunicación entre el sistema digestivo y el cerebro. Cuando todo funciona como debe, tenemos un excelente control del apetito y tendemos a comer la cantidad de alimentos adecuada a nuestra actividad y necesidades de mantenimiento. Cuando esta comunicación se estropea, viene el caos.

Los alimentados, los subalimentados y los feos

La próxima sección es similar a los libros "Elige tu propia aventura", ya que veremos tres finales posibles para el alimento que ingerimos: el estado de alimentación "normal", en el cual ingerimos aproximadamente la misma cantidad de calorías que necesitamos (en jerga científica, estado isocalórico), el estado de ayuno (hipocalórico) y el estado de sobrealimentación (hipercalórico). Ten presente que es importante entender todo esto para comprender cómo pueden aparecer la obesidad, el cáncer y la neurodegeneración cuando la comida deja de enviar las señales hormonales que nos mantienen delgados y saludables.

Alimentación normal

Proteínas: En rigor, ya deberíamos hablar de aminoácidos, porque la proteína (salmón) con que se inició la comida ahora está descompuesta en aminoácidos individuales. El destino de los aminoácidos puede tomar varios caminos: el hígado puede absorber aminoácidos y usarlos para su propio funcionamiento, convirtiendo un aminoácido en otra forma (como cambiar un Mekano por otro), o convertirlos en azúcar mediante un proceso llamado gluconeogénesis (gluco: glucosa, neo: nueva, génesis: nacimiento o creación).

Si los aminoácidos no se utilizan en el hígado, pasan al torrente sanguíneo y se utilizan para formar nuevas células, reparar células dañadas, hacer crecer el cabello y la piel, fabricar hormonas y otras funciones. El conjunto de aminoácidos que circulan por el organismo se considera "lábil" o versátil, ya que podemos usar las proteínas desde los músculos y otros tejidos para fabricar glucosa mediante gluconeogénesis en períodos de escasez. Muchos médicos y autoridades de la salud quieren hacerte creer que sin carbohidratos te derrumbas y te mueres. Pero no es cierto: tenemos varios mecanismos para fabricar carbohidratos a partir de las proteínas y las grasas. Antes de terminar este capítulo, entenderás mucho mejor este proceso.

Carbohidratos: Una vez que los carbohidratos se descomponen en glucosa libre mediante el proceso digestivo, la glucosa pasa rápidamente de los intestinos al hígado, pero su destino todavía no está decidido. La glucosa libre produce la liberación de insulina desde el páncreas al entrar en el torrente sanguíneo. La insulina activa la GLUT4, una de las tantas moléculas que transportan glucosa y que se hallan en las membranas celulares. En circunstancias normales, estas moléculas de transporte facilitan la absorción de la glucosa en sangre por parte del hígado. Después, la glucosa se almacena como glucógeno, una forma de almidón. Esta glucosa almacenada es de fundamental importancia para mantener estable el nivel de glucosa entre comidas. La glucosa que no se utiliza en el hígado pasa a la circulación sistémica y es utilizada por el cerebro, por los glóbulos rojos y por otros tejidos como fuente de energía. Un ejemplo de esto es el glucógeno almacenado en los músculos, que puede ser usado como energía durante una actividad breve e intensa. Si la cantidad de carbohidratos es relativamente pequeña, aquí se acaba la historia. Pero todavía no hemos hablado de la fructosa.

El hígado debe encargarse de la fructosa, ya que los demás tejidos del cuerpo no pueden utilizarla directamente. La fructosa se convierte en glucosa en el hígado y se almacena como glucógeno. Si la ingesta de fructosa es pequeña y la ingesta de calorías no es excesiva, todo está bien. Pero presta atención: el exceso de fructosa contribuye al desarrollo de la obesidad, la depresión, la diabetes y las enfermedades asociadas con los desajustes metabólicos.

Grasas: Los triglicéridos/TAG son transportados al hígado en paquetes de lípidos/proteínas llamados quilomicrones. El quilomicrón puede dejar los TAG en el hígado o llevarlos por todo el cuerpo para dejarlos en los músculos, órganos o células grasas para usarlos como combustible. Una vez que un quilomicrón deja la mayor parte de sus TAG, regresa al hígado y es reutilizado en la importante historia del colesterol, de la que hablaremos en breve.

Estado de ayuno

Panorama general: El estado de ayuno puede significar no ingerir alimentos en absoluto durante un determinado período, o simplemente un nivel de calorías reducido con respecto al gasto de energía. Como veremos, la forma en que nuestro cuerpo responde a un déficit calórico depende en gran medida de nuestro estado hormonal. Tal vez parezca extraño hablar de ayuno si se ingieren alimentos, pero en el estado de sobrealimentación se produce una significativa alteración por la cual el cuerpo "piensa" que está pasando hambre. Esto es muy pernicioso, por lo cual debemos entender los mecanismos del ayuno para comprender los desastrosos efectos de la sobrealimentación.

Proteínas: Si bien las proteínas son fundamentales como componente estructural y para mantener el equilibrio de líquidos con las proteínas de la sangre llamadas albúmina, las proteínas son relativamente prescindibles. Tu cuerpo está más preocupado por evitar una súbita caída del nivel de azúcar en sangre que por conservar la masa corporal. Es por eso que durante el ayuno tendemos a convertir grandes cantidades de aminoácidos en glucosa, que se almacena en el hígado como glucógeno y luego se libera para mantener los niveles de glucosa en sangre. En otras palabras, en el estado de ayuno, los músculos que tanto trabajo te han costado podrían ser convertidos en glucosa. Como veremos, el estado hormonal y la presencia de cuerpos cetónicos (te los presentaré a la brevedad, lo prometo) pueden modificar la cantidad de proteínas que convertimos en glucosa. Esto es muy importante si el ayuno no es intencional y estamos pasando por un período de escasez y hambre.

Carbohidratos: En el estado de ayuno, prácticamente todos los carbohidratos ingeridos son inicialmente secuestrados en el hígado. Aunque los músculos y órganos admiten la glucosa como combustible

Queja en jerga

Esto puede sonar a herejía, pero no existen los "carbohidratos esenciales". Nuestro cuerpo puede producir todos los carbohidratos que necesita a partir de las proteínas y las grasas. Aunque la glucosa es fundamental para muchos tejidos, los mecanismos redundantes del cuerpo para producir glucosa indican que era un combustible poco frecuente en el pasado. No estamos genéticamente preparados para una dieta de panecillos de salvado con 50% de contenido de carbohidratos, a pesar de lo que digan la USDA, la AMA y la FDA sobre el asunto. ¿Está claro?

Teniendo esto en cuenta, vamos a ver una pieza más del rompecabezas: el "estado de sobrealimentación", que nos ayudará a comprender por qué comer demasiada comida incorrecta puede traer serios problemas.

sin problemas, hay otros tejidos, como los glóbulos rojos y ciertas partes del cerebro, que sólo pueden funcionar a base de glucosa. Es por esto que el organismo se vuelve muy mezquino en cuanto al modo en que gasta su glucosa. Los tejidos que pueden adaptarse pasan a metabolizar la grasa y los cuerpos cetónicos, guardando la glucosa para los tejidos más importantes.

Grasas: Durante el ayuno, el cuerpo utiliza la grasa corporal *almacenada* como combustible. Cuando el organismo pasa a la grasa como fuente primaria de combustible, se empieza a acumular un producto secundario del metabolismo de la grasa: los cuerpos cetónicos. ¡Pero la cetosis no es motivo de pánico! Tu médico y tu dietista no deben confundir la cetosis con la cetoacidosis (un estado metabólico que puede resultar fatal). Estos dos estados son tan diferentes como la noche y el día, y ofrezco una recompensa para el médico o dietista que pueda explicar las diferencias biológicas con precisión, ya que la mayoría de ellos es incapaz de hacerlo.

El estado metabólico de la cetosis es normal y tan viejo como el mundo. Los cuerpos cetónicos son pequeñas porciones de grasa solubles en agua, y a los pocos días o semanas, la mayor parte de nuestros tejidos pueden adaptar su metabolismo para quemar los cuerpos cetónicos. Y lo interesante es que muchos tejidos, como el corazón, los riñones y el intestino, funcionan incluso *mejor* con cuerpos cetónicos que con glucosa.

El cambio metabólico a la cetosis resuelve dos problemas sumamente importantes:

1. Protege la poca glucosa en sangre cambiando la mayor parte posible de nuestro sistema metabólico para convertirlo en una fuente prácticamente ilimitada de combustible. Tenemos reservas para un día o dos de glucógeno en el hígado, pero, incluso si somos relativamente delgados, tenemos meses de grasa corporal acumulada. El cambio a la cetosis guarda el escaso glucógeno para usarlo en mantener niveles mínimos de glucosa en sangre.

2. La cetosis detiene la gluconeogénesis. Los productos secundarios de la cetosis bloquean la conversión de aminoácidos en glucosa. Así se salva masa muscular, que sería muy valiosa en un estado de ayuno prolongado. Además de bloquear la gluconeogénesis de aminoácidos, la cetosis brinda una manera alternativa y solapada de fabricar glucosa utilizando la cadena principal de glicerol de las grasas. En conclusión, es un sistema muy eficiente para producir la glucosa en sangre y la masa muscular bajo el estrés de la falta de alimentos.

Estado de sobrealimentación

Panorama general: La sobrealimentación es un problema. Desde ya, soy consciente de que eso ya lo sabías. El asunto es el siguiente: nuestra fisiología en realidad está programada para funcionar con un exceso calórico. Los dietistas torpes y algunos "científicos de la nutrición" te dirán que debes mantener un "equilibrio" calórico para mantenerte delgado y saludable. Pero son patrañas. Si depende de "nosotros", es virtualmente imposible calcular el equilibrio calórico. Los estudios sobre metabolismo muestran enormes variaciones entre las distintas maneras en que las personas administran sus calorías. Uno puede comer varios cientos de calorías excesivas por día durante años y jamás aumentar un kilogramo; otra gente parece subir de peso con solo *mirar* la comida. ¿Y entonces? ¿Cuál es la diferencia? Las hormonas y las señales asociadas con ellas.

No debería sorprendernos que nuestros cuerpos tengan sensores complejos que nos digan no solo si el nivel de glucosa en sangre es alto o bajo, sino también cuánta energía tenemos almacenada. La leptina, que inicia al cerebro cuándo estamos "llenos", no solo se libera en respuesta a la comida, sino también desde la grasa corporal. Esto es comprensible desde el punto de vista mecánico: una gran cantidad de grasa libera una cantidad relativamente grande de leptina, que envía la señal: "Estás lleno, no necesitas más comida". Por el contrario, si estamos bajando mucho de peso y se están agotando las reservas de energía, nuestra señal de leptina es baja y sentimos hambre.

¿Qué tiene que ver todo esto con la sobrealimentación, la salud y la enfermedad? Como decíamos antes, estamos programados para vivir con exceso de calorías. Ciertos alimentos afectan nuestra sensación de saciedad y el destino final de la comida de varias maneras. Piensa en la diferencia entre las señales de saciedad producidas por las proteínas (intensa sensación de saciedad) y los carbohidratos (para muchas personas, la falta de sensación de saciedad de hecho actúa como estimulante del apetito). ¿Qué pasaría si nos sobrealimentáramos, pero por alguna razón nuestro cerebro ya no puede "escuchar" la señal "Estoy lleno" proveniente de la leptina? ¿Qué sucede si, a pesar de la sobrealimentación, seguimos creyendo que tenemos hambre? Como verás, esta situación genera un problema infernal.

Proteínas: En las etapas iniciales de la sobrealimentación con proteínas, las cosas funcionan como deben: algunos aminoácidos se usan para reparaciones estructurales, pero el resto se convierte en glucosa mediante gluconeogénesis, o directamente se quema como combustible. Las proteínas pueden aportar al exceso general de calorías, pero es casi imposible comer proteínas solas en exceso debido a la potente señal de saciedad que se envía al cerebro. En parte, el motivo de esta señal es la capacidad máxima del hígado de procesar del 30 al 35% de proteínas en relación con las calorías totales. El consumo de proteínas más allá de esta proporción por períodos prolongados produce una afección llamada "muerte por hambre del conejo", bautizada así por los primeros colonos del oeste norteamericano, que sucumbían a una enfermedad cuyos síntomas eran la pérdida de masa muscular, letargia, diarrea y eventualmente la muerte si se consumían en forma casi exclusiva animales de caza magros, como los conejos. Aprovecharemos los efectos de saciedad de las proteínas para mantenernos delgados y fuertes, complementándolas con nutritivas frutas, vegetales y grasas beneficiosas, a fin de evitar el exceso de proteínas.

Carbohidratos: Lo que sigue será más bien largo, pero de extrema importancia. Bebe un espresso, saca la cabeza por la ventana y grita: "¡Tengo que seguir leyendo!"

Ahora que estamos familiarizados con el destino de la glucosa (y de la fructosa): al entrar al cuerpo, se almacena como glucógeno, ya sea en los músculos o en el hígado. Lo que todavía no hemos visto es qué ocurre cuando el glucógeno está completamente lleno, pero aún queda glucosa libre en circulación (niveles elevados de azúcar en sangre). Una vez lleno el glucógeno hepático, el exceso de carbohidratos se convierte en una forma de grasa saturada de cadena corta llamada ácido palmítico. El ácido palmítico (PA) se une a la molécula de glicerol y se empaqueta con proteínas y colesterol; el resultado es una molécula llamada VLDL (lipoproteína de muy baja densidad). Esta molécula de VLDL rica en PA es liberada desde el hígado y se dirige al resto del cuerpo, para que la grasa pueda usarse como combustible o almacenarse en nuestros traseros.

ALERTA AMARILLA

Aunque las moléculas de VLDL se mueven por todo el cuerpo, una ubicación con la que interactúan es el cerebro. El PA tiene un efecto muy poderoso sobre nuestro metabolismo y nuestro entorno hormonal, ya que *reduce* la sensibilidad a la leptina. Cuando el cerebro, especialmente el hipotálamo (la zona del cerebro responsable de regular la energía), se vuelve resistente a la leptina, se pierde la señal de saciedad que normalmente se detecta a partir de la comida ingerida. Sentimos hambre aun cuando los niveles de glucosa en sangre son altos, y comemos más de lo que necesitamos. Empezamos a tener cada vez más "antojos" de dulces, porque no podemos detectar la señal normal enviada por la leptina de que estamos "llenos". Recuerda que el ácido palmítico (PA) que produce resistencia a la leptina en el cerebro impide que nos sintamos satisfechos, y *es producto del exceso de carbohidratos ingeridos.*

ALERTA NARANJA

Este proceso se desarrolla en ondas. De la misma forma en que el océano erosiona un castillo de arena, la sensibilidad a la insulina se degrada y perdemos la capacidad de responder de manera apropiada. El hígado se vuelve resistente a la insulina y los niveles de glucosa en sangre se hacen cada vez más altos. El tejido muscular pierde la sensibilidad a la insulina cuando físicamente no puede almacenar más glucógeno. La expresión genética de la molécula de transporte GLUT4 se reduce, porque los músculos se ahogan literalmente en glucosa. Esto hace que aumente todavía más el azúcar en sangre, y por consiguiente, la insulina. Eventualmente, incluso las células grasas se vuelven resistentes a la insulina. Las cosas están a punto de ponerse muy feas, muy pronto.

ALERTA ROJA

Una vez que tiene lugar la resistencia a la insulina sistémica, en todo el organismo, los sistemas de inhibición del hígado se ven sobrepasados y la glucosa en sangre se convierte en grasas y moléculas de VLDL a tal velocidad que la grasa no llega a pasar al torrente sanguíneo, y empieza a acumularse en el hígado. Es el comienzo de la esteatosis hepática no alcohólica. A esta altura, las cosas no marchan nada bien, como lo demuestra la siguiente disfunción que se produce: a pesar de que el hígado (y de hecho, todo el cuerpo) está nadando en glucosa, el hígado es resistente a la insulina y algunas células perciben la "falta de insulina" como bajo nivel de azúcar en sangre. A tu cuerpo *no* le gustan los bajos niveles de azúcar en sangre, ya que puede matarte, de modo que pide la "ayuda" del cortisol, la hormona del estrés. Es como echar gasolina al fuego.

Síndrome chino: la debacle total del sistema

Se libera cortisol para combatir lo que se percibe como bajos niveles de azúcar en sangre mediante *gluconeogénesis*. Sí, a pesar de los elevados niveles de azúcar en sangre resultantes del exceso de carbohidratos, ahora el cuerpo produce *más glucosa* comiéndose sus propios tejidos. En este caso, se "queman" músculos y órganos para fabricar más glucosa. ¡Ten en cuenta que, normalmente, los músculos son el principal lugar donde se mitigan los altos niveles de azúcar en sangre! Por lo tanto, la situación empeora no solo porque se añade más glucosa a la sangre mediante la gluconeogénesis, sino que además tenemos *menos* músculo con el cual eliminar toda esa glucosa.

Es por esto que la diabetes tipo 2 en la práctica es una enfermedad donde se consumen los músculos mientras que las células grasas crecen a niveles récord. Debido a la gran cantidad de insulina, azúcar en sangre y triglicéridos, una parte importante de la grasa se acumula en la región abdominal. Este es el síntoma que delata a la resistencia a la insulina: grasa acumulada alrededor de la cintura, generando esa "forma de manzana" tan sexy. Ahora el terreno está preparado para los niveles de insulina elevados crónicos y toda la diversión que eso conlleva: mayor incidencia de cáncer, envejecimiento acelerado, enfermedades neurodegenerativas como el Parkinson y el Alzheimer, obesidad y, finalmente, diabetes tipo 2, que se caracteriza por la resistencia a la insulina y por los niveles de glucosa en sangre crónicamente elevados.

AGE: ¡Sí, todavía hay algo peor!

Aunque la glucosa es un combustible de fundamental importancia para el cuerpo, es también una sustancia tóxica. Los azúcares tienen la mala costumbre de reaccionar con las proteínas del organismo. Estos complejos se oxidan y forman los "productos finales avanzados de la glicación" (AGE, por sus siglas en inglés). Producen daños en las proteínas, enzimas, ADN y receptores hormonales de la superficie de las células. Los AGE son una causa importante de los síntomas que normalmente interpretamos como envejecimiento.

Si analizamos la patología de varias enfermedades, veremos que los AGE son un factor causal central. Nuestro cuerpo produce enzimas que descomponen los AGE, pero estas solo pueden revertir un cierto grado de daño. Si nuestra dieta tiene demasiados carbohidratos, el daño se acumula más rápido de lo que podemos reparar. Los peores daños los padecen las células beta del páncreas, que ya estaban castigadas por la sobreproducción de insulina. El estrés oxidativo adicional puede matar a las células beta y, a diferencia del hígado, una vez que estas células desaparecen, no hay nada que hacer. Esta situación produce una forma híbrida de diabetes caracterizada no solo por la resistencia a la insulina, sino también por la eventual incapacidad de producir insulina. Las personas en esta situación tienen los síntomas de un diabético de tipo 1 y 2.

El otro efecto de la historia de la administración de insulina es el daño directo a las moléculas de GLUT4 en las membranas celulares, producido por los AGE y el daño oxidativo. Esto perjudica aún más la capacidad de los músculos de absorber y almacenar glucosa.

Lo que hay que recordar sobre los AGE:
1. Aceleran tu envejecimiento.
2. Dañan a los receptores de insulina y leptina, que ya eran precarios, empeorando la resistencia a la insulina.
3. Juegan un papel fundamental en varias enfermedades degenerativas.

Sé que esta información es algo densa y compleja. En el siguiente capítulo analizaremos una analogía para entender cómo funciona todo esto. Recuerda que si comprendes cómo se manifiestan estas enfermedades, podrás tomar las medidas necesarias para evitar a varios personajes indeseables, como el cáncer, la diabetes, las enfermedades cardiovasculares y el envejecimiento prematuro.

El show privado de la fructosa

Lo siento, pero es preciso que tomemos un breve desvío para conocer la historia demente de la fructosa. ¿Has visto esos comerciales donde el jarabe de maíz rico en fructosa se describe como "saludable" porque químicamente es casi idéntico al azúcar de mesa (sacarosa)? La ironía es tan descarada, que parece una parodia del *Daily Show* ("¡Es tan saludable como el *azúcar*!"), pero en realidad es solo otro intento de los publicistas de la agroindustria de vendernos una parcela prematura en el cementerio.

Preferentemente, la fructosa llena el glucógeno del hígado. Esto quiere decir que la fructosa acelera el proceso que acabo de describir, en el cual la función hepática es destruida por la sobrealimentación con carbohidratos. Esto sucede directamente porque el hígado es el único tejido que puede encargarse de la fructosa, pero además sucede indirectamente porque al comer fructosa *aumenta* la cantidad de glucosa que absorbe el hígado. La fructosa aumenta las moléculas de transporte de glucosa en el hígado, haciendo que este tenga "hambre" de azúcar. Esto a su vez conlleva el aumento en la producción de ácido palmítico, que a su vez produce resistencia a la leptina. Ah sí, ya que hablábamos de los AGE, la fructosa es siete veces más reactiva que la glucosa en la formación de los AGE. ¡Es curioso que no mencionen esto en todos esos comerciales que afirman que "el jarabe de maíz rico en fructosa es bueno para ti"!

Es totalmente perverso: los Estados Unidos padecen una crisis de atención médica, la economía no está en su mejor momento, y el gobierno subsidia la producción de maíz, haciendo que el jarabe de maíz rico en fructosa sea más barato que el polvo. Los fabricantes de alimentos procesados fabrican comidas que producen enfermedades, diabetes y muertes prematuras. ¡Y el gobierno subsidia el desarrollo de estatinas y de una serie de drogas para controlar las enfermedades producidas por los alimentos procesados que él mismo subsidia! Menudo fraude, ¿no crees?

En fin, volvamos a nuestro programa:

CINCO

◇◇◇◇◇◇◇◇◇◇◇◇◇◇◇◇◇◇◇◇◇◇◇◇◇◇◇◇◇◇◇◇◇◇◇◇◇◇◇

La resistencia es inútil: "Lo que tenemos aquí es una falla en la comunicación"

◇◇◇◇◇◇◇◇◇◇◇◇◇◇◇◇◇◇◇◇◇◇◇◇◇◇◇◇◇◇◇◇◇◇◇◇◇◇◇

Imagina por un momento que eres una máquina extraordinariamente compleja. ¿Qué ocurriría si uno de los elementos fundamentales para el control de tu existencia funcionara mal? ¿Qué pasaría si la información del principal mensajero (el que determina cuánto vives, si eres fértil, si te desarrollas, si contraes cáncer, senilidad y otras enfermedades) se perdiera? ¿Qué sucedería si algunas partes tuyas no pudieran oír la señal en absoluto y otras partes estuvieran ensordecidas por el ruido de una "señal" demasiado intensa? Prueba ahora a reemplazar "señal" por "insulina" o "leptina".

Esto puede sonar esotérico, pero te aseguro que en un momento de mi vida yo mismo lo experimenté. Piensa en lo que ocurre cuando entras en una habitación en la que hay un olor *muy* fuerte, como perfume o colonia. ¿Qué sucede con tu capacidad para percibir el perfume o colonia a los diez o quince minutos de estar en la habitación? Disminuye notablemente, ¿verdad? ¿Y qué me dices de una hora después? Probablemente ya ni percibas el perfume a esta altura. Lo que ocurrió es que los nervios olfativos de tu nariz han reducido los receptores para ese perfume. Si sales de la habitación a respirar aire fresco y luego vuelves a entrar en ella, lo olerías nuevamente. Aunque esta analogía es muy simplista, es bastante parecido a lo que sucede cuando nuestros cuerpos están sujetos a niveles anormalmente elevados de hormonas como la leptina o la insulina.

Lo que ocurre con las hormonas es mucho más complejo que el ejemplo del perfume, ya que hay diferentes mecanismos que pueden aumentar o reducir nuestra capacidad de detectar las diversas hormonas. Por ejemplo: el cortisol disminuye nuestra capacidad para detectar la insulina, mientras que el ejercicio la aumenta, siempre que no ejercitemos tanto que liberemos cortisol y dañemos nuestra sensibilidad a la insulina. Teniendo en cuenta esta complejidad, la comparación con el perfume sigue siendo instructiva. Lo que hay que recordar es que la pérdida de sensibilidad a una hormona, en este caso a la insulina o la leptina, puede llevar a altos niveles crónicos de insulina y toda una serie de problemas de salud. Como veremos más adelante, el control de estas hormonas es fundamental para perder grasa, mejorar el rendimiento deportivo, evitar el cáncer, prevenir la neurodegeneración, conservar la fertilidad, disminuir la velocidad del envejecimiento y eludir los estragos de una inflamación desbocada.

Réquiem para un sueño

Si has seguido lo que he escrito hasta ahora y has comprendido cómo nos volvemos resistentes a la insulina, la solución debería ser evidente: es preciso controlar los niveles de carbohidratos y otros aspectos del estilo de vida que influyen sobre la sensibilidad a la insulina y la leptina. Lamentablemente, la respuesta médica a este problema han sido intervenciones dietarias y farmacológicas que por lo general *elevan* los niveles de insulina. De no ser tan trágico, sería gracioso.

Veamos ahora algunas afecciones que son especialmente sensibles a los efectos de la resistencia a la insulina, en especial las enfermedades cardiovasculares, el cáncer y la osteoporosis. Recuerda que la inflamación es la causa de prácticamente todo lo que nos aqueja: simplemente estamos considerando ciertas enfermedades que se ven muy afectadas por la insulina, que de por sí influye o modifica la inflamación. Esta es la base para que entiendas cómo la Solución

Paleolítica te ayudará a evitar el cáncer, la diabetes, las enfermedades cardiovasculares y otras afecciones. Por si no lo habías notado, seguimos analizando los "por qué" que subyacen a estos problemas: muy pronto pasaremos a determinar cómo arreglarlos o prevenirlos.

Colesterol

Lo que generalmente llamamos "colesterol" es en realidad una mezcla de proteínas, TAG (ácidos grasos y glicerol) y la molécula de colesterol propiamente dicho. Ya hemos conocido a uno de estos agentes, el VLDL, que se produce en el hígado en respuesta a las comidas con carbohidratos. Los otros participantes que debemos considerar son el LDL (lipoproteína de baja densidad) y el HDL (lipoproteína de alta densidad). El VLDL y el LDL transportan a los TAG y al colesterol desde el hígado hacia el resto del cuerpo para usar como combustible y elementos estructurales de las células. El HDL tiene el rol opuesto: transporta los lípidos y el colesterol desde el resto de cuerpo hacia el hígado para su reprocesamiento. Es similar a una cinta transportadora que acarrea sustancias por todo el cuerpo.

La cantidad de LDL en el torrente sanguíneo de una persona ha demostrado tener correlación con la probabilidad de desarrollar enfermedades cardiovasculares, pero esta relación es mucho menos que directa. Hay personas con "bajo" colesterol en sangre que presentan aterosclerosis avanzada (depósitos de grasas y células sanguíneas que angostan y eventualmente pueden llegar a bloquear las arterias); otras personas con LDL elevado no presentan aterosclerosis ni enfermedades cardiovasculares. Lo que sabemos es que hay distintas variedades de LDL, algunas mucho más problemáticas que otras.

La variedad que "deberíamos" tener es una molécula de LDL grande y esponjosa que flota benévolamente por el torrente sanguíneo, dejando su carga en las células que necesitan TAG o colesterol. Este LDL grande, esponjoso e inerte (no reactivo) se origina en el hígado a partir de una cadena de TAG y proteínas estructurales.

La forma de LDL que deberíamos evitar es una variedad pequeña y densa, que tiene la pésima costumbre de adherirse a la superficie de las células epiteliales que recubren nuestras arterias. Cuando esto sucede, nuestro sistema inmunológico ataca lo que parece ser un invasor externo y en el proceso daña el recubrimiento arterial. Al igual que cuando jugueteamos con un diente faltante, una vez que estos vasos sanguíneos se dañan, nuestro sistema inmunológico no dejará la zona en paz y el proceso tiende a entrar en un círculo vicioso, empeorando cada vez más.

Los LDL pequeños, densos y reactivos se originan a partir del VLDL, que a su vez es producto de la *ingestión elevada de carbohidratos*. Si bien los tipos de grasas que consumimos en los alimentos influyen en parte sobre estos LDL, la principal influencia es la cantidad y tipos de *carbohidratos ingeridos*. Por si no lo has entendido, una dieta con alto contenido de carbohidratos, como la que recomiendan tu médico, el gobierno y las empresas farmacéuticas, es el tipo de dieta que produce las partículas de LDL pequeñas, densas y reactivas. Es un alivio saber que esta gente está trabajando *en pos de* tu salud. ¡No quiero imaginar lo que harían si en realidad quisieran asesinarte!

Enfermedades cardiovasculares

Los procesos que subyacen a los accidentes cerebrovasculares y a los ataques cardíacos incluyen dos características principales: daño del endotelio (la delicada capa de células que recubre el interior de nuestras venas y arterias) y aumento de la posibilidad de trombos (la probabilidad de que se forme un coágulo de sangre). El endotelio tiene la importante tarea de contribuir a controlar la presión arterial, gracias a que percibe el volumen de sangre y envía señales al cerebro para contraer o relajar el lecho vascular para optimizar la presión arterial. El endotelio también juega un importante papel en el transporte de nutrientes hacia todo el cuerpo. Todas las proteínas, carbohidratos y grasas que son transportados a distintas partes del cuerpo para ser utilizados como energía deben atravesar el endotelio para llegar a los tejidos, como el corazón, el cerebro y los músculos.

Si el sistema está inflamado, la probabilidad de que el endotelio se dañe y se irrite al transportar los nutrientes a través de su membrana aumenta en gran medida. Si una zona se daña, el sistema inmunológico puede reaccionar en exceso (especialmente si estamos inflamados, ¿ves cómo todo encaja?) y producir una cicatriz o lesión en el endotelio. Esto prepara el terreno para el angostamiento del vaso, lo que a su vez puede reducir el flujo de sangre rica en oxígeno hacia los órganos centrales, como el corazón y el cerebro.

Esta situación es muy mala, pero el golpe de gracia (literalmente) puede producirse por la formación de un coágulo de sangre, producido por el elevado nivel de inflamación. Nuestra dieta moderna conspira en nuestra contra, no solo dañando los vasos que transportan la sangre vital, sino también aumentando la posibilidad de formación de un coágulo de sangre, que puede producir un accidente cerebrovascular o un ataque cardíaco fatales. Los niveles elevados de insulina no hacen más que empeorar el proceso inflamatorio. Lo mismo ocurre con los desequilibrios en grasas esenciales, las intolerancias alimentarias y, como veremos en el capítulo acerca de los hábitos, el estrés y la falta de sueño.

Presión arterial elevada

Por si los efectos del aumento de insulina sobre el colesterol no fueran suficientemente perniciosos, la cosa se pone todavía peor porque, en respuesta al aumento en los niveles de insulina, se incrementa la presión arterial. Al aumentar el nivel de insulina en sangre, producimos más cantidad de una hormona llamada aldosterona. La aldosterona hace que los riñones retengan sodio. En las clases de biología, hay un refrán que dice que "el agua sigue a la sal". Si retenemos sodio, retenemos agua. Y cuando retenemos agua, aumenta la presión en venas y arterias, aumentando la posibilidad de que se dañen. El flujo turbulento irrita los lechos vasculares y los vuelve más gruesos. Este engrosamiento, combinado con las placas arteriales, puede angostar las arterias vitales que van al corazón, al cerebro y a otros órganos. Si quisiéramos que las cosas se pusieran *realmente* negras, solo necesitaríamos un poco de calcio. Por suerte, permanece aislado en los huesos... ¿no es cierto?

El nexo entre la osteoporosis y las enfermedades cardiovasculares (CVD)

La mayoría de los pacientes con CVD (enfermedades cardiovasculares) también presenta cierto grado de osteoporosis. El factor común es el hiperinsulinismo (niveles elevados de insulina). Al aumentar el nivel de insulina, tendemos a segregar cortisol, la hormona del estrés, y la combinación de cortisol e insulina contribuye a provocar la filtración de calcio fuera de los huesos. Tal vez creas que tus huesos son estáticos e inmutables, pero están vivos y cambian según las demandas que se les imponen y el entorno hormonal en que se hallan.

Todos hemos oído decir que al envejecer se pierde densidad ósea (especialmente en las mujeres). Esto solo es cierto si el entorno hormonal produce la filtración de calcio desde el sistema óseo. La Solución Paleolítica es el antídoto perfecto para esta situación, ya que suministra los minerales adecuados para la construcción de hueso y el equilibrio correcto entre acidez/alcalinidad para prescindir del calcio, y además sana el intestino, por lo que nos permite absorber los minerales y cofactores fundamentales para la salud ósea, como la vitamina D (volveremos a estos temas en los próximos capítulos).

Ahora bien, es posible que este desbarajuste no te parezca tan grave; pero piensa que el tejido óseo que perdió tu esqueleto gracias a los altos niveles de insulina tiene que ir a algún lugar. En parte es eliminado a través de la orina. Sin embargo, una cierta proporción de ese calcio se deposita en otro lugar del cuerpo: el recubrimiento de las arterias. Estas son las placas calcificadas que recubren tus venas y arterias cuando padeces una CVD.

La solución que nos recomiendan para las CVD es una dieta rica en carbohidratos y baja en grasas, que mantiene el nivel de insulina elevado. La solución para la osteoporosis es tomar un suplemento de calcio. Pero lo que tu médico no advierte es que se sabe que el calcio es un factor precipitante de los coágulos de sangre que producen los accidentes cerebrovasculares y los ataques cardíacos. ¡Huy! Después de todo, solo estamos hablando de tu vida.

La dieta paleolítica suministra más magnesio que calcio, que es a lo que nuestros cuerpos se adaptaron a lo largo de millones de años. Una ingesta elevada de magnesio relaja las arterias contraídas, reduciendo la presión arterial, a la vez que asegura la obtención de los materiales de construcción adecuados para mantener huesos fuertes a lo largo de toda tu vida y conservar las arterias limpias y saludables. Más adelante veremos algunas preguntas y objeciones comunes a la dieta paleolítica, pero el tema de la salud ósea y el calcio es uno de los más combatidos por la mayor parte de los "expertos" en salud. Espero que hayas entendido por qué una dieta rica en carbohidratos y baja en grasas no es el camino para conservar el corazón y los huesos fuertes y saludables.

Insulina, cáncer y fertilidad

Es difícil encontrar una enfermedad que no se vea afectada por el hiper-insulinismo. Basta con usar un motor de búsqueda en Internet, escribir la enfermedad que te interesa y agregar el término "hiperinsulinismo". La situación de la insulina afecta incluso a la susceptibilidad a las enfermedades infecciosas, de modo que es un problema de muy amplia gama.

No puedo dedicar un capítulo a cada matiz del hiperinsulinismo. Es una lástima, lo sé, pero sí tengo que hablar de los aspectos más importantes. Ten en cuenta que esto es solo una muestra, de ninguna manera una descripción completa de los problemas provocados por el exceso de inflamación producido por nuestros hábitos modernos.

Cáncer: un curso breve

Para ponerlo en términos sencillos, el cáncer es una pequeña parte de "nosotros" que ha equivocado el camino. Normalmente, nuestros tejidos crecen, se reparan y eventualmente mueren. Aunque los mecanismos de los distintos tipos de cáncer difieren en sus puntos específicos, podemos mencionar algunos aspectos generales:

1. **Daño del ADN.** El ADN que tenemos en cada una de nuestras células es el plano de todo lo que hará el cuerpo. Hay complejos mecanismos de regulación que controlan la producción de determinadas proteínas y la replicación celular. Digamos que te pones a trabajar y se te forman callos en las manos. La irritación de la piel de tus manos produce un aumento en la tasa de crecimiento de las células de la piel, produciendo una capa de piel más gruesa conocida como callo. En apariencia todo esto está muy bien, pero cada vez que se replica (crece) una célula, existe la posibilidad de que se produzca un error al copiar el ADN. El ADN puede estar sometido a la radiación, o simplemente puede producirse un error de replicación, pero lo que hay que tener en cuenta es que cuanta más replicación (crecimiento) haya, mayor será la probabilidad de un error. Imagina que tuvieras que copiar el contenido de este libro. Y luego volver a copiarlo, y así sucesivamente. A mayor cantidad de copias, mayor probabilidad de problemas.

2. **Crecimiento descontrolado.** Nuestras células tienen un mecanismo llamado apoptosis que nos protege del cáncer. Si una célula o tejido se vuelve anormal y empieza a crecer en manera descontrolada, este mecanismo de seguridad hace que la célula anormal muera.

Hábitos equivocados, pérdida de control

Muchos tipos de cáncer, incluyendo el cáncer de mama, de próstata y varios tipos de tumores cerebrales, tienen en común un mecanismo relacionado con el hiperinsulinismo, a saber:

La insulina es un promotor del crecimiento de diversos tejidos. Es decir que, de por sí, aumenta la tasa de crecimiento. Además, la insulina aumenta el poderoso Factor de Crecimiento (IGF), que promueve el crecimiento y es similar a la insulina, a la vez que aumenta los niveles de andrógenos, como la testosterona y el estrógeno, al *disminuir* una proteína de control llamada proteína vinculante de hormonas sexuales (SHBP, por sus siglas en inglés). El efecto neto es el aumento radical de la tasa de crecimiento de numerosos tejidos. Esto aumenta la probabilidad de que se produzca algún tipo de error de ADN que podría provocar el crecimiento descontrolado (cáncer). Esta no es una situación ideal, pero por suerte el proceso de apoptosis *normalmente* nos salva de las células que se han vuelto precancerosas. Esto es, hasta que el aumento en los niveles de insulina desbarata el proceso de la apoptosis. Cuando los niveles de insulina son elevados de forma crónica, disminuye el ácido retinoico (un derivado de la vitamina A), un regulador clave de la apoptosis. Es decir que ahora está todo listo para promover tasas anormales de crecimiento, que incrementan la probabilidad de que se produzcan errores de ADN que produzcan cáncer. La apoptosis, nuestra red de contención, ya no está disponible. Vemos así como la probabilidad general de contraer cáncer ha aumentado drásticamente gracias al hiperinsulinismo.

¿Te sigue pareciendo apetitoso ese "panecillo integral"?

Aunque esta situación no produzca cáncer, puede generar otra serie de problemas. Agrandamiento de la próstata, síndrome de ovario poliquístico (PCOS), fibromas uterinos, miopía, enfermedad fibroquística de las mamas, infertilidad (tanto en hombres como en mujeres), alopecia (caída del cabello), y más. De más está decir que si se normaliza tu sensibilidad a la insulina (y otros parámetros de inflamación), estos y muchos otros problemas pueden mejorar significativamente. Si estás tratando de concebir, te recomiendo que te tomes todo esto muy en serio.

Sospecho que estás a punto de ponerte en posición fetal si seguimos hablando de la insulina. De acuerdo, tomémonos un breve descanso de la insulina, pero no pierdas de vista sus efectos mientras analizamos otras fuentes primarias de inflamación:

- Cómo perjudican la digestión de ciertos alimentos.
- Cómo se altera la forma en que respondemos a la inflamación por un desequilibrio de grasas.
- Cómo provoca estragos en nuestra salud la hormona cortisol.

Una vez que nos familiaricemos con estos problemas, comprenderemos cómo se combinan en forma sinérgica en enfermedades como el cáncer, la autoinmunidad, la diabetes y la infertilidad. Después de esto, finalmente hablaremos acerca de cómo arreglar estos problemas o, en el mejor de los casos, cómo prevenirlos antes de que se presenten.

SEIS

◇◇◇◇◇◇◇◇◇◇◇◇◇◇◇◇◇◇◇◇◇◇◇◇◇◇◇◇◇◇◇◇◇◇◇◇◇◇◇

Los cereales y el intestino poroso, o cómo mantener tus desperdicios donde corresponde

◇◇◇◇◇◇◇◇◇◇◇◇◇◇◇◇◇◇◇◇◇◇◇◇◇◇◇◇◇◇◇◇◇◇◇◇◇◇◇

A continuación describiré a varias personas que a primera vista son diferentes, pero que en realidad comparten los mismos lazos. Padecían problemas de salud serios sin causa ni solución aparente y suponían que no tenían opciones de tratamiento, ya que los médicos estaban atascados y ofrecían pocas soluciones. Por fortuna, toda esta gente decidió realizar un sencillo experimento y descubrió que la salud y la mejoría eran cuestión de alimentación.

Tal vez para ti este capítulo signifique el "eslabón perdido" en la búsqueda de mejor rendimiento, salud y longevidad. Aunque nuestro gobierno recomienda que consumas cereales a granel, pronto verás que esta recomendación tiene más que ver con promover el patológico complejo aceite-agricultura-medicamentos que con tu salud. Creo que encontrarás estas historias interesantes y extrañamente familiares.

Alex, cinco años

La primera vez que oí hablar de Alex fue por mi amiga Kelly. Me contó la historia de un niño pequeño de bajo peso que estaba muy enfermo y que padecía constantes problemas digestivos. Si te gustan los niños y demás criaturas pequeñas y escurridizas, el aspecto y los síntomas de Alex te hubiesen roto el corazón. Sus brazos y piernas eran dolorosamente delgados, unidos a un torso dominado por una barriga notablemente distendida. Por la noche, Alex se revolvía y giraba en la cama, torturado por el dolor difuso en los brazos, las piernas y especialmente el vientre. Alex experimentaba letargia severa e "incapacidad de prosperar". Sus médicos le habían hecho todo tipo de análisis sin encontrar nada concluyente. Recomendaron una dieta blanda compuesta de tostadas, budines de arroz y yogur, que demostró ser completamente inútil para el pequeño.

Kelly se puso en contacto conmigo de parte de la familia y me preguntó si tenía alguna idea de cómo ayudar a Alex. Le ofrecía algunas recomendaciones muy específicas, que los padres llevaron inmediatamente a la práctica. A los diez días, el vientre perennemente distendido del niño estaba plano y normal. Subió seis libras en poco más de dos semanas y sus brazos y piernas estaban notablemente tonificados. Con respecto al sueño, pasó de las interminables noches revolviéndose en la cama, que lo dejaban exhausto, a dormir como deberían hacerlo todos los niños: con un sueño reparador, ininterrumpido y repleto de bellos sueños. La energía de Alex mejoró a tal punto que sus padres y amiguitos no podían creer que se tratara del mismo niño. Estaba saludable y feliz, todo gracias a un simple ajuste en lo que comía.

Sally, sesenta y un años

Sally llegó a nosotros por recomendación de su médico de cabecera. Este médico la había tratado por varios problemas: hipotiroidismo, osteoporosis, problemas de la vesícula, depresión e hipertensión. Tanto Sally como su médico atribuían esta extraordinaria y creciente lista de afecciones al envejecimiento "normal". El doctor era lo bastante adelantado como para recomendar que Sally hiciera ejercicios en los que se carga con el peso del cuerpo para retrasar la evolución de la osteoporosis y la atrofia muscular que se habían ido acelerando durante los últimos cuatro o cinco años.

Cuando Sally acudió a nosotros, se mostraba algo reacia a comenzar el programa de entrenamiento de fuerza y *muy* reacia a modificar su alimentación. Tuvimos que mostrarnos amables pero insistentes.

Nuestras recomendaciones giraban alrededor de determinadas modificaciones a su alimentación y hábitos. A los dos meses, Sally abandonó su medicación para la tiroides, habían desaparecido sus problemas de vesícula, usaba cuatro tallas menos de pantalones y sus síntomas de depresión se habían esfumado. A los seis meses de entrenar con nosotros y seguir nuestras recomendaciones nutricionales, se descubrió que ya no padecía osteoporosis.

De todas estas mejorías, la que más impresionó al médico de Sally fue el aumento en la densidad ósea. Al preguntarle a su paciente qué había modificado para producir este cambio, Sally le contó cómo había modificado su alimentación. El médico se quedó pensativo por un momento y luego sentenció: "¡Seguramente fue otra cosa! La alimentación no puede lograr todo eso".

Jorge, cuarenta años

Jorge empezó a trabajar con nosotros básicamente para bajar de peso. Con cinco pies nueve pulgadas y 325 libras, Jorge se encaminaba directamente a la diabetes tipo 2 y la obesidad. La situación de Jorge era incomprensible para él y para sus médicos. Prácticamente cada vez que Jorge comía, le aparecía una erupción y se le hinchaba la lengua. Se le hinchaba *mucho*. Jorge tenía que llevar epinefrina autoinyectable a todas partes, como las personas con alergia severa a las abejas o a los cacahuetes.

Jorge es un abogado en ejercicio y varias veces a la semana debía salir corriendo del tribunal en loca carrera hacia la sala de emergencias, donde le aplicaban antihistamínicos para controlar la hinchazón de su lengua. Sus médicos estaban (una vez más) atascados. Sus análisis de sangre no mostraban alergias específicas, y tampoco parecía tener una enfermedad autoinmune. Era evidente que algunas células inmunes presentaban hiperactividad, pero con características atípicas, que dejaba perplejos a los alergistas y reumatólogos.

Recomendamos un cambio nutricional contra el que Jorge luchó con uñas y dientes. ¡Dios jamás creó un abogado litigante tan capaz! Mediante ruegos y amenazas, finalmente lo convencimos cuando le sugerimos: "Hágalo solo por un mes. Si no funciona, no habrá perdido nada. Si da resultado, lo habrá ganado todo".

Jorge decidió intentarlo y despareció la hinchazón de su lengua. Un año más tarde, Jorge pesa 255 libras y está decidido a alcanzar un peso de 225 para tener un cuerpo fuerte y esbelto. ¡Por suerte, Jorge ahora argumenta *a favor* y no *en contra* de nosotros! No es por hablar mal de los médicos, pero cuando Jorge les dijo lo que había cambiado, tampoco le creyeron, aun cuando la causa y el efecto estaban delante de sus ojos.

¿Qué demonios hicimos?

Mucha gente se sorprenderá al oír que todos los problemas antes descriptos, en estas personas tan diferentes, tenían una raíz común, un componente común a la dieta de casi todas las personas. Algo que la medicina recién ahora está descubriendo como peligroso y malo para la salud, a pesar del papel destacado que tiene en nuestras fuentes de alimentación. Y este elemento es… el gluten.

El gluten es una proteína que se halla en el trigo, el centeno, la avena y la cebada. Otros cereales, como el maíz y el arroz, tienen proteínas similares pero menos problemáticas (de las cuales hablaremos más adelante). Detente a pensar en esto por un momento. La reacción que generalmente obtenemos es: "¡Mentira! ¡Los cereales son saludables! ¡El gobierno lo dice! ¡A mí me encantan el pan y las galletas!"

Cálmate, cariño, te entiendo. El pan, las pastas y las galletas *son* deliciosos. Pero también pueden matarte. En otras partes del libro estoy dispuesto a tenerte paciencia con los aspectos técnicos. La mayoría de la gente entiende vagamente el problema de la insulina y las dietas

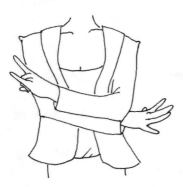

*Para los lectores que no saben inglés, esta es la expresión en lenguaje de señas.

ricas en carbohidratos. Lentamente todos empiezan a darse cuenta de que algunas grasas son "buenas". De modo que no es imprescindible que leas sobre *esos* aspectos. Sin embargo, *tienes que* leer este asunto de los cereales, reflexionar y después *hacer* lo que recomiendo. ¿Por qué? Porque si fuera por ti, no haría más que discutir y refunfuñar. Luego reunirías una enorme (pero inexacta) lista de objeciones y excusas basadas en las emociones, el temor y los desatinos del gobierno. Sin mencionar el pequeño detalle de que probablemente eres más adicto a la comida chatarra que un drogadicto al crack.

Voy a ser muy claro: tu comprensión de este tema está obnubilada por las políticas gubernamentales, la industria alimentaria y *tu adicción* a esos alimentos. Tal vez creas que esto no es más que *bullshit (tonterías)*, pero te demostraré que estás equivocado y, con un poco de suerte, te salvaré la vida. No quiero parecer un desalmado, pero si tienes alguno de los innumerables problemas de salud causados por el gluten, se te está acabando el tiempo.

Te contaré toda la historia del gluten, los cereales y su papel en la enfermedad. Luego te diré cuáles son las medidas cuantificables que puedes usar para determinar cuánto más sano estás sin ellos. Después, todo depende de ti. Si quieres estar sano, encontrarás el nivel de compromiso que sirva para ti. Si no lo haces, después no digas que no lo intenté.

El hombre no puede vivir del pan

Todos hemos visto fotos o videos de fumadores que estaban muriendo de cáncer de pulmón y que seguían fumando a través del agujero de la traqueotomía en la garganta. Increíble, ¿verdad? ¿Cómo puede alguien hacer *eso*? Pues bien, el consumo de gluten es comparable al hábito de fumar un atado de cigarrillos por día. E igualmente adictivo. Al terminar este capítulo comprenderás las implicaciones para la salud. Yo haré mi mejor intento para motivarte a cambiar de hábitos, pero en última instancia, todo depende de ti.

Como todas las cosas, tenemos que empezar por el principio para entender toda la historia. Así que, ¡baja esa galleta! Estoy tratando de salvarte la vida. Lo primero que hay que saber es cómo se componen los cereales para poder entender cómo afectan nuestra salud y bienestar.

La anatomía de los cereales

Cuando hablo de "cereales", me refiero a los cultivos domesticados que pertenecen a la familia de las *gramíneas*. Esto incluye alimentos básicos de nuestra dieta, como trigo, centeno, avena, cebada, mijo y sorgo. Estas plantas son derivados o descendientes de hierbas silvestres que hemos criado y cultivado durante 2.000 a 5.000 años. Todos los cereales tienen la siguiente composición:

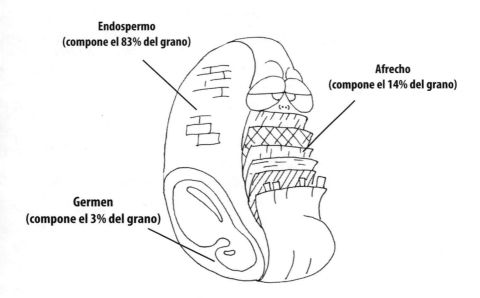

Afrecho

El afrecho es la cubierta externa de un grano entero y sin procesar. Contiene vitaminas, minerales y una serie de proteínas y antinutrientes diseñados para evitar que los depredadores devoren del grano. Si miras un grano de arroz integral, el afrecho es la cubierta externa suelta del arroz.

Endospermo

El endospermo es básicamente almidón con un poco de proteína. Es la fuente de energía durante el crecimiento del embrión de grano. Si miras un grano de arroz blanco, lo que ves es el endospermo al que le han quitado el afrecho y el germen.

Germen

El germen es la parte reproductiva propiamente dicha del grano. Aquí se encuentra el embrión.

En la naturaleza, el grano de cereal es transportado por el viento y, al encontrar condiciones favorables, el germen (embrión) comienza el proceso de crecimiento utilizando el endospermo como fuente de energía. Tal vez esto te sorprenda, pero las plantas no son organismos benignos y altruistas cuya misión sea hacer llegar su progenie a tu boca en forma de sushi o pan francés. Los cereales, como todas las criaturas del planeta, enfrentan el desafío de sobrevivir el tiempo necesario para reproducirse. Esto es especialmente problemático para los cereales ya que su porción más densa en nutrientes (la parte que nosotros comemos) es casualmente la estructura reproductora.

Uno para tí, uno para mí

Algunas plantas, como los arándanos y frutos similares, han desarrollado una estrategia que consiste en "dar algo para obtener algo a cambio". Las criaturas como nosotros comen estos frutos y luego eliminan las semillas en un paquete tibio y convenientemente fertilizado que garantiza la próxima generación. Si no tenemos en cuenta los sistemas de cloacas, este intercambio suena razonable. La criatura que come los arándanos obtiene nutrientes a cambio de diseminar las semillas de la subsiguiente generación de arándanos.

Otras plantas adoptan un enfoque diferente y tratan de disuadir *cualquier tipo* de depredación envolviéndose en sustancias perniciosas, ya sean irritantes o directamente venenosas. Pensemos en el roble venenoso o en la hiedra venenosa. Estas plantas han desarrollado armas químicas, utilizando aceites que tienden a penetrar en la piel de los animales que entran en contacto con las hojas. Estos aceites disparan una alarma que irrita al sistema inmunológico. Los linfocitos y demás glóbulos blancos atacan al aceite y en el proceso liberan sustancias pro-inflamatorias que producen una erupción. No olvides este concepto cuando hablemos de los cereales, ya que te ayudará a comprender lo que ocurre cuando comemos estos alimentos "básicos".

Si consideramos las estrategias antes mencionadas, la de "dar algo para obtener algo a cambio", como los arándanos, y la de "¡Fuera de aquí!", como el roble venenoso, veremos que los cereales están mucho más cerca de la segunda. Si una criatura ingiere un grano, este está acabado. ¡Pero esto no significa que el grano no presente batalla antes de morir! Los cereales están extraordinariamente bien equipados para la guerra química.

Lectinas

Los cereales contienen una variedad de proteínas, algunas de ellas llamadas lectinas (que no deben confundirse con la hormona leptina; lo lamento, debes prestar atención). En pocas palabras, las lectinas se

Oye, Robb, agradezco tu preocupación, pero mi dietista me dijo que la avena no contiene gluten, de modo que no tengo que preocuparme por el cuenco de avena del desayuno, ¿no? Mira, a mí también me encanta la avena, pero contiene proteínas similares al gluten. Los granos de cereales tienden a contener proteínas con alto contenido del aminoácido prolina. Estas prolaminas (proteínas ricas en prolina) son difíciles de digerir, y por lo tanto permanecen intactas a pesar de todos lo esfuerzos del proceso digestivo por romperlas. El resultado es la irritación intestinal, el aumento de la inflamación sistémica y la posibilidad de enfermedades autoinmunes.

El maíz tiene una prolamina similar llamada zeína. Ahora bien, puedes descartar o ignorar esta información cuanto te plazca, pero los cereales son un problema serio para la mayoría de las personas. Al eliminarlos de la dieta (como veremos en el capítulo práctico), notarás que te sientes mejor. Al reintroducirlos... bueno, te sientes peor.

Ten presente que esta inflamación también influye sobre la pérdida de peso y el aspecto estético, de modo que si lo que quieres es un trasero sabroso, no lo olvides. Lo que quiero es que durante

30 días comas más frutas y vegetales en lugar de cereales. Fíjate cómo te va con eso. No es tan difícil, ¿verdad? Y ya que estamos, hablemos de otros dos temas relacionados con los cereales: los "integrales" y la quinoa.

Los cereales integrales se presentan como una especie de milagro de la alimentación, pero ¿leíste el capítulo de los cazadores-recolectores? ¿Está leyendo este capítulo sobre los cereales? ¡Los cereales NO son saludables, ya sean enteros o en mitades! Más adelante veremos que, si comparamos caloría por caloría, los cereales salen perdiendo contra las carnes magras, los pescados y mariscos, los vegetales y las frutas. Puedes encontrar esta información en el sitio Web de la base de datos nutricional de la USDA. Es revelador, especialmente para los vegetarianos. Y esto si solo consideramos el valor de los cereales en cuanto a las vitaminas, los minerales y los macronutrientes, como proteínas, carbohidratos y grasas. Si incluimos sus propiedades antinutrientes, y el potencial caos que pueden generar en nuestro tracto gastrointestinal, vemos que los cereales no son una buena opción para una vida larga y saludable.

Muchas veces me preguntan por la quinoa, siempre con la misma frase: "¡Robb! ¿Has probado la quinoa? ¡NO es un cereal! Se puede comer, ¿verdad?"

Bueno, habrás oído la expresión "Aunque la mona se vista de seda, mona se queda". Desde el punto de vista botánico, la quinoa no es un cereal, pero como ha evolucionado en un nicho biológico similar, la quinoa tiene propiedades en común con los cereales, incluyendo el sistema de defensa químico que irrita el intestino de sus depredadores. En el caso de la quinoa, contiene moléculas similares al jabón llamadas saponinas. A diferencia del gluten, que se une a una molécula transportadora en el intestino, las saponinas simplemente perforan las membranas de las células de las microvellosidades. Sí, es tan malo como suena. Las saponinas son tan irritantes para el sistema inmunológico que se utilizan en la investigación de vacunas para provocar una poderosa respuesta inmune. En definitiva, si crees que los cereales, o alimentos similares como la quinoa, son saludables o benéficos, no estás pensando bien. Sigue el plan de comidas de 30 días y fíjate cómo te ves, cómo te siente y cómo rindes. Recién entonces podrás hablar desde tu experiencia.

adhieren a determinadas moléculas y, por lo tanto, juegan el papel de "reconocimiento" en los sistemas biológicos.

A los fines que nos interesan, analizaremos la aglutinina del germen de trigo (WGA), que es una de las lectinas más perniciosas pero también una de las más estudiadas. No pierdas de vista que la WGA (o moléculas similares) se encuentra en *todos* los cereales, pero en mi opinión (y en la de numerosos investigadores), el trigo, el centeno, la cebada y el mijo, que son los cereales que contiene gluten, son probablemente los peores de la pandilla en lo que se refiere a la salud. El maíz y el arroz pueden traer problemas, pero son más seguros si se consumen con poca frecuencia (ya veremos esto más adelante). La WGA y lectinas similares son problemáticas por varias razones:

1. Las lectinas no se rompen en el proceso digestivo normal. Esto hace que queden grandes proteínas intactas en el intestino. Como recordarás, la mayoría de las proteínas se descomponen durante el proceso digestivo, pero la estructura de ciertas proteínas de los cereales dificulta mucho su digestión (para los estudiosos: estas proteínas tienen alto contenido del aminoácido prolina). Además, los cereales contienen inhibidores de la proteasa (los lácteos y algunos otros alimentos también los contienen), que contribuyen a dificultar aún más la digestión de las peligrosas lectinas. Esta incapacidad de digerir las proteínas de manera adecuada trae serios problemas, como ya veremos.

2. Las lectinas se unen a los receptores de la luz intestinal y son transportadas *intactas* a través del recubrimiento del intestino. ¿Recuerdas que los aminoácidos y azúcares eran transportados fuera del intestino durante la digestión? Ciertas lectinas "engañan" a las moléculas de transporte para ingresar a nuestro organismo *intactas*.

3. El cuerpo confunde con facilidad a estas grandes moléculas de proteína intactas con invasores, como bacterias, virus o parásitos. Tal vez no sea placentero pensar en esto, pero los intestinos no son un lugar muy agradable. Esta zona es una enorme fuente de infecciones bacterianas y virales, por lo que el sistema inmunológico está listo, esperando para atacar a los agentes patógenos que penetren en el organismo. La WGA no solo penetra intacta en el sistema, sino que

además daña el recubrimiento intestinal, permitiendo el ingreso de otras proteínas al sistema. ¿Y por qué es esto un problema? Porque nuestro sistema inmunológico monta un ataque defensivo contra estas proteínas extrañas y fabrica anticuerpos para combatirlas. Estos anticuerpos están especialmente diseñados para la forma de estas proteínas extrañas. Por desgracia, estas proteínas tienden a asemejarse a otras proteínas de nuestro organismo.

Hermanastros de distinta madre: el mimetismo molecular

Como recordarás, las proteínas se componen de moléculas llamadas aminoácidos (AA). Imaginemos por un momento que estos aminoácidos son Legos de diferentes formas y colores para cada aminoácido. Ahora imagina una hilera de Legos con una secuencia específica, de cinco a diez Legos de longitud. Pensemos luego en un conjunto idéntico de Legos colocados encima de muchos otros bloques. La parte superior, de cinco a diez piezas de longitud, es idéntica a la primera hilera corta. Supongamos que la hilera corta es la WGA y que la pieza más grande es la proteína de las células beta del páncreas, donde se produce la insulina. Si el sistema inmunológico ataca la WGA y fabrica anticuerpos para combatirla (ya que cree que la WGA es una bacteria o un virus), ese anticuerpo no se unirá únicamente a la WGA sino que también podría unirse a la proteína del páncreas. Cuando el anticuerpo de la WGA ataca el páncreas, precipita una impresionante respuesta inmunológica, atacando el tejido. El páncreas se daña o se destruye, y tú te conviertes en un diabético tipo 1. Si en lugar del páncreas esa proteína se encontrara en la vaina mielínica de tu cerebro, contraerías esclerosis múltiple.

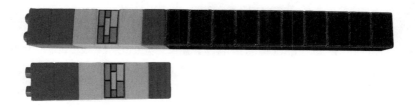

Enfermedad celíaca

La mayoría de las personas conocen una afección llamada enfermedad celíaca, que es una enfermedad autoinmune provocada por el gluten, una proteína que se encuentra en el trigo, el centeno, la cebada y el mijo. Se sabe que la enfermedad celíaca es una enfermedad autoinmune provocada por las lectinas. También está claro que otras enfermedades autoinmunes, como la artritis reumatoide, el lupus, el síndrome de Sjögren, la esclerosis múltiple y toda una serie de afecciones autoinmunes se presentan con mucha mayor frecuencia en pacientes celíacos. Pero por alguna razón, esta relación fue desestimada como una anomalía, hasta que recientemente los investigadores conectaron el desarrollo de la enfermedad celíaca con el de otras enfermedades autoinmunes.

Ahora sabemos que la WGA y otras lectinas tienen un efecto significativo en la enzima transglutaminasa (TG). La transglutaminasa es una enzima que modifica *todas* las proteínas que el cuerpo fabrica. ¿Cuántas proteínas modifica la TG, niños? Eso es, *todas* las proteínas. Las del corazón, cerebro, riñones, órganos reproductores: todas ellas. De modo que, si las lectinas pueden producir problemas con la TG, y si la TG modifica todas las proteínas del organismo, ¿cuántos problemas pueden provocar las lectinas? Espero que sea evidente: las lectinas pueden afectar y afectan a todos los sistemas orgánicos. Problemas reproductivos, vitiligo (una afección de la piel que produce la pérdida de pigmentación), enfermedad de Huntington, narcolepsia: hemos encontrado cientos de afecciones que parecen estar causadas por las lectinas. No solo la ciencia admite estos descubrimientos, sino que hemos observado la resolución clínica de estas afecciones al eliminar la ingesta de cereales, legumbres y lácteos. Odio decírtelo, pero ahora debemos volver al intestino.

¿Otra vez con la digestión?

Sí, lo lamento, pero debemos volver a introducirnos en el tracto digestivo. Pero no te aflijas, porque esta vez iremos directamente al lugar más divertido: el intestino delgado.

Como recordarás, cuando la comida pasa del estómago al intestino delgado se mezcla con sales biliares producidas en el hígado y almacenadas en la vesícula. Recuerda que las sales biliares son muy similares al jabón y son fundamentales para la digestión y la absorción de las grasas. Además de la bilis proveniente de la vesícula, el páncreas libera enzimas digestivas que son fundamentales para la digestión. Y no olvides que gran parte del proceso digestivo tiene lugar en las pequeñas estructuras del intestino: las vellosidades y microvellosidades. Ahora veamos cómo interactúan las lectinas con el recubrimiento intestinal para provocar la respuesta autoinmune.

Las lectinas, como la WGA, se unen a un receptor de las microvellosidades, lo que permite a la WGA ser transportada hacia el interior del cuerpo. Este es el mecanismo de la catarata autoinmune que describí anteriormente. Si se daña la pared intestinal (microvellosidades), todo el contenido del intestino puede penetrar en el organismo. Sí, es tan malo como suena. No solo creas anticuerpos contra la WGA, lo que genera la autoinmunidad, sino que puedes desarrollar diversas alergias gracias al recubrimiento intestinal permeable y a los alimentos mal digeridos. Así es como puedes desarrollar alergias al pollo, a la carne vacuna, a las manzanas o a otros alimentos que son generalmente benignos.

Además, si se daña el intestino, quedas expuesto a una serie de sustancias químicas que generalmente permanecen en el intestino. Esto puede producir afecciones como el síndrome de sensibilidad múltiple a sustancias químicas, que es considerado más como un problema psiquiátrico que como una afección médica legítima.

Voy a ser muy claro para que me entiendas: todo lo que daña el recubrimiento intestinal (incluidas las infecciones bacterianas, virales y parasitarias, así como también el alcohol, los cereales, las legumbres y los lácteos) puede predisponer a las enfermedades autoinmunes, a la sensibilidad múltiple a sustancias químicas y a las alergias a alimentos que de no ser por esto, serían benignos.

Como dice mi entrenador brasileño de Jiu-Jitsu: "No es esto una opinión, es esto un hecho".

"Si se daña la pared intestinal (microvellosidades), todo el contenido del intestino puede penetrar en el organismo".

Lleno de bilis

Mientras tiene lugar este desastre digestivo, se preparan varios problemas adicionales. Como recordarás, la función de la vesícula biliar consiste en liberar sales biliares que se mezclan con la comida cuando esta pasa del estómago al duodeno. Cuando la pared intestinal está dañada, no se libera el mensajero químico, la colecistoquinina (CCK). La CCK generalmente envía el mensaje de "encendido" a la vesícula para que segregue las enzimas pancreáticas digestivas. Cuando se bloquea esta señal, no digerimos correctamente los alimentos, especialmente las grasas y las proteínas. La ausencia de secreción biliar permite la formación de cristales de colesterol en la vesícula, que a la larga producen cálculos biliares. La práctica médica usual, que consiste en extirpar la vesícula, equivale a matar al canario de la mina de oro. Los cálculos biliares son un síntoma del problema, una alarma. En lugar de tratar la causa (eliminar el consumo de cereales), nos quitamos la vesícula. Las personas a las que se ha extirpado la vesícula son casi con seguridad celíacas sin diagnosticar y con toda probabilidad padecen una serie de otras enfermedades progresivas. Según mi experiencia, estas personas experimentan muchos problemas digestivos que culminan en la disfagia, la dificultad para tragar.

¡Achtung!

La perturbación de la CCK y hormonas relacionadas (PYY, adiponectina) en la señalización en cascada de la digestión es un problema serio. No solo se perjudica gravemente el proceso digestivo, sino que además desaparece gran parte de las señales de saciedad. No podemos digerir bien la comida, estamos siempre "hambrientos" y los mismos alimentos que nos apetecen (cereales refinados y chatarra llena de azúcar) son los que causan los problemas.

Se pone aún mejor

Otro sistema de defensa química que utilizan los cereales es un grupo de enzimas llamadas inhibidores de la proteasa. Los inhibidores de la proteasa impiden la ruptura de las proteínas. Esto quiere decir que, al consumir cereales, no digieres bien las proteínas de la comida. Los inhibidores de la proteasa también dificultan la digestión de las lectinas, como la WGA, haciendo que estos elementos ya de por sí difíciles de digerir se vuelvan prácticamente indestructibles. Así, quedan más proteínas grandes en el contenido intestinal, lo que aumenta la probabilidad de desarrollar enfermedades autoinmunes, alergias o sensibilidad a sustancias químicas.

¿Osteoporosis?

Si a esta altura pensar en los cereales no te produce dolor de barriga, hablemos de un elemento más: los antinutrientes, como los fitatos. Los fitatos son importantes para las semillas y granos porque se unen fuertemente a los iones metálicos (como magnesio, zinc, hierro, calcio y cobre), que son cruciales para el crecimiento y desarrollo del grano. Si los iones metálicos no estuvieran fuertemente unidos a los fitatos, el proceso de germinación podría ocurrir antes de tiempo, lo que sería desastroso para el grano. Cuando consumimos cereales, los fitatos permanecen activos y se unen fuertemente al calcio, al magnesio, al zinc y al hierro. Esto significa que el calcio, el magnesio, el zinc y el hierro ya no están disponibles para la absorción. Justamente porque la acción de los antinutrientes como los fitatos se combina con las características perjudiciales para el intestino de las lectinas y los inhibidores de proteasa, nuestros ancestros del Neolítico perdieron en promedio seis pulgadas de altura en comparación con nuestros antepasados Paleolíticos, gracias a la dieta neolítica rica en cereales y legumbres (¿recuerdas a los agricultores del Capítulo 2?). ¿Te preocupa la osteoporosis o la anemia ferropénica (deficiencia de hierro)? ¿Padeces fatiga o problemas cardíacos que puedan ser causados por la deficiencia de magnesio? ¿Consumes obedientemente la dieta "inteligente" de cereales, legumbres y lácteos de bajo contenido graso recomendada por tu nutricionista y tu médico? ¿Ahora entiendes lo ridícula que es esta recomendación, a la luz de lo que sabes acerca de los cereales, las legumbres y los lácteos?

¡Muchas gracias, señor! ¿Me da otro?

Resumamos los mecanismos por los cuales los cereales pueden provocar problemas de absorción y cómo estos afectan nuestra salud y bienestar:

1. Daño al recubrimiento intestinal. Si el intestino está dañado, no absorbes nutrientes. Necesitamos vellosidades y microvellosidades saludables para absorber los nutrientes, ya sean proteínas, carbohidratos, grasas, vitaminas o minerales.

2. Daño a la vesícula biliar y a la producción de bilis. Si no absorbes grasas y nutrientes solubles en grasas, como las vitaminas A, D, K y otros nutrientes, tendrás problemas para utilizar los minerales que *sí* absorbes, por no mencionar las deficiencias de nutrientes por no absorber las grasas esenciales apropiadas.

3. Los fitatos se unen fuertemente a los iones metálicos y hacen que no estén disponibles para la absorción. De hecho, los analistas químicos utilizan fitatos purificados en los experimentos en los que necesitan determinar las cantidades de iones metálicos, como calcio, zinc o hierro, en una muestra, porque los fitatos se unen a estos metales con más fuerza que casi todas las demás moléculas. Lo mismo ocurre cuando ingieres fitatos, y esto *no* es bueno para la salud de los huesos ni el nivel de hierro.

4. Abren la puerta a las enfermedades autoinmunes y el cáncer. Una vez que se daña el recubrimiento intestinal, el riesgo de enfermedades autoinmunes, como la tiroiditis de Hashimoto, y de varios tipos de cáncer, incluido el linfoma no-Hodgkin, es excepcionalmente alto. El páncreas es atacado por la inflamación inducida por los cereales debido a los problemas de la CCK y el aumento en el nivel de insulina. Esta inflamación es una posible causa del cáncer de páncreas y de la pancreatitis (inflamación del páncreas).

¿Por qué sucede todo esto? Porque a los cereales no les gusta que los comas, y están dispuestos, y preparados, para defenderse.

A continuación verás una lista de los problemas asociados con el intestino poroso y la respuesta autoinmune:

- Infertilidad
- Diabetes tipo 1
- Esclerosis múltiple
- Artritis reumatoide
- Lupus
- Vitiligo
- Narcolepsia
- Esquizofrenia
- Autismo
- Depresión
- Enfermedad de Huntington
- Linfoma no-Hodgkin
- Hipotiroidismo
- Porfiria

¡Pero si yo no estoy enfermo!

Como dije antes, esta es una lista breve de los problemas que sabemos que están relacionados con la autoinmunidad y que han mostrado mejorías o solución total al comer según las recomendaciones de este libro. Cuando lleguemos al capítulo de recomendaciones, te daré una guía detallada que te ayudará a tener más posibilidades de revertir o prevenir estos y otros problemas.

Pero tal vez estés pensando que estos problemas no te incumben. Has comido cereales, legumbres y lácteos toda la vida y estás "bien". Tal vez, pero permíteme dudarlo. Estoy seguro de que si eliminaras por completo estos alimentos neolíticos de tu dieta por un mes, notarías una mejoría extraordinaria en cómo te sientes y en tu rendimiento. ¿Por qué? Porque si estás consumiendo estos alimentos, te apuesto lo que quieras a que padeces de irritación intestinal y otros problemas de inflamación sistémica.

Un estudio reciente realizado sobre niños con diabetes tipo 1 (una afección autoinmune) descubrió que una importante proporción de el-

los sufre de una franca patología intestinal, es decir, enfermedad celíaca. Los análisis de algunos de ellos presentaban anticuerpos celíacos,
pero algunos habían resultado negativos en el análisis de anticuerpo de
WGA (un análisis de sangre común para diagnosticar la enfermedad
celíaca) y en la biopsia intestinal. De modo que los médicos podrían
creer que su afección no estaba relacionada con el gluten. Sin embargo,
lo más interesante fue que casi todos los niños presentaron, en los tejidos profundos de las microvellosidades, anticuerpos contra la... transglutaminasa.

Los autores de dicho estudio sospechaban que en algún momento
los niños desarrollarían lo que comúnmente se describe como enfermedad celíaca. Lo que nos lleva a la conclusión de que el daño intestinal puede ser relativamente benigno (con pocos síntomas) pero aun
así conducir a la autoinmunidad. Una vez iniciada, la autoinmunidad
puede derivar (y así lo hace) en otros problemas. Lo más probable es
que tu médico o dietista descarte esta información, especialmente si tus
análisis de sangre o de laboratorio para detectar la enfermedad celíaca
son "negativos". Son así de tontos, pero después de todo, solo se trata
de *tu* salud.

Puedes confiar en los médicos, que siempre saben lo que es mejor
para ti. O puedes realizar un sencillo experimento: sigue la dieta paleolítica y evalúa cómo te sientes y cuánto rindes. Casi puedo oír desde
aquí a los médicos decir que "no es más que anecdótico". Si quieres
salvar el pellejo, no es probable que obtengas demasiado apoyo en esta
cuestión, a menos que tu médico sea adelantado y agresivo.

¿Cuál es la norma más razonable? ¿Cómo haces para saber con
seguridad si tienes o no un problema con estos alimentos? La respuesta
parece obvia: ¡deja de consumir los alimentos potencialmente dañi-
nos! Vuelve a introducirlos después de treinta o sesenta días. Mira qué
ocurre. Pero te advierto: basta con una exposición al gluten cada diez
o quince días para que el intestino permanezca dañado. Esto puede
no gustarle a la gente que decide "reducir la ingesta de gluten" y nota
una mejoría general en su estado de salud. Lo siento, pero aquí no hay
premios consuelo para los "participantes" que hacen esto "casi correctamente". Tienes que seguir todas las reglas durante treinta días, y
luego ver cómo te sientes al reincorporar estos alimentos.

Quiero ser honesto: esta reincorporación la harás *tú*, no yo. Si me consultaras por teléfono, te preguntaría: "¿Cómo te sentiste al comer ese trozo de pan?" Sé exactamente cómo te sentiste: he visto esta situación miles de veces, pero eres *tú* el que necesita que lo convenzan. Cuando reincorpores el gluten no te sentirás bien. Lo siento, amigo, pero así es la cosa. Eres el único que puede decidir si por una vida saludable y prolongada vale la pena privarte de algunos de estos alimentos la mayor parte del tiempo.

¿Te parece difícil de creer? Pues bien, ¿recuerdas cuando describí los efectos del roble venenoso sobre la piel? Con la irritación intestinal y la exposición a la lectina ocurre algo similar. Si quieres aprovechar al máximo este programa, tienes que probarlo en serio. En el peor de los casos, pasarás un mes sin algunos de los alimentos que te gustan. En el mejor de los casos: descubrirás que puedes vivir más saludable y mejor de lo que jamás imaginaste. Si no eres capaz de resistir por un mes, eres irrecuperable. Y seamos francos: la mayoría de tus argumentos no tiene *nada* que ver con la ciencia: lo más probable es que seas adicto a estos alimentos.

¡Pero a mí me gustan el pan y las pastas!

Lo sé, a mí también, pero me hacen enfermar. Y sospecho que también te hacen enfermar a ti. Los cereales no solo te hacen mal por elevar tu nivel de insulina, perturbar la proporción de ácidos grasos (n-3/n-6) e irritarte el intestino, sino que además son adictivos. Los cereales, en especial los que contienen gluten, contienen moléculas que encajan en los receptores opiáceos del cerebro. Los mismos receptores en los que encajan la heroína, la morfina y el Vicodin. La mayoría de las personas puede tomar o dejar cosas como las tortillas de maíz y el arroz. Pero sugiéreles que eliminen el pan y las pastas por motivos de salud, y te clavarán un cuchillo de untar en la frente antes de que puedas decir "trigo integral". Lo siento, amigo, yo no hago las reglas, me limito a la adorable tarea de enseñártelas.

Por qué me dediqué a vivir sin gluten, al ejercicio y a tratar de que estés saludable, es un misterio. ¡Debería haberme atenido a las prostitutas, la cocaína y los pastelillos, que son mucho menos complicados!

¡Pero, pero, pero!

¡Pardiez! Sé lo que estás pensando: ¿y qué hay de los *cereales integrales*? ¿Qué hay del arroz *integral*? ¿Y el pan Ezekiel? ¿Qué hay del Estudio de China? ¿Qué hay de la fibra y las vitaminas? ¿Necesitas más datos científicos, más información para convencerte? Tengo una sola palabra para ti: *Actúa*.

Podría escribir mil páginas de investigaciones técnicas y científicas, pero siempre habría alguien que encontraría algo para objetar. Esto no es más que una estrategia de dilación. Si quieres estar más sano, verte mejor y rendir más, lo que debes hacer es *actuar*. En última instancia, es tu propia experiencia lo que cuenta. ¿Quieres más información científica? ¿Quieres discutir? Lee *todos* los libros citados en este libro, la investigación publicada en mi sitio Web, y luego ven a visitarme, invítame con una margarita NorCal y prepárate para una larga charla. Pero antes deberás dejar de consumir cereales, legumbres y lácteos por treinta días. Yo ya "probé" tus métodos. Ahora prueba el mío: síguelo por treinta días y luego cuéntame cómo te fue. Lee las publicaciones correspondientes, desempolva y repasa tus conocimientos científicos y ven con treinta días de experiencia personal para poder hablar. Los deportistas de salón no pueden opinar sobre este tema, ¿capisci?

No es que quiera ser desagradable. Estoy tratando de ayudarte a mejorar tu vida, posiblemente salvarla. *Tu* vida. Este libro está lleno de "ciencia", pero nada de eso se compara con tu experiencia personal. Arremángate, hazlo y luego podrás hacer un análisis crítico, ¿de acuerdo?

Te explicaré cómo hacerlo. Te demostraré la inferioridad nutricional de los cereales en comparación con las frutas y vegetales (parece que las frutas y vegetales tienen vitaminas, minerales y hasta esa cosa loca llamada fibra; aparentemente, todavía no informaron a los dietistas matriculados). Te diré lo que puedes esperar con respecto a la pérdida de grasa y te indicaré los valores de laboratorio que debes seguir. Es muy fácil. Tal vez te resulte algo extraño al principio, pero puedes hacerlo. ¡Baja esa galleta! Llegó el momento de hablar de la grasa.

Legumbres y lácteos

Aunque no lo creas, no quiero agobiarte con los detalles técnicos; estoy tratando de decirte lo que *necesitas* para entender el método. Teniendo esto en cuenta, es importante hablar de las legumbres (lentejas, frijoles... ya sabes, ¡esos simpáticos alimentos que producen gases!) y de los lácteos.

En pocas palabras, los lácteos y las legumbres tienen problemas similares a los cereales: proteínas que irritan el intestino, antinutrientes e inhibidores de la proteasa. En los círculos de reumatólogos, hace mucho que se sabe que los brotes de soja son muy problemáticos para los pacientes con enfermedades autoinmunes, como artritis reumatoide y lupus. Algunos médicos han relacionado también a los lácteos con estos problemas. Podría haber agregado un capítulo similar al de los cereales para los lácteos y las legumbres, pero eso solo me llevaría a repetir las mismas cosas. Para evitar que tu cerebro estalle por la sobrecarga de información, solo te diré que estos alimentos están incluidos en la lista de "prohibidos" por treinta días.

En la sección de referencias, he incluido investigaciones específicas a las enfermedades autoinmunes y a los problemas metabólicos asociados con los lácteos y legumbres. De modo que, si quieres darte una fiesta de datos, no soy yo quien va a impedírtelo. Descubrirás que los mecanismos son extrañamente similares a los de los cereales: irritación intestinal, inhibidores de la proteasa, antinutrientes e inflamación. Cuando lleguemos al capítulo de instrucciones, te indicaré específicamente los elementos que debes evitar y cómo adaptarte a la ocasional ingestión de estos alimentos.

P.D.: Tengo la horrible sospecha de que vas a ser problemático. Como verás en el capítulo de instrucciones, debes considerar a los cereales, legumbres y lácteos como parte de la misma categoría, especialmente si tu objetivo se relaciona con bajar de peso, con la inflamación o con las enfermedades autoinmunes. Sí, querido, tendrás que dejar el queso.

SIETE

◇◇◇◇◇◇◇◇◇◇◇◇◇◇◇◇◇◇◇◇◇◇◇◇◇◇◇◇◇◇◇◇◇◇◇◇◇

La grasa
Toma asiento, esto puede ser largo

◇◇◇◇◇◇◇◇◇◇◇◇◇◇◇◇◇◇◇◇◇◇◇◇◇◇◇◇◇◇◇◇◇◇◇◇◇

Una noche llevé a mi esposa Nicki a nuestros restaurante tailandés favorito. Si vieras este lugar, probablemente seguirías caminando por miedo a las infracciones al código sanitario, pero este pequeño reducto es magnífico y tiene lo que todo buen local de comidas: lo importante es la comida, no la decoración. El camarero era un estudiante universitario que habíamos visto varias veces en nuestras visitas anteriores, pero esta era la primera que nos atendía. Es un muchacho muy alegre, extrovertido, divertido y con mucho sobrepeso. Nos acompañó a la mesa, hablamos de cosas intrascendentes y le hicimos el pedido:

• Dos porciones de satay de pollo (brochetas de pollo marinadas en leche de coco y especias).

• Dos cocos frescos (es decir, cocos jóvenes llenos de agua y con una consistencia gelatinosa por dentro. MARAVILLOSOS).

• Dos porciones de curry rojo, el mío suave y el de Nicki algo picante.

• En lugar de arroz, pedimos un popurrí de vegetales al vapor que incluía zanahorias, brócoli, varios tipos de hongos y brotes de bambú. Una de las razones por las que nos encanta este lugar es que te dan más de una libra de vegetales al vapor en lugar de arroz.

Nuestro amable, divertido y gordo camarero parecía perplejo, casi molesto. Pensé que era por la costumbre que tenemos con Nicki, como muchas parejas, de pedir lo mismo. Pero no: nuestro camarero estaba preocupado por nuestra salud. Nuestro gordo camarero nos dijo: "¿Están *tratando* de tener un ataque cardíaco?"

Aún así le dejé propina, pero no muy cuantiosa.

Nicki y yo estamos en excelente forma y nuestros análisis de sangre hacen que los médicos afirmen que "viviremos para siempre". Todo va muy bien hasta que nos preguntan qué comemos. Entonces nos miran de la misma manera en que nos miró el camarero, quien estaba convencido de que nuestra comida rica en grasas, especialmente el alto contenido de grasas saturadas, iba a matarnos antes de terminar la cena. Nuestro médico estaba (y está) convencido de que éramos bombas de tiempo que estallarían en cuanto nuestros valores en sangre se fueran al diablo, llevándonos a la tumba.

¡Por todos los cielos!

Una confusión muy gorda

Este capítulo ha resultado ser uno de los más difíciles para escribir, porque no sabía por dónde diablos comenzar. Por lo general, las personas parecen entender el concepto de la insulina y los carbohidratos refinados. Más o menos. La gente ha oído hablar de las dietas bajas en carbohidratos, tal vez incluso entienden la idea, pero aunque la mayoría no tenga problemas con la idea de que los carbohidratos refinados son perjudiciales, sigue pensando que la grasa es mala. Nuestras agencias gubernamentales han hecho un excelente trabajo para convencernos de que las grasas, especialmente las grasas animales, son la esencia del mal. Nos han dicho que redujéramos las grasas y aumentáramos los "carbohidratos complejos", y todo estaría bien. Eso es cierto para los que están en el negocio de la cirugía de revascularización coronaria, las estatinas, los medicamentos para la diabetes o el bypass gástrico.

La fantasía del gobierno con respecto a la dieta alta en hidratos de carbono y bajo contenido graso está resultando sorprendentemente rentable para ciertos sectores de la comunidad médica y farmacéutica. Por desgracia, no ha sido amable con nuestros amigos, familiares y compañeros de trabajo.

Voy a referirme al origen de esta historia porque es razonable preguntar: "¿Cómo es posible que personas aparentemente tan inteligentes cometan un error tan tonto?" Sin embargo, no me propongo hacer un análisis exhaustivo de esta farsa de miles de millones de dólares. Si quieres una explicación completa, echa un vistazo a los libros *El poder de las proteínas* y *Calorías buenas, calorías malas.* Parece tonto que me ponga a repetir los detalles de esta historia médica, puesto que preferiría concentrarme en cómo *arreglar* tu situación. Por lo tanto, si quieres profundizar en este tema, echa un vistazo a los libros antes mencionados y a los recursos que se mencionan en el apéndice. Por ahora vamos a ver cómo la Comisión McGovern nos ha costado miles de millones de dólares y millones de vidas.

Recuerda que la razón por la cual tenemos que hablar de todo esto es que tú, tu médico y tu tío Fred harán la pregunta de siempre: "¿No es que comer grasa puede matarte?" Ojalá pudiera obligar a la gente a que probara las recomendaciones del libro, pero mi oficial de libertad condicional y el abogado me han explicado que esto constituye "agresión". Por lo tanto, apelaré a la ciencia.

Ancel Keys y la Comisión McGovern

En la década de 1950, un bioquímico llamado Ancel Keys publicó un documento titulado: "El estudio de los siete países". Este fue uno de los primeros trabajos epidemiológicos que parecían mostrar una fuerte relación estadística entre la cantidad de grasa que se consume en un determinado país y la incidencia de ataques al corazón. *Aparentemente* era indudable que cuanta más grasa consume un país, más aumenta la tasa de enfermedades cardíacas. De hecho, los datos que incluía Keys en su informe parecían apoyar esta tendencia; claro que primero había *eliminado* convenientemente todos los resultados contradictorios.

Muchos países con alto consumo de grasas también mostraban una muy baja incidencia de enfermedades cardiovasculares. Otros países donde se consumía poca grasa mostraron una alta tasa de enfermedades cardiovasculares. Considerado en su totalidad, el Estudio de los siete países debería haber incluido veintidós países, y la conclusión de este mayor (y más exacto) conjunto de datos hubiera sido: "No hay ninguna relación alguna entre la ingesta de grasas y las enfermedades cardio-vasculares. Aquí debe haber algún otro factor en juego".

Lamentablemente, no fue esto lo que sucedió. Keys tenía una vena puritana y creía que la gente debía restringir la ingesta de alimentos sabrosos, en particular la carne y las grasas saturadas.

Recomendó una "dieta prudente" a base de aceites vegetales (como el maíz y la soja) y cereales, con la cual *teóricamente* emulaba la dieta que había visto en los países mediterráneos de Italia y Grecia, ambos con mejor salud promedio que los Estados Unidos. Por desgracia, ni Keys ni nadie más notó que la dieta "mediterránea" que recomendaba en realidad no se parecía en nada a la dieta que en realidad *comían* los franceses, los italianos y los griegos.

Los mitos no se comen

Tanto las buenas como las malas ideas cobran importancia porque son, en palabras de Malcolm Gladwell, "pegadizas". Se exponen las ideas a las personas, gustan y para bien o para mal, son transmitidas de boca en boca. Toma una idea pegadiza, súmale el capricho de los dioses o un poco de suerte, y hemos establecido las bases para derrocar gobiernos o para matar a millones de personas a causa de una mala política.

En este caso, la idea de que la grasa era la causa de la enfermedad cardiovascular (eventualmente la grasa sería condenada y posterior-mente absuelta de ser la causa del cáncer, del deterioro cognitivo y de una serie de otros males) fue atractiva para la gente. Además estaba la sensación, posterior a la Segunda Guerra Mundial, de que el gobierno era el gran benefactor, lo que llevó a la Comisión McGovern a favorec-er la hipótesis de que la grasa era mala para el corazón. Esto a pesar de las masivas protestas de la comunidad científica, que afirmaban que la grasa ingerida en la dieta, en especial la grasa saturada, *no* era el factor causante de la ECV. En una sesión en el Congreso, los científicos ex-presaron su preocupación antes las recomendaciones difundidas acerca de consumir pocas grasas. A su vez, McGovern bromeó, diciendo que los senadores no se pueden dar el lujo de los científicos, que esperan a que "lleguen" todos los datos antes de tomar una decisión. ¡Era preciso hacer *algo*!

De modo que, por un lado teníamos los datos científicos "adulterados" (que llevaron a Keys a la tapa de la revista *Time*), y por el otro estaba el ingenuo idealismo del gobierno. Tal vez esto no habría bastado para dar vida a esta monstruosa hipótesis de los lípidos y el corazón, pero a esto se sumó otro aspecto: la credulidad humana. Los investigadores supusieron que si los americanos estaban gordos y padecían una mayor tasa de enfermedades cardíacas que otros países, lo que había que hacer era reducir la cantidad de grasa en la dieta. Todo cerraba, como una ecuación química bien balanceada:

Grasa en la dieta = Personas GORDAS[1]

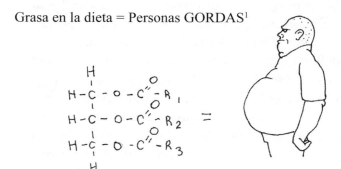

Para los que aprenden de forma visual:

Para apoyar la idea de que grasa = gordura, a la gente le encanta mencionar palabras grandilocuentes, como "termodinámica". La grasa tiene más calorías (9 por gramo) que las proteínas y los carbohidratos (4 por gramo). Si uno ingiere más calorías de las que gasta, se produce un aumento de peso. Por lo tanto, al reducir la grasa disminuyen las posibilidades de consumir demasiadas calorías. Esta idea suena razonable. Y pareció tan razonable que nadie se molestó en hacer la tarea y asegurarse de que esto realmente fuera *cierto*. Nadie tuvo en cuenta que los carbohidratos, y la insulina que liberan, producen hambre y almacenamiento de grasa. Y nadie se detuvo a pensar que en realidad las proteínas y las grasas reducen la ingesta total de calorías al aumentar la sensación de saciedad por medio del PYY, la adiponectina y demás mecanismos de control del apetito.

Como ya dije antes, los investigadores rápidamente descubrieron una serie de "paradojas" en los pueblos como el francés, el español y

---

1   (*N.T.*) En inglés, "fat" significa tanto "gordo" como "grasa", de ahí el juego de palabras.

el griego, que comían bastante más grasa que los norteamericanos pero eran más delgados y padecían una proporción mucho menor de ECV. La fobia de la grasa nos cegó a tal punto que ya no podíamos ver los hechos con claridad. En cambio, hemos tratado de adjudicar la buena salud de los franceses y los griegos a tonterías como el vino tinto y el aceite de oliva.

Si llegas a ver a la paradoja. . .

En biología no hay paradojas, solo hay presupuestos equivocados sobre la biología. El presupuesto de que la grasa engorda y produce enfermedades cardíacas suena razonable, pero eso no significa que sea *cierta*. En todos los estudios clínicos realizados, las dietas con carbohidratos controlados (bajas en carbohidratos) demostraron más peso perdido y mejor prevención contra las enfermedades cardiovasculares que las alternativas ricas en carbohidratos y bajas en grasas. Los expertos en estas últimas siguen tratando de acallar su derrota, pero es muy simple determinar la verdad: basta con probar las dos alternativas por un mes para saber cuál te hace sentir, verte y rendir mejor.

Esta historia es solo un breve relato de las imprecisiones que rodean a la hipótesis de los lípidos y, francamente, no es más que la punta del iceberg. Hace más de cincuenta años que las políticas gubernamentales fallan y ya ni siquiera pueden contarse los millones de vidas perdidos en el proceso. Si quieres investigar este tema, no tienes más que leer los estudios antes citados más los que menciono en el apéndice. Pero ahora veamos lo que la grasa hace *en realidad* en relación con nuestro rendimiento, salud y longevidad.

¡Con ustedes, las grasas! (Trompetas) ¿Para qué sirven?

Para la mayoría, "grasa" es una mala palabra. Es lo que hace que nuestro trasero se vea mal en bikini. Algunos pocos iluminados reconocen que la grasa es importante como combustible y como bloque de construcción de muchas de nuestras membranas celulares y hormonas. Sin embargo, la realidad es que la grasa es mucho más que combustible o materias primas. Es lo que nos caracteriza. Nuestro cerebro está compuesto en su mayor por grasa, la mayoría de nuestros nervios no son más que grasa. ¿Las hormonas reproductivas? Adivinaste: grasa. Ahora bien existen distintos tipos de grasas y es importante que los conozcas porque, aunque no lo creas, hay incluso *grasas esenciales*; si no tienes suficiente cantidad de estas, o si la proporción no es la correcta, te enfermas o mueres.

Al hablar de grasas, resulta útil saber lo básico sobre su estructura química, ya que sus nombres y sus efectos fisiológicos están vinculados a sus estructuras. Las grasas varían en longitud y se dividen en tres categorías generales: saturadas, monoinsaturadas y poliinsaturadas.

Pues bien, la mayoría ha escuchado los términos saturada y monoinsaturada. Tal vez algunos hayan oído hablar de las grasas poliinsaturadas. Lo que estos nombres indican es cuántos enlaces dobles hay en una determinada grasa, si es que los hay. Esto es importante porque los enlaces dobles (o saturación) y la longitud de cadena es lo que diferencia una grasa de otra.

El ácido esteárico, por ejemplo, es una grasa de 18 carbonos que no contiene enlaces dobles. En la jerga química, está "saturado" de hidrógeno, de ahí su nombre. En el caso del ácido oleico, tenemos una molécula de 18 carbonos con un enlace doble, por lo que el ácido oleico merece el nombre de *monoinsaturado*. Por último, hay un ácido alfa-linoleico similar a la grasa que también posee una molécula de 18 carbonos de longitud, pero en este caso con varios enlaces dobles. Y por eso se lo llama grasa "poliinsaturada".

Como detalle final, es muy común que tres grasas se unan a una molécula similar al alcohol llamada glicerol. Y esto, amigo mío, es lo que llamamos un triglicérido. Si comemos carne de res, aceite de oliva o coco, ingerimos triglicéridos compuestos de diferentes ácidos grasos. La mayoría de los alimentos tiene una combinación característica, pero se producen algunas variaciones, como veremos que ocurre en la diferencia entre las carnes de animales alimentados con pasto o alimentados con cereales.

Las propiedades químicas y físicas de las grasas (si son líquidas o sólidas a temperatura ambiente, si se vuelven rancias (se oxidan) con facilidad) se ven drásticamente alteradas por el largo de la molécula *y* por cuántos enlaces dobles tiene una determinada grasa. Las grasas saturadas tienden a ser inertes. El aceite de coco, que es básicamente una grasa saturada de cadena corta, no se estropea en contacto con el aire y puede permanecer inalterada por años. Por el contrario, el aceite de linaza es una grasa poliinsaturada que se oxida tan rápido que uno puede encender el fuego esparciendo aceite de linaza sobre trapos o papel. No es de extrañar que las grasas monoinsaturadas se encuentren a mitad de camino en cuanto a la velocidad a la que se estropean. Imagino que te estabas *muriendo* por saber todo esto. Ahora estás listo para impresionar a tus amigos, familiares y colegas con tus nuevos conocimientos. Se siente bien, ¿no?

Ten presente que si tu única intención consiste en obtener los beneficios que ofrece la dieta paleolítica, no hace falta que entiendas sus aspectos científicos y técnicos. El motivo por el cual explico todo esto es que hay mucha gente que está confundida con temas como las grasas saturadas, el colesterol y las enfermedades cardíacas. La mayor parte del público laico, y todavía más la comunidad médica, no tienen idea de todo esto. Por lo tanto, me veo forzado a entrar en detalles para darte la posibilidad de entender. Si lo hago bien, deberías poder leer este libro, implementar las recomendaciones, monitorear tu progreso y, *en el mejor de los casos*, hacer algunas preguntas. Esa es la idea. Ya verás lo eficaz que soy. Esto lo digo porque todavía nos quedan algunos temas técnicos para digerir antes de que obtengas tu anillo decodificador de "Jedi de los Lípidos" y de que te dispongas a salvar al mundo de las fuerzas del mal: los VEGANOS.

¿Qué hace cada grasa?

Los distintos tipos de grasa juegan papeles fisiológicos diferentes. Para simplificar, nos limitaremos a las grasas que se encuentran más comúnmente en la dieta. Veamos estas grasas desde el punto de vista del nivel de saturación para mantener la explicación prolija. Esto resultará útil ya que nuestra primera familia de grasas es menos comprendida que un adolescente Emo que vive en Arkansas.

Las grasas saturadas y sus funciones

Las grasas saturadas han tenido mala prensa durante varios años. Al principio se las acusó de ser la causa de las ECV. Más tarde, los investigadores trataron en vano de adjudicarles una serie de enfermedades, desde el cáncer hasta la neurodegeneración. En realidad, las grasas saturadas por lo general son relativamente benignas, algunas de ellas incluso son útiles. Todas ellas han sido incomprendidas. Empezaremos por las grasas saturadas de cadena corta y continuaremos con las más largas.

Ácido láurico

El ácido láurico es una grasa saturada de 12 carbonos de longitud, que comúnmente se encuentra en el coco, en el aceite de palma y, lo más interesante, en la leche materna. El ácido láurico tiene nuevas propiedades antivirales, que brindan protección contra el HIV, la varicela, citomegalovirus y muchos otros virus. El ácido láurico también tiene propiedades que contribuyen a reducir la irritación intestinal que, como veremos, es un factor importante para revertir el intestino poroso y los problemas autoinmunes. El ácido láurico *puede* aumentar el LDL y, por consiguiente, el colesterol total, pero como sabes, el colesterol LDL es relativamente benigno si mantenemos niveles bajos de inflamación sistémica e insulina limitando la ingesta de carbohidratos.

Muchos pueblos, como los tan estudiados habitantes de Kitava, consumen grandes cantidades de ácido láurico, presentan niveles más elevados de colesterol que otros pueblos, pero padecen de bajas tasas de ECV. Parece que la naturaleza nos regala otra de sus "paradojas", o que nuestra suposición de que todas las grasas saturadas son malas era equivocada y nos llevó a las conclusiones incorrectas.

Ácido palmítico

El ácido palmítico tiene 16 carbonos de longitud, está completamente saturado y se encuentra generalmente en el aceite de palma y en productos animales, incluyendo carne de res, huevos, leche, aves y mariscos. Hace mucho tiempo que se cree que el ácido palmítico está relacionado con las ECV, ya que tiende a elevar el colesterol LDL. De hecho, entre las grasas saturadas, aparentemente el ácido palmítico es el que más probabilidades tiene de aumentar el colesterol LDL. Sin embargo, recientemente se ha demostrado que el ácido palmítico es vital tanto para la formación de nuevos recuerdos como para acceder a los recuerdos muy antiguos. Como veremos cuando analicemos cómo ha cambiado nuestra dieta, la dieta paleolítica suministra una cantidad de ácido palmítico apropiada para maximizar la función cognitiva al tiempo que limita la ingesta a niveles no perjudiciales para el sistema cardiovascular. También es importante recalcar que la ingesta de carbohidratos en exceso lleva a la producción de ácido palmítico. Como recordarás del capítulo sobre la insulina, cuando el glucógeno del hígado está lleno, los carbohidratos adicionales se convierten en ácido palmítico. Este proceso parece atenuar nuestra sensibilidad a la leptina, inhibiendo así la sensación de saciedad después de una comida normal. Este es el principio de la resistencia a la insulina y el corazón del mecanismo por el cual desaparece la respuesta de estar "llenos" después de la comida.

Ácido esteárico

La última grasa saturada de la que hablaremos es el ácido esteárico, de 18 carbonos. Se encuentra en cantidades significativas en la carne, en los huevos y en el chocolate. El ácido esteárico parece ser neutral con respecto a la cantidad de LDL, pero se ha demostrado que en realidad aumenta los niveles de HDL. El ácido esteárico también disminuye la proteína Apolo-A, un índice de inflamación sistémica.

Grasas saturadas: conclusiones

Aunque este fue un pantallazo rápido de las grasas saturadas, es probable que haya bastado para hacer desesperar a más de uno. ¿Cuál es la conclusión? ¿Las grasas saturadas son malas o no? ¿Aumentan la posibilidad de ECV? En realidad, depende.

Una ingesta elevada de grasas saturadas, junto con una elevada ingesta de carbohidratos a través de la dieta, es una combinación fatal. Como vimos en capítulos anteriores, los niveles elevados de insulina producen un cambio en las partículas de LDL a un tipo pequeño, denso y que se oxida con facilidad. Esto es perjudicial por varias razones, pero la más importante es el aumento de la inflamación sistémica y el consecuente aumento de las probabilidades de un episodio cardiovascular, como un ataque cardíaco o un accidente cerebrovascular. *No good.* Pero si mantenemos la ingesta de grasas saturadas *y* de carbohidratos dentro de los límites de nuestros ancestros (tanto en cantidades como en tipo), hay poco riesgo de desarrollar una ECV. Volveremos a esto después de hablar de las grasas monoinsaturadas y poliinsaturadas.

Grasas monoinsaturadas

En realidad esta sección debería llamarse "grasa monoinsaturada", porque si bien es cierto que existen varias MUFA (ácido graso monoinsaturado, por sus siglas en inglés), solo nos interesa una variedad llamada ácido oleico. El ácido oleico es un MUFA de 18 carbonos de longitud que se encuentra fundamentalmente en fuentes vegetales, como el aceite de oliva, los aguacates y las nueces y otros frutos secos. ¡Pero no descartes las fuentes animales! La carne de animales alimentados con cereales contiene una cantidad importante de ácido oleico. La mayoría de las personas conocen la dieta mediterránea, y muchos de los beneficios para la salud que se le atribuyen están relacionados con los MUFA "saludables para el corazón". Es cierto que los MUFA presentan ventajas impresionantes: mejoran la sensibilidad a la insulina, mejoran la respuesta de glucagón y disminuyen los niveles de colesterol. La mayor parte de las fuentes vegetales de los MUFA contiene también antioxidantes liposolubles que se incorporan a las membranas de nuestras células, previniendo el daño oxidativo asociado con el envejecimiento y con la mayoría de las enfermedades degenerativas. Los MUFA eran la grasa más importante de la dieta de nuestros ancestros, de modo que si queremos optimizar el rendimiento, la salud y la longevidad (y vernos bien desnudos), es recomendable consumir comidas que tengan en cuenta esta piedra angular de la dieta paleolítica.

Grasas poliinsaturadas, o grasas esenciales

A pesar de que pueda sonar contradictorio, hay algunas grasas que son esenciales. No podemos producirlas, por lo que debemos obtenerlas de la dieta. Si no tenemos suficiente cantidad de estas grasas, o si las tenemos en proporciones incorrectas, se presentan problemas *serios*. Para nuestros lectores internacionales, esto significa *Big problems,* o *Scheissen Grossen.* Como veremos, estas grasas no solo son esenciales, sino que además representan una de las diferencias más importantes entre la dieta de nuestros ancestros y la actual catástrofe cerealera. En la siguiente sección hablaremos de dos subfamilias de grasas poliinsaturadas (PUFA, por sus siglas en inglés) llamadas omega-3 y omega-6 (se abrevian n-3 y n-6 respectivamente). Prepárate: si todavía no te has dormido, pronto lo harás.

Lo más importante

Para que no te pierdas, a continuación listaremos los puntos más importantes que tienes que recordar de la próxima sección. Esta lista te ayudará a entender la avalancha de jerga científica que te espera más adelante.

1. Los n-3/n-6 largos son buenos. Se obtienen de las carnes de animales alimentados con pasto y de los peces capturados en el medio silvestre.
2. Las proporciones ancestrales de n-3/n-6 eran de aproximadamente 1 a 1. La proporción moderna es de 1 a 10. Esto es malo.
3. El aceite de maíz, de soja, de cártamo y otros aceites vegetales similares son una fuente de n-6 en exceso en nuestra dieta.

Tres es multitud

Ácido alfa-linoleico (ALA)

El ALA es un ácido graso n-3 de cadena corta (18 carbonos) que se encuentra en el lino, el cáñamo y otras fuentes vegetales. Es inferior desde el punto de vista de nuestros objetivos (mejorar el rendimiento, la salud y la longevidad). Es necesario para mantener a los hippies vegetarianos con vida (aunque no estoy seguro de que esa sea una ventaja), pero a nosotros nos interesan más el EPA y el DHA, que solo se obtienen de fuentes animales, como peces y silvestres y animales de caza, ciertos tipos de huevos (de aves alimentadas con semillas de lino) y carne de animales alimentados con pasto. Como verás en el diagrama adjunto, el ALA puede convertirse en EPA y DHA, pero el proceso es sumamente ineficiente. Como ya dije, el ALA te mantiene con vida, pero no te permite prosperar.

Ácido eicosapentaenoico (EPA)

El es un PUFA de 20 carbonos de longitud, y es fundamental para la vida. Como mencioné antes, *puede* fabricarse a partir del ALA de cadena más corta, pero el proceso es lento y además hay ciertas desventajas asociadas con el ALA, de las que hablaremos en un momento. El EPA es un poderoso antiinflamatorio, reduce la agregación plaquetaria (licúa la sangre) y bloquea la angiogénesis (el crecimiento de nuevos vasos sanguíneos, uno de los mecanismos necesarios para la difusión del cáncer). En resumen, *¡el EPA es muy bueno!*

Ácido docosahexaenoico (DHA)

El DHA es un PUFA de 22 carbonos de longitud. Es crucial para el desarrollo cerebral fetal y de las funciones cognitivas normales a lo largo de la vida. Las madres con reservas inadecuadas de DHA tienen mayor riesgo de deficiencia durante el embarazo y el postparto. Para el niño, esto puede significar la atrofia del desarrollo neurológico. Para la madre, puede aumentar drásticamente la susceptibilidad a complicaciones como preeclampsia, diabetes gestacional y depresión postparto. Al igual que el EPA, el DHA tiene poderosas propiedades anticancerígenas y antiinflamatorias. Nuestro organismo es capaz de convertir el EPA en DHA y viceversa, pero aparentemente funcionamos mejor con grandes cantidades de ambas grasas esenciales.

Y ahora es momento de hablar de la familia de grasas esenciales omega-6.

Omega-6

Ácido linoleico

El ácido linoleico (LA) es un PUFA n-6 de 18 carbonos. Se encuentra en altas concentraciones en ciertos aceites vegetales, como el de cártamo y el de girasol. Tanto el LA como sus metabolitos más largos son poderosos mediadores de la inflamación sistémica (es decir, la favorecen). Como veremos, esto hace que algunos alimentos que podrían ser "paleolíticos", como los frutos secos, pueden ser problemáticos, ya que el LA puede bloquear los efectos antiinflamatorios del EPA y del

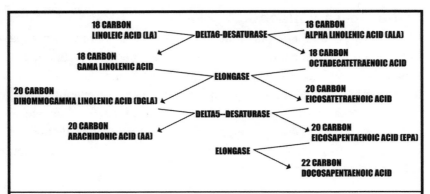

En este gráfico se muestra la conversión de los ácidos grasos de cadena corta n-3/n-6. En grasas n-3/n-6 de cadena más larga. Nuestra fisiología está programada para un equilibrio dinámico a partir de proporciones n-3/n-6 de 1:1 a 1:2. Las grasas n-3/n-6 comparten las diversas enzimas listadas más arriba. La sobre-abundancia de una familia de ácidos grasos puede obstaculizar drásticamente la conversión de la otra familia. Nuestra dieta moderna, con su predominio de Omega 6, dificulta la producción de la familia de cadena larga y de sus productos secundarios anti-inflamatorios, incluyendo a las prostaglandinas. Es por esto que algunos alimentos que serían, en principio, acordes a la dieta paleolítica, como las nueces y frutos secos, pueden ser un problema, ya que con frecuencia tienen un contenido de Omega 6 mucho más grande, lo que puede llevar las proporciones de ácidos grasos de tu dieta hacia un estado pro-inflamatorio (rico en n-6).

DHA. Es también por esto que los aceites de maíz, girasol y soja son tan malos, ya que están repletos de LA. Veamos ahora los metabolitos del LA.

Ácido gamma-linolenico

El ácido gamma-linoleico (GLA) es un PUFA n-6 de 18 carbonos con un enlace más que el LA. Entre las fuentes dietarias de GLA se incluyen los aceites de borraja, de onagra y de cáñamo. El organismo es capaz de convertir el LA en GLA, pero este proceso puede reducirse en caso de hiperinsulinismo e infecciones virales. Como veremos, la familia de los PUFA n-6 tiende a ser pro-inflamatoria. Sin embargo, el GLA puede actuar como agente antiinflamatorio (en comparación con el LA) al bloquear la producción de diversas prostaglandinas. ¡Resiste, falta poco!

Ácido dihomo-gamma-linoleico

El ácido dihomo-gamma-linoleico (DGLA) es un PUFA n-6 de 20 carbonos. El DGLA regula la producción de varias familias importantes de mensajeros moleculares, incluyendo los tromboxanos y leucotrienos de la serie 1, mensajeros moleculares fundamentales para la regulación de la función inmunológica, la inflamación y el dolor. El DGLA se produce a partir del GLA y puede convertirse en ácido araquidónico, el último PUFA n-6 del que hablaremos.

Ácido araquidónico

El ácido araquidónico (AA) es un PUFA n-6 de 20 carbonos. Se encuentra fundamentalmente en los productos animales. Regula gran cantidad de funciones metabólicas a través de la acción de las prostaglandinas, los tromboxanos y los leucotrienos. El AA tiene mala fama porque está relacionado con los procesos metabólicos que controlan la inflamación, pero esto es un error, ya que el AA es crucial para acciones normales, como la adaptación al ejercicio, la reparación muscular y el funcionamiento cerebral. El AA es como la televisión basura: fundamental para la vida, pero tóxico en cantidades excesivas.

OK, ¿y entonces?

Ya sé que es mucha información, pero como dije antes, tenemos que cubrir todo esto por una razón fundamental:

Es preciso responder a todas las imprecisiones que forman la base de las recomendaciones gubernamentales y académicas. Constantemente te bombardean con información gubernamental que presiona a favor de una dieta basada en los cereales, rica en carbohidratos y baja en grasas. Están equivocados, y tengo que explicarte en detalle *por qué* están equivocados; de lo contrario, solo pasarás de un falso dios a otro.

En el capítulo de instrucciones te daré pautas concretas para evaluar lo bien que funciona la dieta paleolítica para restaurar la salud y el vigor. Describiré los valores de laboratorio objetivos que demuestran que la dieta paleolítica es la mejor forma de tener todo el combustible que necesitas. Desearía poder pasar directamente a las instrucciones, pero antes debo responder algunas preguntas acerca de las grasas saturadas, las grasas esenciales y los temas relacionados, para que *tú* puedas entender cómo funciona todo esto.

Cuando hablamos de grasas y de su posible impacto en la salud y la enfermedad, la Solución Paleolítica nos brinda una guía para comprender lo que ocurre con las grasas provenientes de la dieta.

- **No a las grasas trans.** Nuestros ancestros jamás vieron una grasa trans.[2*] El concepto de grasa trans tiene apenas cincuenta años, y nuestro metabolismo no tiene la menor idea de qué debe hacer con ellas. Las grasas trans se generan cuando los aceites de maíz, soja y similares son expuestos al calor, al gas hidrógeno y a un catalizador. La grasa resultante tiene el aspecto y el comportamiento de una grasa saturada (no se pone rancia con rapidez, de modo que es sólida o semisólida a temperatura ambiente), pero con algunas serias desventajas: las grasas trans arruinan el funcionamiento hepático, desatan el caos en los lípidos en sangre y destruyen la sensibilidad a la insulina. ¿Quieres morir joven? Come muchas grasas trans y mucho jarabe de maíz con alto contenido de fructosa (refrescos y patatas fritas) y pronto tu familia podrá cobrar el seguro de vida.

Las grasas trans *deberían* ser un problema cada vez menor, ya que se están eliminando en restaurantes y alimentos preparados. Lo irónico es que las grasas trans se empezaron a usar como sustituto de las grasas supuestamente perjudiciales, como el aceite de coco y el aceite de palma. La misma ingenuidad gubernamental que nos impuso la dieta rica en carbos y baja en grasas también nos castigó con las grasas trans. Y lo interesante es que ambas recomendaciones son fieles partidarias de los subsidios a la agricultura en los Estados Unidos. Aunque el aceite de palma tenga alto contenido de ácido palmítico, y por lo tanto no sea la opción ideal, es muchísimo mejor que comidas monstruosas como los aceites vegetales y la margarina.

---

2   * Notarás que en un análisis nutricional de la carne se observa una pequeña cantidad de grasas trans. ¿Es para entrar en pánico? ¿Es un error? No, es normal e, irónicamente, es saludable. Las grasas trans de los productos de carne salvaje o de pastoreo ocurre naturalmente y en realidad es saludable. Inlcuyen grasas como ácido linoleico conjugado (CLA), de demostradas acciones antocancerígenas y antioxidantes, que mejora además el crecimiento muscular y la delgadez. En definitiva, las grasas trans de los animales de pastoreo no representan un problema.

Ya sabes cuántas grasas trans debes consumir: 0%. Dicho sea de paso, cuando el gobierno trate de ayudarte, ¡corre! Ya sea un pelotón de fusilamiento o cambios en la dieta, el resultado final es el mismo.

• **Cantidad de grasa.** Aparentemente, la ingesta total de grasa no influye demasiado en la salud y la enfermedad. Hay pueblos que consumen menos del 10% de grasa y otros en los que esta proporción sube al 50%, y ambos presentan tasas de enfermedades cardiovasculares similares. Probaremos con distintas proporciones de grasa para determinar cuál es mejor para ti.

• **Tipos de grasa.** El tipo de grasa sí parece estar íntimamente relacionado con los procesos de enfermedades, pero han cambiado los jugadores principales. Históricamente todo, desde el cáncer hasta las ECV, se adjudicaba a las grasas saturadas. Pero un análisis más cuidadoso ha demostrado que este presupuesto es muy inexacto. Si consideramos la dieta de nuestros ancestros, vemos que en la mayoría de los pueblos las grasas saturadas constituían de un 10 a un 15% de la ingesta total de grasas. Entre las excepciones se incluyen los pueblos que se hallaban cerca de fuentes de coco (ácido láurico), en los cuales vemos una ingesta de grasas saturadas de hasta el 40% de las calorías. Pero ninguno de estos pueblos de cazadores-recolectores presenta signos significativos de ECV. Una característica fundamental de la dieta de los cazadores-recolectores es el bajo contenido total de ácido palmítico. De modo que, si bien el ácido palmítico aparentemente aumenta el colesterol LDL, hay otros factores posiblemente más importantes en la propagación de las enfermedades cardiovasculares. La proporción entre grasas n-3/n-6 parece tener un rol fundamental en procesos patológicos como el cáncer, la diabetes, la autoinmunidad y la neurodegeneración.

• **Grasas saturadas.** La dieta de nuestros ancestros *incluía* grasas saturadas, pero como veremos, rara vez era un porcentaje elevado de las calorías. Además, las grasas saturadas en la dieta paleolítica tendían a ser grasas cardio-neutras, como el ácido esteárico y el ácido láurico. Debido a que nuestra carne proviene de animales alimentados con cereales, nosotros consumimos mucho más ácido palmítico, que puede elevar el colesterol LDL. Aunque este no es el único factor de riesgo de enfermedades cardiovasculares, es algo que podemos modificar fácilmente, imitando la dieta paleolítica y utilizando alimentos como carne de animales alimentados con pasto y peces capturados en el medio silvestre.

- **Ácidos grasos esenciales omega-3 y omega-6.** Las grasas n-3/n-6 son importantes para *todos* los aspectos de la inflamación. Las grasas n-3/n-6 también controlan elementos como el cáncer, el Parkinson, el Alzheimer y la fertilidad. Todo lo que está relacionado con la inflamación. Casi hemos terminado. Si recuerdas la descripción de las grasas esenciales, los n-3 se clasifican a grandes rasgos dentro de los antiinflamatorios, mientras que por lo general los n-6 son pro-inflamatorios (con algunas excepciones). El meollo de la cuestión es este: la dieta de nuestros ancestros contenía una grasa omega-3 por cada una o dos grasas omega-6. Por consiguiente, nuestra información genética está diseñada para cantidades prácticamente iguales de señales pro y antiinflamatorias provenientes de la dieta. Nuestra dieta *actual* ofrece una proporción de aproximadamente una grasa omega-3 por cada diez o veinte grasas omega-6. Las señales que se emiten a nuestro cuerpo se han desplazado enormemente hacia el término pro-inflamatorio de la ecuación y, como era de esperarse, no nos ha ido bien con el cambio.

¿Cómo se arregla esta situación? Debemos preferir las carnes de animales alimentados con pasto y los peces capturados en el medio silvestre, evitar las fuentes de grasas n-6, en especial los aceites de ciertas semillas y cereales, y tomar un suplemento de aceite de pescado. Más adelante hablaremos de la cantidad de aceite de pescado que debemos consumir.

Basta de grasa

Espero que ya entiendas un poco mejor la importancia de los ácidos grasos n-3 y n-6. Son elementos fundamentales en el control de sustancias similares a las hormonas, con nombres atractivos como prostaglandinas, tromboxanos, leucotrienos, endocannabinoides, citocinas y eicosanoides. Estas sustancias implican miles de millones de dólares por año en ventas farmacéuticas e investigación, porque controlan la comunicación relacionada con la inflamación de una célula a otra en todo el cuerpo. Los medicamentos que actúan sobre las vías metabólicas, como las COX-1 y COX-2 (ciclooxigenasa uno y dos, respectivamente), incluyen el Viox, el Celebrex y nuestra vieja amiga, la aspirina. Las vías de la COX regulan gran parte de lo que percibimos como dolor e inflamación. Estas sustancias son enormemente potentes. Están controladas por las grasas n-3/n-6, los niveles de insulina y los hábitos, como el sueño y el estrés. Esto quiere decir que tenemos bastante control sobre estos procesos y podemos usar nuestro conocimiento para anticiparnos al envejecimiento, el deterioro cognitivo y muchas otras enfermedades neurodegenerativas.

¿Es necesario monitorear los tipos de grasas que comes?

En realidad, no. Si sigues el sencillo plan de comidas del libro, todo irá bien. Si sigues las sencillas y deliciosas recetas y recomendaciones de la Solución Paleolítica, no hay necesidad de controlar de cerca este asunto. Como dijimos antes, no hace falta comprender estos conceptos para *llevarlos a la práctica*, pero si tú, tus familiares y tu médico tienen alguna pregunta, siempre es bueno conocer las respuestas.

Aparte de todas estas tonterías acerca de la salud, si tu ingesta de grasas esenciales es equilibrada no solo estarás saludable sino que perderás grasa, desarrollarás músculos (si así lo deseas), tendrás mucha energía y te sentirás muy bien. Y para que termines de convencerte, ¡tu trasero se verá de maravillas en bikini! O en bermudas. O en lo que uses para la playa.

A continuación te doy una lista de súper alimentos con n-3. Si realmente quieres ampliar tus conocimientos científicos, visita el sitio Web del profesor Cordain: http://www.thepaleodiet.com/nutritional_tools/fats.shtml

- Salmón silvestre de Alaska
- Sardinas
- Anchoas
- Caballa

- Arenque
- Trucha
- Carne de animales alimentados con pasto
- Huevos enriquecidos con omega-3

Robb, este es el capítulo de las grasas pero todavía no has hablado del colesterol. ¿Qué ocurre?

Bueno, sí dije que el ácido palmítico puede aumentar el recuento de LDL, pero la realidad es que los carbohidratos de la dieta tienen una influencia mucho mayor sobre el colesterol y los riesgos generales de enfermedades cardiovasculares. Estas son algunas de las cosas que deben recordarse con respecto al exceso de carbohidratos en la dieta y el consiguiente hiperinsulinismo:

• El colesterol LDL se concierte al perfil aterogénico denso y pequeño por la influencia del exceso de carbohidratos.

• Aumenta el colesterol total debido a la mayor producción de la reductasa HMGCOA.

• Aumenta la inflamación sistémica por la mayor producción de prostaglandinas, citoquinas y leucotrienos pro-inflamatorios.
Si se habla de colesterol y ECV, lo importante es:

• Concentrarse en las cantidades y tipos de carbohidratos, con énfasis en los vegetales y reservando las frutas y tuberosas para cuando se realiza ejercicio intenso.

• Crear un perfil n-3/n-6 de 1:1 a 1:2 comiendo principalmente carnes de pastoreo y pescados capturados en su medio natural, al tiempo que se limita la ingesta de n-6.

OCHO

<<<<<<<<<<<<<<<<<<<<<<<<<<<<<<<<<<<<<<<<<<<<<<<<<<<

Estrés y cortisol,
o
por qué este libro debería titularse:
"¡Duerme, grandísimo tonto!"

<<<<<<<<<<<<<<<<<<<<<<<<<<<<<<<<<<<<<<<<<<<<<<<<<<<

Las introducciones siempre son un problema para mí, porque no soy un pensador lineal. Veo el mundo como capas de conexiones, más que como un resumen de estudios universitario. Esto es magnífico para establecer conexiones e innovaciones, pero es pésimo para presentar material nuevo a la mayoría de las personas. Si todo está conectado, ¿cómo mantienes separadas las partes móviles, para que la información tenga principio y final?

Este capítulo es un perfecto ejemplo de este desafío, ya que empezaremos a delinear un enfoque cada más integral de nuestra Solución Paleolítica. Primero debemos hablar de endocrinología, en especial de la hormona suprarrenal cortisol y sus diversos efectos sobre la salud y la enfermedad. Luego veremos cómo la vida moderna está cada vez más alejada del estilo de vida de nuestros ancestros, y lo que esto implica no solo para el cortisol, sino también (¡sí, adivinaste!) para nuestro rendimiento, salud y longevidad.

El problema consiste en habernos apartado del estilo de vida de nuestros ancestros, en la diferencia entre el modo en que nuestra información genética espera del mundo en comparación con lo que efectivamente ocurre. Para entender cómo y por qué nuestra vida moderna nos mata lentamente, hay que comprender de dónde venimos.

Después, si lo deseas, podrás realizar los cambios necesarios para nuestra información genética y nuestra herencia.

Hace mucho tiempo

Tal vez te resulte difícil creerlo, pero las cosas para nuestros ancestros eran al mismo tiempo más difíciles y más fáciles que para nosotros. Entre las dificultades: vivir sin avances como la medicina, el gobierno centralizado y una comunicación lenta.. Podías romperte una pierna, enfermarte o ser herido por alguna criatura grande y malvada; este tipo de cosas explican la expectativa promedio de vida (de treinta a treinta y cinco años) de nuestros ancestros cazadores-recolectores. Como verás en el capítulo de ejercicios, estos antepasados tenían una vida dura y agitada, y sus esqueletos parecen de atletas olímpicos mezclados con malabaristas.

Tenían que trabajar muy duro para obtener alimentos, ropa y refugio, muchas veces con grandes riesgos para su integridad física. Pero lo interesante es que, a pesar de esto, no trabajaban tan duro ni por tanto tiempo como nosotros. Probablemente te sorprenda, pero nuestros ancestros trabajaban unas 10 a 15 horas por semana. Hagamos una pausa para pensar en esto: tal vez trabajaban cinco horas un día, unas pocas horas al día siguiente, luego se tomaban un día entero para holgazanear. Esto puede parecer imposible, pero es un rasgo común a *todas* las sociedades de cazadores-recolectores estudiadas, y por eso al modo de vida cazador-recolector se lo llama muchas veces "el estilo de vida acomodado".

Sus tareas variaban según las estaciones y los lugares donde vivían. Les suministraban comida, ropa y refugio. El trabajo de un cazador-recolector también ofrecía la mejor garantía del Paleolítico: un lugar en la extensa red familiar de una tribu de cazadores-recolectores. El resto del tiempo lo pasaban socializando, viajando a ver familiares en los grupos de parientes vecinos y muchas veces jugando a juegos de azar. ¡También a los cavernícolas les gustaban las apuestas!

Los exploradores y antropólogos que han estudiado y vivido entre diversas tribus de cazadores-recolectores describen a estos pueblos como "muy" felices y contentos. Se acostaban y se levantaban temprano, y vivían muchas aventuras (un poco de peligro puede matarte, pero extrañamente, también te permite saber que estás vivo). Tenían una fuerte red social, sentido de pertenencia, variedad en el trabajo y tareas no muy pesadas. No es que quiera dar una visión excesivamente beatífica de la vida de los cazadores-recolectores. Es verdad que se enfrentaban a numerosos factores de estrés: enfermedades, lesiones y ataques de animales salvajes, tribus vecinas e incluso parientes (también en el Paleolítico, lo asesinatos más probables los cometía la gente que conocía a la víctima). Aunque estos peligros contradicen la utopía de cuento de hadas de la que estaba hablando, nuestros ancestros llevaban vidas que eran sorprendentemente buenas, teniendo en cuenta la carencia de cosas elementales, como medicina, casas aisladas y series de TV.

La diferencia fundamental entre los factores de estrés de nuestros ancestros y los de la vida moderna puede resumirse en frecuencia y duración. El estrés en el paleolítico tendía a ser agudo: de corta duración y poco frecuente. Por el contrario, el estrés moderno tiende a ser constante e inacabable.

En el libro *Why Zebras Don't Get Ulcers*, el Prof. Robert M. Sapolsky señala que los animales salvajes no presentan las enfermedades relacionadas con el estrés que vemos en los humanos. Esto se debe en parte a cómo han cambiado las condiciones humanas (del paleolítico a la vida moderna) y en parte a la naturaleza de la mente humana. Los seres humanos tienen la capacidad de preocuparse por el futuro y de repasar recuerdos inquietantes del pasado. La psiconeuroinmunología (que estudia cómo influye la mente sobre el sistema inmune y viceversa) ha demostrado que nuestros pensamientos son nuestra realidad, para bien o para mal.

Una temática común a las religiones orientales es la recomendación de "vivir en el ahora". Los niños y otras criaturas pequeñas tienden a ser muy capaces de vivir en el presente, por lo que no es de extrañar que identifiquemos la felicidad con la vida simple de los niños y los animales. La vida moderna, con todos sus avances y extraordinarios logros, ha abierto su propia caja de Pandora. Solo que, a diferencia del mito de Pandora, en el que se liberaba a un conjunto de demonios que se abatieron sobre la humanidad, creo que aquí sería más apropiado decir que hemos sido arrojados *dentro* de la caja y que los factores de estrés de la vida moderna nos atacan de todas partes.

Sé que todo esto suena negativo. Pero el asunto es que, hasta tanto reconozcas los barrotes de tu jaula (o las paredes de tu caja), es imposible escapar de ella. Como dice Erwan Le Corre, fundador de MovNat, eres un "zoo humano". Piensa en esto por un momento: es exacto pero desagradable. Espero que la imagen te lleve a hacer algunos cambios o, para seguir a Erwan, "a encontrar tu verdadera naturaleza".

Teniendo todo esto en cuenta, analicemos la vida moderna desde la perspectiva de que nuestra información genética está preparada para los factores de estrés agudo del Paleolítico, y veamos si podemos planear la huida. Creo que he visto unos vegetarianos en la otra calle; tal vez podamos atacarlos, robar su cáñamo y fabricar una "cuerda de escape".

Vida moderna: ¿Cómo duermes?

Qué mejor manera de relatar los factores de estrés de la vida moderna que pensar en cómo encaramos la mayor parte de nuestros días:

1. Con un reloj despertador.
2. Habiendo dormido menos de lo que desearíamos.

En un momento hablaré de la fisiología del sueño, pero por ahora creo que estarás de acuerdo conmigo en que, cuando dormimos lo suficiente, nos sentimos muchísimo mejor. O, si eres como la mayor parte de la gente, tal vez ni siquiera recuerdes lo que significa "descansar bien". "Levantarse tarde" y estar completamente descansado forma parte de nuestra norma genética ancestral. Por desgracia, rara vez experimentamos esto después de la primera infancia, al menos hasta el momento en que nos hacemos encima en un geriátrico.

¿Cómo sería tu vida si pudieras despertar cada día *sin* despertador, habiendo dormido todo lo que necesitas? *No* es una pregunta retórica. Piénsalo.

Viajar al trabajo

¿Cuántos de ustedes caminan o van en bicicleta al trabajo? Apuesto que no demasiados. Si vives en Europa o en una de las pocas ciudades progresistas de Estados Unidos o Canadá, tienes opciones de transporte público que te permiten cierto grado de tranquilidad, sin tener que preocuparte por la amenaza de violencia física o los robos; pero por ahora dejemos esto de lado. Para muchas personas, viajar todos los días al trabajo representa un proceso largo y tedioso, que no se parece en nada a prepararse para salir de caza o a recolectar plantas comestibles. Uno de los factores determinantes al cambiar de trabajo o al mudarse con toda la familia es el efecto que tendrá el viajar al trabajo sobre la calidad de vida. Lo triste es que mucha gente decide viajar más tiempo para poder ganar más dinero y así tener una casa más grande y más porquerías.

Trabajo

¿*Amas* tu trabajo? ¿Te gusta? ¿Lo toleras en aras de la supervivencia? La mayoría de las personas está relativamente conforme con lo que hace, pero frecuentemente siente que le gustaría tener que hacerlo menos tiempo. ¿Cuántos de ustedes trabajan cuarenta horas por semana? ¿Cincuenta horas? ¿Más? Para los cánones modernos, una semana de cuarenta y cuatro horas de trabajo se considera distendida; y sin embargo, esto representa de 2,5 a 4 veces más de lo que trabajaban nuestros antepasados. Y esto es un grave problema si pensamos en el estrés. A diferencia de nuestros ancestros, la mayoría de nosotros nos especializamos en algo que se convierte literalmente en un yugo. Si lo pensamos de este modo, entenderemos por qué estamos llenos de energía los lunes y martes, pero a punto de enloquecer los jueves y viernes. Esto puede no condecir con nuestra ética puritana de trabajo, pero *quizá* estemos trabajando más de lo conveniente. No quiero que nadie se sienta incómodo (mentira, en realidad quiero que te sientas horriblemente incómodo; mi objetivo es hacerte pensar seriamente en esto), pero si alguna vez sentiste que si trabajaras un poco menos y tuvieras más variedad en tu vida aliviarías el estrés, lo más probable es que estés en lo cierto.

Familia y vida social

¿Sabías que las personas que carecen de lazos familiares y sociales corren tanto riesgo de enfermarse o morir como los fumadores que consumen una cajetilla al día? ¿Por qué será? Porque hemos evolucionado para ser seres sociales. Hemos considerado varias situaciones en las que el exceso (de carbohidratos, de estrés, de trabajo) tiene efectos perjudiciales sobre la salud. Pero de la misma manera, las carencias también pueden llevarnos a la muerte. Entre ellas, la falta de sueño, la inactividad y los lazos sociales inadecuados. Pocos de nosotros tiene redes sociales remotamente parecidas a las de nuestros ancestros, y este es un factor de riesgo importante. Deja el libro ya mismo y ve a hacer un nuevo amigo, ¿de acuerdo?

Actividad (ya sabes: ejercicio)

Más adelante dedico un capítulo entero al ejercicio, pero me gustaría señalar algunas cosas: nuestros ancestros paleolíticos tendían a ser muy activos, pero también descansaban mucho. En promedio, cazaban y recolectaban el equivalente en energía a caminar unas 11 millas por día. Esta actividad estaba dividida en diversas tareas (otra vez la variedad). Por no ser demasiado repetitiva, esta actividad no tenía un efecto tan negativo sobre sus articulaciones y sus mentes.

Por el contrario, nuestra vida moderna parece dividir a las personas en dos categorías:

1. Personas expertas en eficiencia que se dedican a hacer lo menos posible: cinco pasos del sofá al refrigerador, seis pasos al automóvil en el garaje, veinte pasos desde el estacionamiento hasta el escritorio. Esta gente considera seriamente la posibilidad de colocarse un catéter para no caminar hasta el baño.

2. Personas que tratan de suicidarse a través del ejercicio. Se levantan a las cuatro de la mañana seis días a la semana. Corren, andan en bicicleta y nadan antes del canto del gallo. Levantan pesas durante el almuerzo. Hacen ejercicio incluso si están enfermas, sangrando o delirando. ¡Me canso de solo pensar en ustedes!

En la Solución Paleolítica, apuntamos a una dosis terapéutica de ejercicio: lo suficiente para lograr un trasero firme y apetecible y para que tu nivel de lípidos en sangre haga canturrear de felicidad a tu cardiólogo, pero no tanto como para agotarte y empeorar una situación ya de por sí comprometida.

Supongo que ya te habrás dado cuenta de que nuestro estilo de vida probablemente es algo desequilibrado con respecto a nuestra información genética de cavernícolas. Ya hablamos del sueño, de la actividad, de la socialización y del trabajo. Ahora nos toca hablar de lo que nos ocurre por dentro. En las buenas y en las malas épocas. Tenemos que hablar en detalle de la hormona cortisol, y ver qué papel tiene en la Solución Paleolítica.

Cortisol

Sin ser cínico en absoluto, podrías decir que la vida se reduce a comida, sueño y sexo.[1*] En cuanto a la comida, tenemos todo lo que se necesita para obtenerla (cerebro para planificar, músculos para procurárnosla y defenderla). Una vez que obtenemos la comida, la comemos y la quemamos o la almacenamos. Todo esto está relacionado con nuestra administración de la energía a corto y largo plazo, con la grasa corporal, con la fertilidad, etc. Ahí están la insulina y el glucagón para ayudarnos a regular el almacenamiento y la utilización de la energía. Sin embargo, el cortisol también juega un papel en el asunto, ya que también afecta el almacenamiento de energía y muchas otras funciones:

1. Regular la respuesta inmunológica. Un exceso de respuesta inmunológica puede conducir a la autoinmunidad o a problemas serios resultantes de "daños colaterales" provocados por un sistema inmune hiperactivo. Muchas enfermedades no son fatales en sí mismas (como la gripe H1N1), pero a veces resultan fatales por una hiperreacción del sistema inmune. El cortisol "pone el freno" al sistema inmunológico y es muy importante tanto para nuestra susceptibilidad a las enfermedades como para la forma en que respondemos a ellas.

---

1   * He presentado esto como una generalización cuando, en realidad, hay variaciones dentro de la especie a este respecto. Si tienes marcadores genéticos XY, en realidad todo se reduce a sexo. Si perteneces al genotipo XX, las cosas son mucho más complejas. Los alimentos deben ir acompañados de un derivado del cacao. Para el sueño necesitas de ciertas prendas de vestir, generalmente llamadas "pijamas", y el sexo puede sustituirse con fenómenos sociales que pueden resultar fatales para los XY de la especie, llamados "comedias románticas".

2. La cantidad de sodio en sangre. Más cortisol significa más sodio y, por ende, mayor volumen sanguíneo. Por lo general esto significa mayor presión arterial, con el consecuente estrés cardíaco, vascular y renal.

3. Regular la fuerza del tejido conectivo. Demasiado cortisol puede debilitar el tejido conectivo de la piel y de todo el cuerpo. El cortisol hace que te arrugues más rápido.

4. Tal vez lo más importante para este análisis: el cortisol libera glucosa y ácidos grasos del hígado y embota la sensibilidad a la insulina.

La mayoría de las personas están familiarizadas con la idea de que el cortisol es la hormona del "estrés", pero esto es engañoso y tiene más que ver con la vida moderna que con el cortisol. El cortisol es fundamental para la vida, y la falta de cortisol produce problemas de salud, incluso la muerte. Aquí también se trata de apuntar a la cantidad justa de una determinada hormona; si has prestado atención hasta aquí, estamos hablando de las cantidades que podrían encontrarse en nuestros ancestros paleolíticos.

Un día común de un hombre del Paleolítico comenzaba al despertar con niveles de cortisol relativamente altos. Pero no creas que se debía al fastidio por tener que tomar el tren al trabajo. Es la manera en que la naturaleza se asegura de que estemos alerta, llenos de energía y listos para empezar el día. El cortisol produce la liberación de glucosa y ácidos grasos del hígado. Esa energía era necesaria para que nuestros ancestros paleolíticos levantaran el campamento, cazaran, recolectaran y comenzaran el día, en general. Esto era lo normal y de hecho no tenía *nada de estresante*. Recuerda que todas nuestras hormonas tienen parámetros operativos normales, y es muy normal que el nivel de cortisol sea elevado por la mañana.

El cortisol trabaja junto con la insulina y el glucagón para regular nuestro nivel de energía. Cuando necesitamos más energía (temprano por la mañana o al huir de un depredador), el cortisol es relativamente elevado. Al atardecer, cuando estamos relajándonos y preparándonos para ir a dormir, el cortisol debería descender. ¿Y qué ocurría si nuestros ancestros paleolíticos eran atacados por una tribu enemiga o si tropezaban con un carnívoro especialmente grande y malhumorado que

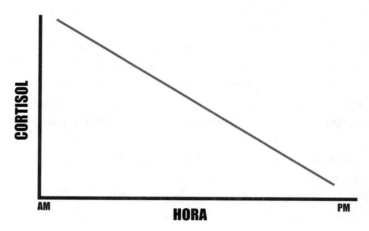

**Perfil de cortisol normal: elevado
por la mañana y bajo por la noche.**

quería demostrar quién estaba encima de quién en la cadena alimenticia? ¿Esas situaciones ocurrían? ¿Eran estresantes? Sí, ocurrían y sí, eran estresantes. Pero el estrés paleolítico se resolvía rápidamente, para bien o para mal. No se arrastraban en el tiempo y no ocurrían todos los días.

Tal vez la vida moderna haya eliminado el riesgo de ser devorados por un oso (normalmente), pero tiene sus propios factores de estrés. Algunos más inmediatos y palpables, otros más bien mentales. Pero en general, los factores de estrés en la vida moderna son crónicos, a diferencia del estrés agudo para el que estamos tan bien preparados. Perder el trabajo en tiempos difíciles, ser asaltado en el tren, estar a punto de chocar mientras conducimos, pensar en la educación universitaria de nuestros hijos... *falta de sueño*. Estos son los problemas modernos que cuentan como estrés, y al acumularse, pueden destruirnos.

Llueve sobre mojado

El concepto fundamental aquí es la diferencia entre estrés agudo y estrés crónico. Estamos genéticamente preparados para lidiar con estrés agudo (breve y poco frecuente). A este estrés solíamos responder con algún tipo de actividad física (luchar o huir) que hacía uso de la glucosa y la grasa liberada desde el hígado. Luego las cosas volvían a una normalidad relativamente "tranquila".

Pero no estamos hechos para los factores de estrés de la vida moderna. Si bien afectan a las personas de diferente manera y en distintos grados, indudablemente están existen y son acumulativos.

Cuando padeces estrés, en especial estrés crónico, tu cuerpo libera cortisol con mucha mayor frecuencia de la que debería. Esto se vuelve serio cuando el cortisol no solo está elevado por la mañana, sino todo el día, incluso a la hora de acostarse. Las consecuencias pueden ser nefastas, ya que, cuanto más nos estresamos, más disminuye nuestra capacidad de lidiar con el estrés. Se produce un horrible efecto que aumenta rápidamente, lo que en biología se conoce como mecanismo de "proacción". El cortisol anormalmente elevado comienza a alterar el sueño, lo que nos hace más proclives al estrés cotidiano, que a su vez eleva más aún el nivel de cortisol. Las consecuencias de esta espiral descendente incluyen la supresión de la función inmunológica, el aumento crónico de los niveles de azúcar en sangre, la disminución de la sensibilidad a la insulina, la reducción de la capacidad de formar recuerdos a largo plazo y la disminución del impulso sexual y la libido. Sí, señores: el cortisol es cosa seria.

Ya sabes... todo está relacionado, y eso

El estrés crónico puede elevar (y de hecho eleva) los niveles de cortisol. El estrés puede provenir de distintas fuentes y es en cierta medida subjetivo, pero una de las primeras funciones afectadas por el estrés y el cortisol es el sueño. Una vez que el sueño se chinga, todo se va al demonio. Y ten en cuenta que esto funciona en ambos sentidos: un nivel de estrés que podría ser manejable puede volverse prácticamente fatal debido a las alteraciones del sueño. Quedarse despierto hasta tarde, o simplemente descuidar la calidad y duración del sueño, puede socavar seriamente tu capacidad de lidiar con niveles de estrés que podrían ser manejables.

Tómate un té de tilo

La mayoría de las personas se da cuenta de que se siente mal cuando duerme poco. Otras están privadas de sueño con tanta frecuencia que no tienen idea de qué es lo normal. No importa dónde te encuentres en este espectro: tienes que entender la importancia de dormir bien. ¿Por qué? Pues bien, hay dos razones importantes: una sola noche sin dormir o durmiendo de forma inadecuada es suficiente para hacerte tan resistente a la insulina como un diabético de tipo 2. Piensa en lo mal que te sientes cuando no duermes. ¡Así se sienten los diabéticos de tipo 2 todo el tiempo! Divertido, ¿no? El ejercicio puede ayudar, pero tu fisiología nunca será normal sin la cantidad de sueño adecuada.

Me parece oír a los rudos: "Dormir es para débiles. Todo está en la mente. Yo soy fuerte: solo necesito más café y puedo funcionar". Ahá, seguro, mi general, pero piensa en esto: los Centros para el Control de Enfermedades (CDC) recientemente anunciaron que el trabajo por turnos (que equivale a falta de sueño) es un factor cancerígeno conocido. Así que, Rambo, eso significa que el trabajo por turnos, al igual que los cigarrillos, el amianto, la radiación nuclear y ciertos programas televisivos de entrevistas, puede producir cáncer. Bueno, tal vez exageré un poco con lo de los programas. Cuando descuidas el sueño o duermes mal, tu cuerpo lo registra como un factor de estrés importante. Se perjudica el sistema inmune y te pones gordo, desmemoriado y loco.

Nuestros ancestros cazadores-recolectores jamás tuvieron un reloj despertador. Se acostaban al caer el sol (o poco después) y se levantaban cuando salía el sol. Nuestros ancestros, como todos los demás seres vivientes, estaban sintonizados no solo con el cambio de estaciones, sino también con el ciclo día-noche. No existía el moderno concepto de 24/7. Como dijimos antes, teníamos períodos importantes de ocio y descanso, y *dormíamos*. Esto es lo que espera nuestra información genética cuando venimos al mundo, pero hoy en día le enviamos señales muy distintas. Si tus genes pudieran hablarte, probablemente sonarían como Bill Cosby y dirían: "Yo te traje a este mundo... ¡y puedo sacarte de él!"

Pero Robb, ¡yo solo quiero verme bien!

Si la idea de contraer cáncer por falta de sueño no te motiva lo suficiente, haré otro intento más superficial: ¿te interesa verte bien desnudo? Si no duermes:

1. Bloquearás por completo tu pérdida de grasa.
2. Te pondrás gordo, enfermo y diabético.
3. Te pondrás viejo y arrugado antes de tiempo.

Si somos resistentes a la insulina crónicos y tenemos niveles elevados de glucosa en sangre gracias al cortisol, es lo mismo que comer una dieta rica en carbohidratos. Los productos finales de la glicación avanzada envejecen la piel y los órganos a mayor velocidad. La resistencia a la insulina hace que almacenemos grasa alrededor de la cintura, y tendemos a no utilizar la grasa corporal para producir energía. Además, el cortisol elevado desestabiliza la proteína colágeno, la que hace que tu piel se vea joven.

Aunque comas muy bien, puedes perjudicar tu salud (y tu trasero) si no administras bien el estrés y el sueño. Así que, si eres de los que prefieren esconder la cabeza en la arena en lo que a la salud se refiere, tal vez seas lo suficientemente superficial como para hacer algo para evitar engordar, arrugarte y volverte diabético. No me importa cuál sea tu motivación: solo quiero que pruebes este método para que veas lo efectivo que resulta. Y de paso, tu trasero se verá mucho mejor si no está caído y arrugado.

Hablemos de Charlie

Voy a darte un ejemplo hipotético de cómo puede acumularse el estrés en nuestra vida. Charlie está compuesto de los miles de personas con los que he trabajado. Incluso podrías ser tú.

Charlie tiene un excelente trabajo, y está muy contento porque sabe cuánta gente ha sido despedida en los últimos meses. Charlie trabaja muy duro para demostrarle a la empresa lo valioso que es, y porque tiene una hermosa hija de seis meses. A Charlie le gusta estar en forma.

El ejercicio no solo hace que se sienta bien, sino que su trabajo tiene que ver con las relaciones públicas, de modo que al estar en forma, resulta atractivo y hace aún mejor su trabajo. Charlie encontró un nuevo programa de entrenamiento por intervalos de alta intensidad y lo practica cinco días a la semana. La única clase a la que puede asistir es la de las 6:00 de la mañana, así que se levanta todos los días a las 4:30 para ir al gimnasio. Al llegar a casa, ayuda a su mujer antes de irse al trabajo.

Últimamente, Charlie ha notado una ligera "caída" en su entrenamiento, y aunque se cuida más que nunca en las comidas, parece estar perdiendo tonicidad en los abdominales. Charlie *siempre* tuvo abdominales bien marcados, pero ahora tiene el vientre algo flácido. Aunque rara vez se rinde y come algo que no debería, ha experimentado tremendos antojos de azúcar por las tardes y las noches. Le ha resultado difícil concentrarse en varias oportunidades (en el trabajo, al conducir, incluso en casa). Esto es muy raro en él, ya que por lo general es el que se acuerda de "todo", ya sea en el trabajo o en los programas de preguntas y respuestas.

Charlie solo quiere dormir, pero en cuanto apoya la cabeza en la almohada, su mente empieza a funcionar a toda velocidad. No se va a la cama hasta las 22:00 o las 22:30, y la mayoría de las noches tarda una hora o más en quedarse dormido. Con frecuencia se despierta a eso de las 3:30 para orinar (¿cuándo empezó a suceder esto?). Cuando oye el despertador, se siente más cansado que al acostarse. Al despertar, Charlie siempre piensa: "¿Por qué no estaré así de cansado cuando me acuesto?"

Algunos días son peores que otros. El martes pasado, estuvo a punto de derramar el batido que estaba bebiendo mientras conducía hacia el gimnasio. Una vez que llegó al gimnasio, se sentía cansado y con frío. Por primera vez en su vida se sintió viejo. En lugar de sentirse de treinta y cinco, le pareció tener ochenta años. Para peor, le picaba la garganta: seguramente otra sinusitis. Se arrastró a lo largo de todo el día e incluso olvidó una reunión importante por no haberla anotado en su PDA. ¡*Nunca* antes se le habían pasado por alto estos detalles!

Cuando llegó a casa el martes a las 18:00, tomó en brazos a su hija de seis meses para que su esposa pudiera terminar de comer. A la mujer de Charlie le gustaba quedarse en casa con la pequeña, pero trabajaba de enfermera en el turno nocturno, y en algunas semanas volvería a su puesto. Trabajar en distintos horarios no sería fácil, pero su salario suplementario era la única forma de pagar la bella casa que habían comprado dieciocho meses atrás.

Después de cenar, Charlie y su esposa tuvieron un raro momento solos, mientras la niña dormía en la sala de estar. La mujer de Charlie, medio en broma, medio enojada, le reclamó que él no había tratado de "seducirla" desde que había nacido su hija. Charlie se sintió culpable. Amaba profundamente a su esposa, pero últimamente le interesaba mucho más dormir que tener sexo.

Analizando a Charlie

En los últimos diez años he trabajado con muchos "Charlies". A veces con una "Charlene" en lugar de un Charlie, pero el resultado neto es el mismo, y también lo es la causa: un estilo de vida totalmente alejado de nuestra información genética.

Analicemos los factores de estrés para entender qué ocurre con la salud y el estado hormonal de Charlie. Recordemos que Charlie está haciendo muchas cosas bien: hace ejercicio, se cuida en las comidas, tiene una relación de pareja amorosa y comprensiva. Ahora pensemos en lo que podría pasar si comiera mal, jamás hiciera ejercicio y tuviera problemas de pareja. También he trabajado con personas así miles de veces, y te aseguro que el desastre es todavía peor.

Sueño

¿Cuánto duerme Charlie? Ni remotamente lo suficiente. Se acuesta a eso de las 22:30, se queda despierto una hora más y luego se despierta de madrugada a orinar. Se levanta a las 4:30, por lo que la mayoría de las noches duerme menos de seis horas, tal vez menos de cuatro horas y media si tenemos en cuenta sus idas al baño.

Cansado pero "conectado"

Recuerda que Charlie tiene que arrastrarse durante todo el día. Le cuesta permanecer despierto, se olvida de todo. Pero cuando apoya la cabeza en la almohada, su mente empieza a recordar los eventos del día y a pensar en las actividades del día siguiente. Charlie es lo que el entrenador de fuerza Charles Poliquin llamaría "cansado pero conectado". En condiciones normales, nuestro nivel de cortisol por la noche es bajo, lo que nos permite irnos a dormir. En el caso de Charlie, está en un estado de agotamiento tal que su nivel de cortisol es elevado por la noche y bajísimo por la mañana. Esto hace que la vida sea muy difícil, ya que lo poco que descansa no descansa bien, y cuando necesita estar "con todas las luces", no lo está ni por asomo.

Una solución común a este problema es tomar algo que baje las revoluciones por la noche y estimulantes por la mañana. Para lo primero, Charlie toma unas copas de vino (que lo ayudan a "relajarse") y para lo segundo, una dosis cada vez más alta de café por la mañana. El problema es que el vino empeora el sueño alterado, ya que bloquea la crucial liberación de hormona del crecimiento en las primeras etapas del sueño. La dosis cada vez más alta de estimulante por la mañana inicialmente ayuda, pero a largo plazo no hace otra cosa que cavar más la fosa. Llega un momento en que el café ya no aumenta la energía, sino que simplemente es imprescindible para funcionar. Ya no es una opción dejar de tomarlo.

Algunas personas involucran a su médico de cabecera en este juego de "sube y baja". El médico les receta diversas ayudas para dormir, que también bloquean la liberación de la hormona de crecimiento (no se descansa bien con drogas, amigos), y los estimulantes pueden tomar la forma del Ritalin ofrecido por un compañero de trabajo. En definitiva: Charlie *no* duerme lo suficiente y el desvío farmacológico no hace más que retrasar lo inevitable y agravar la caída.

Un gordito entrenando

Aunque según las normas de la mayoría de las personas Charlie no es gordo, está más gordo que nunca en su vida. Él combate a este nuevo antojo de dulces y hace ejercicio constantemente, pero ¿qué demonios está sucediendo?

Charlie tiene niveles elevados crónicos de cortisol, lo que significa que sus niveles de azúcar en sangre (liberado desde el hígado) y de ácidos grasos están crónicamente elevados. Esto perjudica indirectamente a la sensibilidad a la insulina (por el azúcar en sangre elevado), mientras que el cortisol inhibe directamente la sensibilidad a la insulina y a la leptina. Es un clásico caso de almacenamiento de grasa debido

a la resistencia a la insulina, y es por eso que Charlie sube de peso alrededor de la cintura. Si analizamos los lípidos de sangre de Charlie,
veremos que sus triglicéridos aumentan poco a poco, probablemente
a la par de su conteo de LDL, mientras que el tamaño de partículas se
vuelve más pequeño, denso y reactivo. ¿Recuerdas la ateroesclerosis?

Sexo

Charlie tiene dos problemas nuevos y muy molestos: bajo impulso sexual y la necesidad de orinar por la noche. A medida que aumenta su grasa corporal, Charlie tiende a convertir la poca testosterona que le queda
en estrógeno, gracias a una enzima llamada aromatasa que se halla en
el tejido adiposo. Ya seas hombre o mujer, cuando aumenta tu nivel de
grasa corporal, tiendes a convertir la testosterona en estrógeno. En el
caso de Charlie, esto ha producido el crecimiento de la próstata (hip-
erplasia prostática benigna o BPH, por sus siglas en inglés) a la avanzada edad de treinta y cinco años. Por si esto fuera poco, sus niveles
de testosterona están bajos por dos razones: una, que el cortisol y la
testosterona compiten por los mismos recursos limitados. Si el cortisol
aumenta, la testosterona *tiene que* descender. Si a esto le agregamos
la conversión de testosterona en estrógeno debida al aumento de grasa
corporal, las cosas se ponen negras para Charlie. Los efectos sobre las
mujeres son igualmente potentes, y tienden a producir SPM, síndrome
de ovario poliquístico, fibromas e infertilidad. Toda una fiesta, ¿no?

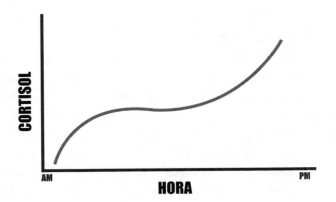

**Perfil cansado pero "conectado": cortisol bajo por la mañana,
elevado por la noche.**

¿Qué decías?

Desde una perspectiva biológica, la memoria se divide en dos categorías: la necesaria para la supervivencia y la "pintoresca y prescindible". Los niveles elevados de cortisol hacen que los recuerdos sean "pintorescos", porque tu cuerpo piensa que está luchando contra la muerte. En las situaciones de vida o muerte, recordarás lo suficiente de ese evento como para evitarlo en el futuro (con suerte), pero no es necesario recordar tonterías como los idiomas o la matemática. El cortisol elevado no solo bloquea la formación de nuevos recuerdos, sino que hace que parte de nuestra materia gris más valiosa *muera*. Así es: una camiseta con el eslogan "El cortisol produce daño cerebral" no estaría mal. Tal vez creas que puedes desestimar todo esto, pero la combinación de resistencia a la insulina y estrés oxidativo causada por los niveles elevados de cortisol de hecho son inquietantemente similares a los mecanismos de cosas tan amenas como el Parkinson, el Alzheimer y la demencia. Supongo que una de las ventajas de perder tus atributos es que cada vez que ves a tu media naranja será literalmente como la primera vez: "¡Hola, preciosa! ¿Cómo te llamas?"

¿Mucho estrés?

Charlie tiene muchos factores de estrés de los que no puede escapar, pero tiene una disposición bastante tranquila. ¿Y tú, eres como Charlie o tienes muchos conflictos en tu vida? ¿Estás tenso y tienes constantes subidas y bajadas emocionales? Si la respuesta es sí, es probable que tu sensibilidad a la insulina esté dañada. Tu comportamiento podría *deberse* a la poca sensibilidad a la insulina debida a una dieta inadecuada y falta de sueño (¿recuerdas cómo se siente el bajón después de consumir muchos carbohidratos?), o tal vez tu estrés esté *provocando* tu resistencia a la insulina. Como dije en la sección anterior, cuando padecemos estrés durante un período prolongado, el cuerpo tiende a producir demasiado cortisol. El cortisol es útil en situaciones estresantes (en un escenario paleolítico), ya que libera energía almacenada en el hígado en forma de glucosa y grasas. Es excelente para escapar de un oso enfurecido. Pero en el mundo de hoy, esta respuesta al estrés es como comer una barra de dulce, pero sin la diversión que eso implica. Liberas azúcar y grasas desde el hígado porque tu cuerpo cree que estás en peligro y que tal vez tengas que correr o luchar por tu vida. En realidad, estás sobrepasado de estrés y las que pagan el precio son tu salud y tu cintura. Para ser bien claro: puedes comer una dieta paleolítica inteligente, con bajo contenido de carbohidratos, y aun así no obtener demasiados resultados debido al estrés crónico.

Resumen number two

Amigo, tal vez te hayas perdido todo esto por falta de concentración, causada por falta de sueño y exceso de estrés. Quiero asegurarme de que lo entiendas:

El estrés tiene un efecto acumulativo. Dormimos mal, trabajamos demasiado, nos preocupamos por el dinero y nos encargamos de los niños. Cada una de estas cosas se añade al buffet de estrés. El sueño es con toda probabilidad el factor más importante (si lo descuidas, verás como todo se va al diablo) en lo que respecta al estrés, pero el estrés cotidiano puede elevar el cortisol por la noche y dejarte cansado pero conectado, afectando así el sueño. Es un punto sin retorno. Los fármacos y el alcohol no arreglan las cosas. ¿Alguna pregunta?

La solución

Supongo que sería antipático de mi parte dejarte estresado pensando en el estrés y el cortisol y no ofrecerte ninguna solución.

Como soy un verdadero profesional, te voy a decir lo más importante que debes saber para recuperar el control sobre tu estrés. Algunos de ustedes que están *realmente* enfermos tal vez deban dar un paso más y pedir ayuda médica para glándulas suprarrenales con "mucho millaje". Algunos de ustedes están en plena carrera hacia el cortisol elevado crónico, pero pueden salvarse *si* empiezan a cambiar algunas cosas. Para lograrlo, es preciso volver a los niveles de estrés y cortisol de nuestros ancestros.

Dale duro a esa almohada

Tal vez sea importante saber cuánto sueño es suficiente: para la mayoría de la gente, normalmente de ocho a nueve horas y media por noche. Para algunos de ustedes esto es legítimamente demasiado. Lo importante es despertar renovado y *sin reloj despertador*. ¡No más ring-ring! Si siempre has dormido seis o siete horas y aparentemente estás bien, tienes suerte, pero falta un pequeño detalle: tu habitación debe estar totalmente a oscuras cuando duermes. Esto es bastante claro, pero insisto: nada de luz. Nada de TV, computadoras o relojes. Cubre la luz de la alarma contra incendios. No basta con una mascarilla para dormir. Si quieres saber los motivos detallados, te recomiendo el excelente libro *Lights Out! Sleep, Sugar and Survival*. Abreviando, la cosa es así: las proteínas de porfirina, que hacen que tu sangre sea roja, detectan la luz y transmiten esta información al cerebro. Allí, la información de que estás expuesto a la luz bloquea una importante hormona/neurotransmisor antioxidante llamada melatonina. Este proceso es el corazón de tu problema con el cortisol. Así que compra cortinas black-out y cubre todas las fuentes de luz para garantizar un sueño profundo y reparador, ¿entendido?

Esto vale para todo el mundo, pero ya sé que algunos no me creen. He trabajado con mucha gente que juraba que solo necesitaba seis o siete horas de sueño por noche. Al dormir en un entorno completamente oscuro, estas mismas personas dormían una o dos horas más y, milagrosamente, se veían, se sentían y rendían mejor.

Si controlas tu sueño, te recuperarás más rápido del ejercicio, mejorarás tu memoria y tendrás menos alergia y mucha menos inflamación. Todo lo que dijimos con respecto a la insulina y a la inflamación se ve afectado por el sueño en el mismo grado que por la comida.

Si estás enfermo o tienes sobrepeso, este asunto no es negociable. Como dice el libro *Lights Out:* dormir más puede afectar tu vida social, pero también lo harán el cáncer, la diabetes y la demencia. Para que te sientas todavía más culpable: ya has comprado, robado o pedido prestado este libro. La inversión está hecha. ¿Cuál crees que es mi motivación para recomendarte todo esto? Por raro que parezca, deseo que tengas éxito. No vendo "El sueño de Robb Wolf en caja". Te aseguro que esto funciona, pero solo si lo *haces*. Y no olvides sacar la luz de noche de la habitación de tus hijos. Se enojarán si se dan cuenta que estás tratando de que contraigan cáncer y diabetes.

Trabajo por turnos

¿Trabajas en la policía, en el ejército, en los bomberos o en un hospital? En ese caso, probablemente el trabajo por turnos forma parte de tu rutina. Haz lo mejor que puedas. Tus horarios no son ideales, pero cuando sea que duermas, debes hacerlo bien. Habitación a oscuras, duración completa: es difícil, pero crucial. Las siestas son útiles para las personas en esta situación, pero lamento comunicarte que *no* reemplazan al sueño profundo y reparador.

Actividad

Hablemos un poco de la "actividad". Podría haber usado la palabra "ejercicio", pero actividad suena más sofisticado y no te hace salir corriendo. Voy a hablar de esto muy brevemente, ya que tengo todo un capítulo para aburrirte más adelante. Por ahora, permíteme mencionar un par de ideas generales.

La Solución Paleolítica apunta a un ejercicio variado: poco algunos días, mucho otros, y en ocasiones nada. Tal como hacían nuestros ancestros cazadores-recolectores. Algunos de ustedes ya se han adjudicado una "medalla de oro" por haber entrenado dos veces al día durante los últimos cinco años. ¡Estás tan comprometido que haces ejercicio incluso cuando te sientes mal! ¡Hurra! Pero olvídate de esa medalla. Te has ido al otro extremo, y es preciso que te calmes. La idea es reducir el estrés y el cortisol. En el gimnasio vemos algunas personas, generalmente las que trabajan en resistencia, que realmente entrenan demasiado. ¿Tienes exceso de grasa a pesar de "matarte con el cardio"? Amigo, todo ese entrenamiento aeróbico y levantarte temprano para ir al gimnasio te han hecho liberar más cantidad de cortisol de la que necesitas. Y eso te ha hecho engordar.

Lo vemos todo el tiempo: alguien entrena con nosotros por un año, se pone esbelto y fuerte y después quiere correr una maratón. O un triatlón. El volumen de entrenamiento va de tres a seis veces por semana, y extrañamente, la persona empieza a ponerse gordita alrededor de la cintura. Sinceramente, no me importa lo que hagas, pero si crees que más, más, más es mejor, mejor, mejor, te equivocas. En el capítulo de ejercicios hablaremos de la dosis ideal para mantenerte delgado, fuerte y saludable.

¡Me gusta la noche, me gusta el bochinche!

¡Ah, el alcohol! Tan divertido, y tan rápido para arruinarte la salud. Mucha gente trata de vivir mirando la TV hasta tarde y chequeando las actualizaciones de Facebook. Luego se dirigen al centro a mover el esqueleto, porque después de todo, merecen divertirse un poco. ¡Eso es, cariño! Trabajas duro y mereces verdadera diversión. Todo es tan divertido. ¡Sí! Esta es la fantasía publicitaria de noches increíbles empapadas en alcohol. La realidad de la pendiente del cortisol es un bar de mala muerte, gente repugnante, tragos caros y un despertar a la mañana siguiente peor que desayunar con el juez de instrucción del condado.

Para nuestros clientes, cambiar el estilo de vida es más difícil que el ejercicio, e incluso más difícil que la comida. La gente con gusto paga por sesiones de entrenamiento agotadoras, pero se enfurece cuando les sugerimos un poco más de sueño y un poco menos de alcohol para mejorar su salud y tener un trasero más atractivo.

A otras personas les cuesta cumplir con esta regla por las características de su trabajo. Los corredores inmobiliarios, por ejemplo, son adictos a los eventos sociales, y su productividad se basa en dar apretones de manos, besar bebés y beber ocho noches a la semana. No soy abstemio, y no es eso lo que recomiendo, pero hace falta usar el sentido común. No creerías la cantidad de gente que me envía correos electrónicos o me pregunta en los seminarios cómo beber al estilo de Nicholas Cage en "Leaving Las Vegas" y al mismo tiempo mantenerse delgadas y saludables. Francamente, algunas de las preguntas que me hacen me dejan atónito. ¡El sentido común es el menos común de los sentidos!

Es posible que necesites reducir tu consumo de alcohol para estar más delgado y más saludable. Ya sé que a algunos de ustedes esto les resulta obvio, pero me lo preguntan *todo el tiempo*. Yo pienso que puedes beber un trago (o incluso dos) un par de noches a la semana y estar bien. Si estás enfermo y tienes sobrepeso, no tienes tanto margen

(¿entiendes lo que digo?). Teniendo esto en cuenta, hay formas más inteligentes o más tontas de consumir alcohol. Aquí van algunas recomendaciones comprobadas de un graduado en bioquímica en la escuela más fiestera de los Estados Unidos:

Happy Hour

El alcohol es tremendo para las citas y para la liberación de la hormona del crecimiento. No vamos a hablar aquí del efecto que tiene el alcohol sobre la belleza de tu pareja, sino que nos limitaremos a las ramificaciones puramente fisiológicas del consumo de alcohol. Lo que tienes que saber es que el alcohol no solo entorpece la liberación de la hormona del crecimiento, sino que la suprime. Esto *no* es bueno para la salud, la recuperación ni la composición corporal. ¿La solución? No quisiera incomodarte sugiriendo que tal vez debas dejar de ser un borrachín. Yo recomendaría simplemente beber más temprano. Aleja el alcohol lo más posible del momento de irte a la cama. No voy a darte los números de depuración hepática del alcohol para que trates de "engañar al sistema". Recuerda solamente que debes beber al empezar la velada.

Sin problemas

Gran parte del problema de beber no es el alcohol en sí sino todas las porquerías, generalmente azúcar, que lo acompañan. Basta de esos tragos frufrú con sombrillas: bebe el alcohol solo. Mi favorito es el tequila (dorado), preparado con los siguientes ingredientes:

El infausto Margarita NorCal

2 medidas de tequila dorado
El jugo de 1 lima (¡entera!)
Un toque de agua de soda

Bebe uno o dos de estos tragos con el estómago vacío *temprano*. Termina la velada con algo de proteínas y grasas, y estarás bien. Estuviste con gente, te liberaste de las tensiones y no hiciste demasiado daño a tu cuerpo. Hay ciertas consideraciones químicas detrás de esta recomendación. El jugo de lima obstaculiza la liberación de insulina, y las burbujas de dióxido de carbono en el agua de soda actúan como lo que se conoce por "solvente no polar". Así, extraen el alcohol del trago y lo hacen penetrar en el torrente sanguíneo más rápido. ¡Qué sería de nosotros sin la química!

¿Se puede usar otra bebida que no sea tequila?
Sí, usa lo que quieras, aunque el tequila es lo mejor.

¿Y qué me dices del vino y la cerveza?
Por lo general, la cerveza está repleta de gluten. Si encuentras una variedad libre de gluten, puedes probarla, pero ten en cuenta que su contenido de azúcar es bastante alto. En cuanto al vino, personalmente lo detesto y lo veo como un jugo de uvas con pretensiones. Si te gusta el vino, elige las variedades secas, ya que tienen menos azúcar, Si crees que el vino es "bueno para la salud", tu excusa es similar a la de explicar el adulterio como "un contacto de negocios". En ambos casos, solo te engañas a ti mismo.

¡Pero el alcohol no es paleolítico! ¿Por qué lo recomiendas?
Porque me hacen esta pregunta todos los malditos días; lo único que quiero es dar información para que la gente elija mejor en su situación real. No convirtamos esto en una religión, ¿estamos?

Alimentos neolíticos

¿Recuerdas el capítulo sobre los cereales, las legumbres y los lácteos? ¿Recuerdas que te expliqué que eran muy malos para tus tripas y podían causar muchos problemas? Sí, es todavía peor. Esos alimentos también liberan cortisol. Muchas personas con intolerancias alimentarias notarán que se les acelera el pulso después de ingerirlos. Si estos alimentos dañan el intestino (y te aseguro que lo hacen), el organismo lo considera estrés, y la respuesta al estrés es... el cortisol. Esta situación no es tan simple. Digamos que toleras los cereales bastante bien (o al menos mejor que yo: la exposición a una pequeña cantidad de gluten me deja postrado durante días enteros). ¿Qué ocurre si de pronto estás expuesto a un elevado nivel de estrés? Digamos que tienes que cuidar de tu padre enfermo, que tuviste que trabajar muchas horas extra, que tienes problemas para dormir, que estás entrenando demasiado para el maratón. ¿Cómo crees que influirá el estrés sobre tu tolerancia a los alimentos neolíticos, como cereales, legumbres y lácteos? El estrés de la vida tiene un impacto negativo sobre tu salud intestinal, que a su vez tiene un impacto negativo sobre tu capacidad de lidiar con el estrés, que a su vez tiene un impacto negativo sobre el sueño. Todo encaja.

¿Eres dueño de tus cosas, o las cosas son tus dueñas?

Mi formación es la de un científico, un atleta y un entrenador. En muchos aspectos, podría ordenarse el pensamiento de alguien en cada uno de esos diferentes ámbitos desde lo concreto hasta lo instintivo y fluido. Es cierto que la química puede beneficiarse de la intuición y la comprensión, pero yo diría que es un 90% de información y análisis y un 10% de intuición (sí, acabo de inventarme esos números; un poco de paciencia). Por otra parte, el entrenamiento es mejor cuando el entrenador tiene una sólida base técnica y luego se deja guiar por su instinto al modo de la Gestalt. Digamos un 10% ciencia y un 90% intuición. Pues bien: esta sección está pensada desde la perspectiva de un entrenador. Tal vez en lugar de entrenador tendría que decir "guía", pero por alguna razón ese término no me gusta. Trataré de incorporar algo de ciencia desde la psicología y la antropología para dar una base a mi tesis, pero esta es más bien una cosa que siento, y desearía que la interpretaras como tal.

Aquí vamos: tener más cosas (automóviles, televisores, casas, zapatos... ya sabes, porquerías) *no* te hace más feliz. De hecho, te hace infeliz, menoscaba tu vida y te produce estrés.

Bien, ya lo dije. Ahora analicémoslo. Soy un libertario a ultranza. Amo el libre mercado, los negocios y la libertad en todas sus formas. También creo que es muy fácil que la gente se incline por pensar que una casa grande, un automóvil veloz o el último dispositivo electrónico la hará feliz. Veo personas que trabajan más de lo que desearían para poder comprar basura que luego deben cuidar y mantener. Tenemos una clienta que compró un auto carísimo. Tiene dinero y trabajó duro toda su vida, así que ciertamente creo que debe hacer lo que ella quiera para ser feliz. Pero ahora lo único que hace es quejarse de los idiotas que se le adelantan en la carretera y la miran de mal modo, y del estrés que representa estacionar y mantener este automóvil de lujo. Esta clienta, que es una persona maravillosa, tiene mucho sobrepeso y no se siente bien con su cuerpo. Ha trabajado tanto por tanto tiempo, y todo para terminar estresada por su enorme casa y su costoso auto. Por veinte años ha sido el paradigma del estrés y como recompensa obtuvo una afección autoinmune, una enfermedad cardiovascular y obesidad. A medida que recupera lentamente su salud, se va dando cuenta de que lo que importa son el tiempo, la salud y la experiencia, no la remodelación de una casa que compró hace dos años. Su enfermedad es una consecuencia directa del estrés necesario para mantener las cosas que tiene.

Otro ejemplo: una joven pareja con trabajos bien remunerados, dos hijos y una cantidad tal de estrés que lo único que desean es salir corriendo. ¿Su problema? Durante el boom inmobiliario compraron la casa más grande que pudieron. Como muchas personas, contaban con una excelente línea de crédito, así que pensaron: "¿Por qué no comprar todo lo que podamos?" Además se aseguraron de equipar la casa con muebles nuevos, un gran televisor y automóviles nuevos para mamá osa y papá oso. El único problema con este clásico sueño americano es que jamás se detuvieron a pensar en todos los costos individuales, y de pronto se encontraron completamente endeudados. Esta pareja vive aplastada por el estrés resultante de tomar malas decisiones financieras. Estas decisiones están impulsadas por una de estas dos compulsiones: tratar de llenar un vacío que las cosas materiales nunca pueden llenar, o por el narcisismo: *"Quiero tener más cosas para que la gente me respete".*

Lo que tienen en común estas dos historias es que describen una incongruencia seria entre la realidad económica y la psicología. El crédito es devastador para la gente porque es un concepto totalmente inédito en la naturaleza. En un sistema biológico, uno *jamás* obtiene "algo por nada". En la sabana no se compraba comida, alcohol y muebles a crédito. No existían los "pagos en cuotas". Si querías algo, tenías que esforzarte para obtenerlo y experimentabas el impacto de tu deseo de inmediato. Luego obtenías el objeto de tu deseo, ya fuera comida, ropa o refugio. Pero en una sociedad nómada de cazadores-recolectores, no se necesitan ni se desean tantas cosas. Si necesitabas algo, generalmente tenías la habilidad de fabricarlo. Y a menos que fuera algo realmente imprescindible, no era práctico llevarlo contigo a todas partes.

Tenía mis dudas con respecto a escribir sobre esto, ya que es lo que los científicos llamamos "ciencia blanda". En mi experiencia de trabajo con personas, el estrés es un factor ineludible y significativo en la vida de la gente, y una asombrosa cantidad de dicho estrés es auto-inducido. Tal vez la gente se beneficiaría si pensara un poco más en cómo invierte su tiempo y sus recursos. Conozco algunas personas ricas que utilizan su dinero para llevar una vida divertida y llena de aventuras (o, en algunos casos, una vida tranquila y contemplativa), pero por lo general tienen muy pocas cosas en comparación con su riqueza. Y veo otras personas endeudadas por miles de cuotas y estresadas hasta los huesos, a pesar de sus cuantiosos ingresos.

En cierta medida, realmente creo que el "apego es sufrimiento". Si estás apegado a un montón de porquerías que te obligan a trabajar como una bestia para pagarlas, te estás perdiendo algo. También conozco personas a las que les *encanta* trabajar. No parecen tener un interruptor de apagado y siguen siempre adelante. Si este es tu caso y te sientes feliz, realizado y satisfecho, ¡te felicito! Tu caso es realmente infrecuente.

No soy un gurú, y no tengo conocimientos especiales. Pero he visto a mucha gente beneficiarse de la oportunidad de evaluar qué es lo importante en su vida y hacer cambios para alcanzar la felicidad. No es fácil. Podemos poner excusas sobre obligaciones, los niños y toda clase de cosas. No sé cuál es la respuesta correcta pata *ti*, pero si tienes problemas de peso o de salud, trabajas hasta reventar, tienes un armario lleno de ropa que jamás usas y una casa llena de tonterías que nunca utilizas, tal vez sea hora de pensar un poco más en tu vida.

Si menciono todo esto es porque se habla mucho del materialismo, la felicidad, el crédito y el trabajo, pero jamás escuché a nadie analizarlo desde la óptica de la evolución. ¿Por qué el crédito es un concepto difícil? Porque es nuevo y tiene algunas características adictivas, como los alimentos refinados. ¿Por qué las personas gastan su dinero (y por ende su tiempo) en duplicados de idioteces que no necesitan? Porque apela a los mismos mecanismos mentales que la caza y la recolección, solo que ahora tenemos que cargar con las porquerías a cuestas. El alcoholismo, la drogadicción, los problemas de dinero y el juego tienden a darse en las mismas personas. Todos compartimos estas tendencias en cierta medida, ya que son todos síntomas de un entorno contrario a nuestra información genética.

¿Y qué hay de mí?

¿Cómo estás en lo que respecta al cortisol y la salud? ¿Cuánto tienes en común con Charlie, el hombre del que hablamos al principio de este capítulo? Hazte estas preguntas:

1. ¿Duermes menos de nueve horas por noche?
2. ¿Tienes problemas para dormirte o para permanecer dormido?
3. ¿Te despiertas más cansado que al acostarte?
4. ¿Sientes un "segundo impulso" al anochecer? ¿Te sientes realmente despierto a la hora en que *deberías* acostarte?
5. ¿Estás todo el tiempo cansado y dolorido?
6. ¿Padeces de infecciones de las vías aéreas superiores con mucha frecuencia?
7. ¿Te ejercitas hasta quedar exhausto, y deseas la "subida de energía" que te brinda el ejercicio?
8. ¿Vives y mueres por estimulantes como el café?
9. ¿Has subido de peso alrededor de la cintura, a pesar de cuidarte en las comidas?
10. ¿Has tenido problemas de memoria?
11. ¿Tienes problemas de depresión o trastorno afectivo estacional?
12. ¿Recuerdas lo que es el sexo?

En un punto, esta lista parece más un horóscopo que información legítima sobre la salud, pero la realidad es que los niveles elevados de cortisol afectan todos los sistemas que puedas imaginar: grasa corporal, cognición, fertilidad, rendimiento deportivo, sistema inmunológico. ¿Hay algo más? Si quieres datos más clínicos, pídele a tu médico que solicite un índice de estrés suprarrenal (ASI, por sus siglas en inglés). El hipercorticismo (niveles elevados de cortisol) puede causar problemas con el funcionamiento normal de la tiroides, contribuyendo muchas veces a la aparición del hipertiroidismo.

El problema que he visto muchas veces con gente en esta situación (y aquí me incluyo) es que es la vida misma lo que contribuye al problema. Las personas tienden a cambiar lo suficiente para sentirse mejor y luego vuelven a deslizarse hacia sus viejos hábitos. Si esto es realmente un problema para ti, tendrás que recurrir al ensayo y error para descubrir cómo hacer que las cosas funcionen. No te preocupes: puedes hacerlo. ¡Tu salud (y tu trasero) te lo agradecerán!

Y ya que estamos en tema, veo que te has puesto las muñequeras y los calentadores. Debe ser hora de hacer ejercicio.

NUEVE

◇◇

Fitness ancestral

◇◇

Cada vez que siento el impulso de hacer ejercicio, me siento hasta que se me pasa.
—Mark Twain

Si trabajas en ventas o en marketing, seguramente conoces la diferencia entre características y beneficios. Un reloj en tu equipo de calefacción y aire acondicionado es una característica. Tener una temperatura acogedora y controlada en toda la casa es el beneficio. Una puntera de acero con cuero de triple costura reforzada son características de un zapato de trabajo. No perder los dedos de los pies si se te cae algo pesado encima es el beneficio.

Generalmente lo que motiva a la gente son los beneficios, así que me puse a pensar en cómo venderte los beneficios del ejercicio, pero por algún motivo esto no parece correcto. ¿Quiero que entiendas la importancia del ejercicio y que de hecho *hagas* un poco? Obvio que sí. Pero eso no parece suficiente. No quiero que este mensaje suene barato, y tampoco quiero recurrir a tácticas para atemorizarte porque, en definitiva, todo se reduce a esto:

Si no haces ejercicio, estás frito.

¿Frito? Quieres decir... ¿mal? ¿No pleno? ¿Incompleto?

Exacto, todas esas cosas.

¿Esto es un juicio sobre ti como persona? ¿Me he propuesto maltratarte? No, esto no es un juicio de valor, y no, no quiero maltratarte. Simplemente constato un hecho. El ejercicio es fundamental para que tú seas lo que *se supone* que debes ser.

¡Epa, Robb! ¿Nos estamos poniendo metafísicos? ¿Eres una especie de trasnochado determinista existencialista?

No, en absoluto... he aquí la cuestión:

Al nacer, cuentas con determinada información genética, mitad de mamá, mitad de papá. Esos genes suponen que tú vas a correr, saltar, arrojar, caer, bailar, pelear, huir, acechar, transportar, construir, luchar, pasear, trepar, arrastrar, subir, acelerar. Estás hecho para estar activo, *realmente* activo. Hay muy pocas criaturas en la Tierra que no pasan una cantidad significativa de su tiempo buscando alimentos, eludiendo el peligro o buscando una pareja. Es decir, excepto nosotros. Podemos literalmente no movernos y tener comida, ropa, cobijo y seguridad. Esto es fantástico en muchos aspectos, ya que vivir en la naturaleza tiene sus desventajas, pero la vida sedentaria puede matarnos tanto como las bestias o los enemigos. ¿No me crees? Los Centros para el Control de Enfermedades mencionan la inactividad como la tercera causa de muertes evitables en los Estados Unidos. Si a esto le agregamos una mala dieta, ya tenemos la segunda causa (la primera es el tabaco). Cáncer, neurodegeneración, diabetes, depresión, fragilidad, pérdida de capacidades en general: todos estos flagelos amenazan a los holgazanes.

¿Cómo es posible?

¿Por qué el ejercicio es tan importante?

Nuestros ancestros cazadores-recolectores llevaban una vida activa y vigorosa. Tanto ellos como sus ancestros pre-humanos debían gastar asombrosas cantidades de energía para proveerse de alimentos, ropa y cobijo. Nuestros genes se forjaron a lo largo de miles de años para un nivel de actividad no muy distinto de un atleta olímpico. Esto es lo que esperan nuestros genes cuando venimos al mundo. Literalmente "nacemos para estar en forma". Un lamentable efecto secundario de la tecnología y la abundancia es que la actividad que hacía que nuestros ancestros fueran fuertes y saludables está totalmente ausente de nuestra sedentaria existencia.

Micro-mini-yo

A nivel molecular, esta falta de ejercicio nos cambia. Usando un avance tecnológico llamado micromatriz (un microchip con ADN adherido a su superficie), puedo "mapear" qué genes se activan y desactivan en una persona en un momento determinado. Desde el punto de vista genética, esto es "quienes somos" y representa lo que se conoce por el nombre de fenotipo. Tu genotipo es la bolsa de información genética que recibiste de mamá y papá. Tu fenotipo es cómo se expresa esa información genética.

El modo en que tus genes experimentan el mundo (ya sea a través de la comida, del sueño, de la vida en comunidad o del ejercicio) influye sobre cómo se activan y desactivan esos genes, y esto determina tu fenotipo. De modo que puedo tomar un análisis de micromatriz de tu "Personalidad Sedentaria" y analizar las potenciales enfermedades. Si luego te hago seguir un programa de ejercicio inteligente y veo cómo se expresan tus genes a los pocos meses, veremos que tu "Personalidad Activa" es bien distinta de tu "Personalidad Sedentaria". ¿Muy distinta? Digamos que es como comparar tu información genética con la de la primera persona que pase por la calle.

Eres literalmente otra persona cuando haces ejercicio.

¿Diferente en qué sentido?

Bueno, para entenderlo bien, y para comprender lo importante que es el ejercicio para ti, tenemos que echar un vistazo a nuestros ancestros y a los cazadores-recolectores contemporáneos. Una vez que determinemos la cantidad y el tipo de ejercicio que deberíamos hacer, podemos pensar en cómo imitar esto en nuestra propia vida. Si te motivan los objetos brillantes, todo lo que tienes que recordar es que "si haces ejercicio, te verás bien desnudo".

El vocero de los muertos

Se puede obtener una enorme cantidad de información de un esqueleto. Aunque los huesos, en especial los blanqueados por el sol, parecen rígidos y estáticos, los huesos vivos son muy plásticos y reflejan el entorno al que están expuestos. Si se inmoviliza un brazo con un yeso, podemos observar una disminución notable no solo de masa muscular después de unas pocas semanas de no utilizarlo, sino también una reducción sustancial del grosor de los propios huesos del brazo. Este estado de debilidad se revierte en pocas semanas una vez que se reanuda la actividad normal. El estrés del uso aumenta el tamaño muscular y la densidad del hueso subyacente, ofreciendo un excelente ejemplo de epigenética: los tejidos del brazo modifican su expresión genética en función de un cambio en el medio. Podemos ver esta diferencia entre una mano y la otra cuando examinamos el grosor muscular y la fuerza ósea de un individuo. Una persona diestra generalmente presentará mucho más desarrollo muscular, grosor en los puntos de adherencia de los músculos al hueso, y mayor espesor y distinta morfología de los propios huesos. ¿Por qué? Porque los diestros suelen usar más la mano derecha, sometiendo el tejido a mayores cargas, lo que conlleva la adaptación de músculos y huesos más fuertes.

Esta diferencia en el espesor y morfología ósea (la forma del hueso) depende en gran medida de la cantidad y tipo de actividad a la que uno someta el tejido. Los cambios en la estructura ósea pueden ser muy rápidos (como lo demuestra el ejemplo de un brazo inmovilizado en un yeso), y brindan mucha información sobre el medio en que vive un organismo.

Los huesos de nuestros ancestros paleolíticos se asemejan en mucho a los de los atletas de alto nivel. Ambos tienen huesos densos (alto contenido de minerales) y de una morfología o forma estructuralmente excelente. El hueso no solo es fuerte por el material de que está hecho, sino también por la orientación del cristal vivo y creciente. Imagina los huevos de gallina o de pato, que son asombrosamente fuertes al comprimirlos desde afuera, pero lo suficientemente frágiles como para que un pollito o patito emerja al empujar desde adentro. Un hueso con carga pesada no solo es más grueso, sino que también presenta mayor volumen, lo que mejora su fuerza y estabilidad.

Los esqueletos de *H. Erectus* y *H. Neanderthalensis* presentan un nivel de actividad y desarrollo muscular que hoy en día solo se ven en los atletas de élite. Los primeros *H. Sapiens* mostraban un grado similar de desarrollo hasta hace unos 40.000 años, cuando las innovaciones tecnológicas y sociales mejoraron las técnicas de búsqueda de alimentos de nuestros ancestros. Estas mejoras se evidencian en armas y herramientas más sofisticadas según los hallazgos arqueológicos, junto con la correspondiente reducción en el desarrollo físico de los usuarios de dichas herramientas. Aunque estos ancestros del Paleolítico tardío seguían estando en excelente estado físico y eran muy fuertes y activos, especialmente para el estándar moderno, el cambio tecnológico que mejoró la eficacia de la caza se ve claramente en el cambio a un desarrollo esquelético menos robusto.

Entrenamiento cruzado: estilo paleolítico

Aunque podemos aprender una notable cantidad de información sobre el estado físico de los cazadores-recolectores a partir de sus esqueletos y de los hallazgos arqueológicos, no hay nada mejor que estudiarlos en carne y hueso. Cuando se mide la fuerza, flexibilidad y capacidad aeróbica de los modernos cazadores-recolectores, vemos que estas son tan altas como las de los atletas de primer nivel. Nada de gimnasios, nada de educación física: simplemente viven la vida activa que caracteriza al estilo de vida cazador-recolector.

Desde los !Kung del África sub-sahariana hasta los Ache en Perú, el estilo de vida que implica la búsqueda de alimento equivale a caminar de quince a diecinueve millas... ¡por día! Esta actividad se dedicaba a diferentes tareas, incluida la caza, la recolección de leña y agua, la recolección de plantas y animales pequeños, la pesca y los viajes para visitar parientes. Algunos días eran muy intensos y agotadores, mientras que otros eran relajados y prácticamente no exigían actividad alguna, más allá de pasar el rato en el campamento.

Es plausible que esta variabilidad natural esté entretejida en nuestra información genética y explique los beneficios del entrenamiento cruzado (que consiste en practicar más de una actividad para desarrollar nuestro estado físico) y de la periodización (cambios planificados del ejercicio para evitar el agotamiento y promover el progreso).

El estilo recolector permitía a nuestros ancestros permanecer delgados, fuertes y saludables. Como dijimos antes, aunque la expectativa de vida de los cazadores-recolectores era relativamente breve debido a la posibilidad de enfermedades y lesiones, los que llegaban a una edad avanzada parecen haber envejecido de manera muy distinta a lo que ocurre hoy en día. No perdían masa muscular ni aumentaban su grasa corporal al envejecer. La reducción de flexibilidad era mínima, mientras que ciertos elementos ineludibles del envejecimiento, como la pérdida de la visión y del oído, aparentemente progresaban a mucha menor velocidad. A esta altura, debes aceptar que mucho de lo que consideramos envejecimiento hoy es simplemente una consecuencia de llevar un estilo de vida que no se condice con nuestros genes pale-olíticos. La forma en que nuestros congéneres cazadores-recolectores vivían y comían cambiaba drásticamente el modo en que envejecían.

Músculos y hormonas

Parece que el modo predeterminado para nuestra especie es el estado físico de un atleta de decatlón: delgado, musculoso y preparado para casi todas las exigencias presentadas por el medio. Esto lo sabemos gracias a la observación de los cazadores-recolectores modernos y a la evidencia arqueológica, que muestra huesos fuertes e inserciones musculares típicos de los atletas que se entrenan mucho. Los huesos demuestran que los músculos eran relativamente grandes y fuertes, pero ¿qué significado tenían estos músculos en la salud de nuestros ancestros, y presumiblemente en la nuestra?

La masa muscular es uno de los tejidos metabólicamente más ac-tivos del cuerpo. Cuando la gente habla de su "metabolismo", no se refiere a un extraño elemento en sus calcetines o en sus axilas: ¡está hablando de los músculos! Tal vez no pienses en los músculos como en algo "saludable", pero el grado de desarrollo de tu musculatura es inversamente proporcional a las probabilidades de que te mueras. La inanición y las etapas avanzadas del SIDA comparten una caracter-ística: se vuelven fatales pasado un determinado umbral de pérdida de musculatura de la persona. Los músculos actúan como reserva de aminoácidos, que a su vez proveen de combustible al cerebro durante los períodos de escasez. Otra propiedad de los músculos, igualmente importante pero con frecuencia olvidada, es su capacidad de retirar glu-cosa del torrente sanguíneo y almacenarla como glucógeno. ¿Por qué es importante? Como recordarás, los productos de la glicación (AGEs) son altamente reactivos y subyacen al proceso de muchas enfermedades modernas. Los músculos actúan como depósito de almacenamiento de carbohidratos y, en muchas formas, protegen al resto del cuerpo de los efectos perjudiciales de los AGEs. Sin embargo, para que este sistema funcione, uno debe:

1. Hacer suficiente actividad física como para *desarrollar* un poco los músculos.
2. Hacer suficiente actividad física como para que dichos músculos se mantengan sensibles a la insulina.

El segundo punto, sobre la sensibilidad a la insulina, es una verdad a medias. Verás, cuando hacemos ejercicio activamos los genes para una molécula de transporte llamada GLUT4 (¿la recuerdas del Capítulo 3?). El GLUT4 actúa básicamente como una pajilla que atraviesa la membrana muscular y permite que la glucosa sea transportada al interior de la célula *sin* ayuda de la insulina. Hasta los diabéticos de tipo 1 pueden aprovechar este mecanismo alternativo. Lo que está claro es que una parte significativa del control de la glucosa en sangre debería ser administrada por el mecanismo del GLUT4. Normalmente, seríamos lo suficientemente activos como para mantener nuestro nivel óptimo de insulina, a la vez que se refuerza el metabolismo del GLUT4. Así se reduce la necesidad de insulina, lo que disminuye los daños colaterales asociados con los niveles elevados de insulina. Recuerda que nuestras hormonas funcionan mejor para promover la salud y el bienestar cuando se mantienen dentro de determinados parámetros. El GLUT4 ayuda a mantener niveles óptimos de glucosa en sangre, a la vez que disminuyen la necesidad de insulina. Y para activar el GLUT4, debemos hacer ejercicio.

No debería sorprendernos que el ejercicio, en las cantidades y tipos correctos, sea beneficioso para *todas* las hormonas. Analicemos algunas de las hormonas más conocidas e importantes.

Hormona del crecimiento. La hormona del crecimiento (hGH) es fundamental para mantener una masa corporal delgada, quemar grasas e incluso reparar los daños al ADN. Su secreción mejora notablemente con el ejercicio breve e intenso, la ingesta de pocos carbohidratos, la interrupción de la alimentación (ayuno intermitente) y el sueño reparador. Los niveles de HGH tienden a disminuir con la edad, pero si imitamos el ejercicio, los alimentos y los hábitos de nuestros ancestros cazadores-recolectores, podemos mejorar drásticamente la producción de la hormona de la juventud.

IGF. Como su nombre lo indica, el factor de crecimiento insulinoide tiene un funcionamiento similar a la insulina, pero su principal actividad es anabólica, o de crecimiento. El IGF trabaja sinérgicamente con la hormona del crecimiento para mejorar la masa muscular y la fuerza. El IGF también es fundamental para la salud y funcionamiento del corazón, el músculo más importante.

BDNF. Durante muchos años se supuso que las neuronas dañadas no podían repararse, pero el descubrimiento del factor neurotrópico derivado del cerebro y sus efectos sobre las células madre cerebrales (que son similares a las células embrionarias, pueden convertirse en cualquier cosa y responden a señales como el BDNF) demostró que el cerebro es mucho más plástico y capaz de crecer y repararse de lo que habíamos creído. El ejercicio es uno de los estimulantes más poderosos de la producción de BDNF, en especial cuando se lo combina con hábitos y alimentación inteligentes.

Esta es una lista muy breve de las hormonas que se ven beneficiadas por el ejercicio. Lo que debes recordar es que el ejercicio es crucial para mantener niveles hormonales normales durante toda la vida. La diferencia principal entre la salud y la enfermedad, entre el vigor de la juventud y la fragilidad de la vejez, está dado por el perfil hormonal. La Solución Paleolítica te permitirá alcanzar un perfil similar al de nuestros saludables ancestros cazadores-recolectores.

Ya hemos hablado de estar fuertes y con buenos niveles hormonales; veamos ahora qué sucede con la bomba y las tuberías antes de pasar a los ejercicios recomendados.

¡Cardio!

Resulta casi imposible hablar de ejercicio y no desviarse hacia el estado cardiovascular. De hecho, generalmente aquí empieza y termina la conversación. Durante años se supuso que todo lo que necesitábamos para la salud era mantener un "buen estado cardiovascular". Esos fueron los años de correr, y se creía que salud equivalía a un corazón y pulmones suspendidos en un escuálido saco de huesos y músculos descarnados. Se creía que, siempre que tu corazón estuviera saludable, tú estarías saludable. Por suerte, los tiempos han cambiado.

El Instituto Cooper, el lugar que difundió el término *aeróbicos*, ya no recomienda los "ejercicios aeróbicos" clásicos. Ahora recomiendan el entrenamiento y fuerza y el entrenamiento a intervalos, para garantizar no solo el buen estado cardiovascular, sino también el buen estado general, que incluye la fuerza, la flexibilidad, la masa muscular y la optimización hormonal. Pero me estoy adelantando: veamos qué adaptaciones del corazón y el sistema vascular son beneficiosas y luego veremos la forma de obtener estas adaptaciones.

Gran corazón

La medicina puede ser curiosa en cuanto a lo que considera "normal". Si vemos las investigaciones sobre el corazón, vemos que el corazón "normal" es relativamente pequeño, especialmente en el ventrículo izquierdo (la cámara del corazón encargada de bombear la sangre hacia el resto del cuerpo). Así es el corazón de un individuo sedentario y, por un extraño motivo, es considerado como la norma. Si esa misma persona empieza a hacer ejercicio de forma constante, su corazón cambiará en respuesta a la nueva demanda, y aumentará de tamaño, en especial en el ventrículo izquierdo. Se engrosará la pared cardíaca y crecerán los vasos sanguíneos del músculo cardíaco para permitir un mejor transporte de oxígeno y nutrientes hacia el propio músculo cardíaco. Esta adaptación se llama corazón "atlético" y, aunque se reconoce que es saludable, no se considera como el corazón humano normal. Este es otro ejemplo de la diferencia entre genotipo y fenotipo. El fenotipo puede ser saludable (corazón atlético) o enfermo (corazón sedentario).

Buenos tubos

El corazón es una bomba unida a tuberías vivas y dinámicas. Las arterias (que transportan la sangre del corazón al resto del cuerpo) y las venas (por donde la sangre retorna al corazón) responden a la actividad cardíaca, al sistema nervioso y a ciertas hormonas, como la adrenalina. Si suponemos que la cantidad de sangre en el cuerpo es invariable, verás mejor cómo el corazón y el sistema vascular controlan la presión arterial. Cuando las arterias se relajan, la misma cantidad de sangre queda contenida en un espacio mayor, y esto hace que la presión descienda. Si las arterias se estrechan, aumenta la presión arterial.

El efecto neto del ejercicio sobre el sistema vascular consiste en mejorar su capacidad de aumentar o reducir el volumen del lecho vascular en respuesta a la actividad. Muchos de ustedes estarán familiarizados con una droga muy popular, el Viagra, que actúa sobre la producción de óxido nítrico (NO). El NO relaja los vasos sanguíneos. El ejercicio mejora la señalización celular, que a su vez aumenta la producción de NO, y es en parte por esto que el ejercicio ofrece beneficios similares a los del Viagra y fármacos similares.

El efecto neto del ejercicio sobre el sistema cardiovascular consiste en mejorar su eficiencia y su "volumen libre". Un corazón agrandado por el ejercicio es un corazón más eficiente. Cada latido cuesta menos energía al corazón y al organismo y requiere de menos oxígeno, en comparación con un corazón sedentario "normal". Esta eficiencia mejora aún más por la mejor capacidad de respuesta vascular. Si necesitas correr para alcanzar un autobús, tu corazón, pulmones y sistema vascular funcionan mejor y te cuesta menos esfuerzo si estás en forma que si tienes hábitos sedentarios. El "volumen libre" también puede salvarte la vida. Si nunca haces ejercicio y tu corazón es ineficiente, es posible que no sobrevivas a un pico imprevisto de ejercicio o estrés. Si tienes que correr para alcanzar tu vuelo mientras cargas con una maleta y veinte libras de sobrepeso (ese par de pulgadas alrededor de tu cintura que has estado ignorando), es posible que el corazón se estrese a tal punto que falle.

Imagina dos automóviles diferentes remolcando un tráiler grande por un paso de montaña. Uno de los automóviles tiene cuatro cilindros y el otro ocho. ¿Cuál de los dos motores tiene más caballos de fuerza para arrastrar el tráiler por el paso? ¿Cuál de los automóviles es más probable que falle por falta de capacidad? La norma genética humana es un "corazón de ocho cilindros", con mucha energía y mucha capacidad.

Beneficios del ejercicio

De modo que, desde una perspectiva general, el ejercicio está literalmente presente en nuestro ADN. Nacemos para estar en forma, fuertes y saludables. Se supone que tenemos que vernos, sentirnos y rendir como atletas consumados. Una gran proporción de nuestras enfermedades y muertes prematuras puede atribuirse a la discordancia entre nuestra información genética y nuestra existencia sedentaria.

Si analizamos los detalles del estado físico de nuestros ancestros, descubriremos un físico equilibrado, capaz de casi cualquier cosa. Lo normal para la existencia humana eran músculos poderosos combinados con un excelente estado cardiovascular. Al imitar la cantidad y tipos de actividades de nuestros ancestros paleolíticos, podemos obtener cambios notables en nuestro estado físico, actitud mental, estado hormonal y salud en general.

Ahora que te has convencido de la necesidad del ejercicio, veamos los diferentes elementos del Fitness Paleolítico. Notarás que no recomendamos máquinas de ejercicios. Desde ya, si lo deseas puedes usar equipos, pero obtendrás menores resultados con respecto al equilibrio, a la respuesta hormonal y, contrariamente a lo que se cree, a la seguridad. ¿Tu cuerpo tiene las dimensiones exactas para las que se pensó la máquina? De no ser así, serán tus articulaciones y tejido conectivo los que tendrán que adaptarse. Además, verás que los movimientos que recomiendo son lo que los expertos en ejercicio llaman movimientos "compuestos". Los usamos porque tienden a imitar los movimientos de los deportes y de la vida, y ofrecen mayor rendimiento para nuestra inversión. Si estás familiarizado con los movimientos aislados y quieres incorporarlos a tu programa, no hay problema. Pero concéntrate primero en los movimientos que incluyen a todo el cuerpo, y realiza los movimientos aislados para terminar la sesión de ejercicio.

Fuerza

Mucha gente asocia la fuerza y los "músculos grandes" con los fisicoculturistas, los jugadores de fútbol y los químicos. OK, tal vez los químicos no estén en los *primeros* lugares de la lista si piensas en entrenamiento de fuerza. Pero si le preguntas a alguien qué es la "fuerza" en el plano físico, generalmente la relacionará con levantar cosas. Desde el punto de vista físico o del ejercicio, es la capacidad de ejercer la fuerza. Tal vez no lo hayas pensado nunca, pero mover el trasero por el mundo requiere de una cierta cantidad de fuerza. ¿Alguna vez viste a alguien tan frágil como para no poder ponerse de pie por sus propios medios? Es probable que una persona tan débil tenga músculos pequeños, mal control del azúcar en sangre, un sistema inmune debilitado y, francamente, un alto riesgo de muerte súbita. Es muy probable que un individuo así tenga un pésimo estado cardiovascular, simplemente porque no puede *hacer* nada.

Se puede discutir sobre cuáles son las características más importantes del estado físico, pero yo coloco la fuerza y la movilidad al principio de la lista. Si tienes estas dos capacidades, puedes lograr casi cualquier cosa. Lo mejor de la fuerza es que aumenta muy rápidamente, incluso en personas de edad avanzada. Aunque la fuerza tiene diferentes características, que incluyen adaptaciones del sistema nervioso y cambios en los músculos, nos centraremos principalmente en mejorar la fuerza por medio del aumento de la masa muscular.

¡Pero si soy mujer!

Si eres mujer y tienes miedo de desarrollar los músculos... ¿cómo decirlo con delicadeza? Los músculos son literalmente tus amigos. En los diez años que hace que entreno a hombres y mujeres, *ninguna* de mis clientas se transformó en un gigante musculoso. Ni una. Si miras las fotos y los testimonios del principio del libro, verás que las mujeres que se ejercitan y desarrollan los músculos se vuelven delgadas y fuertes. Bajan de talla y se ven estupendas. Como dije antes, esto se debe en parte a la nutrición, en parte a los hábitos y en parte al ejercicio (es decir, a desarrollar músculos).

Podría hablarte de endocrinología, epidemiología, ciencia de la actividad física y otros temas soporíferos para tratar de convencerte, pero eso sería apelar a tu parte racional, y tu temor de los músculos es puramente emocional. Lo único que puedo decir es esto: si tienes exactamente el físico que deseas, haz lo que quieras. De lo contrario, prepárate, deja de preocuparte y sigue mis recomendaciones. Mi deseo es que tengas éxito, y parte de ese éxito consiste en verte y sentirte bien. No estoy tratando de convertirte en una aspirante a artista de circo.

¡Estoy seguro de que eso no sería positivo para las ventas del libro! Así que, por favor, al igual que con la comida, haz lo que recomiendo y luego evalúa los progresos. Te aseguro que funcionará si le das una oportunidad.

El desarrollo de la fuerza depende en gran medida de cuán avanzada en su entrenamiento esté la persona. Alguien que no está en forma desarrollará músculos en las piernas por el solo hecho de caminar. Una persona que ha corrido, andado en bicicleta y nadado toda su vida necesitará de un estímulo como calistenia con el peso corporal o levantar pesas para notar un aumento de fuerza. Alguien que ha levantado peso por jugar al rugby o a un deporte de fuerza similar, probablemente necesitará un programa muy sofisticado para aumentar su fuerza, ya que es posible que estén cerca de alcanzar su potencial genético. De modo que la fuerza es algo relativo. Todos pueden aumentarla: casi nadie tiene suficiente.

Potencia

Desde la perspectiva del entrenamiento y los deportes, la potencia no es solo la habilidad de usar la fuerza, sino la capacidad de usar la fuerza rápidamente. Levantar una barra de 500 libras en cuatro segundos es una demostración de fuerza bastante impresionante. Levantar la misma barra el menos de un segundo es una demostración sorprendente de fuerza rápida: es decir, potencia.

Acelerar, saltar, arrojar y cambiar de dirección al correr son demostraciones de potencia. Cabe aclarar que la potencia es el atributo físico que más rápido se deteriora con la edad. Pero es también el componente de la actividad física que más recompensas ofrece si lo entrenamos a lo largo de la vida.

Todos conocemos a corredores veloces o a saltadores excepcionales. Estas personas tienden a jugar al baloncesto o al fútbol, o a competir en eventos de pista de menos de 400 metros. Tienden a tener un alto porcentaje de fibras musculares especialmente explosivas. Todos nacemos con distintos tipos de fibras musculares, que van desde las fibras tipo 1B, lentas pero muy resistentes a la fatiga, hasta las fibras de tipo 2A, altamente explosivas. El envejecimiento convierte a las poderosas fibras 2A en débiles fibras 1B. Esta conversión no es deseable, ya que es sinónimo de envejecimiento. Es por eso que dedicaremos gran parte de nuestro tiempo no solo a desarrollar los músculos, sino a aumentar la capacidad de utilizar esta fuerza muy velozmente. Lo que queremos es desarrollar la *potencia*.

No debería sorprenderte que muchos de los cambios hormonales y celulares que se producen al entrenar la potencia sean los de un individuo joven. Veremos que el desarrollo de la potencia juega un papel preponderante en el entrenamiento intermedio y avanzado. Los principiantes mejoran la potencia simplemente al volverse más fuertes.

Flexibilidad (rango de movimientos)

Una de las características más sorprendentes de los niños al jugar es su flexibilidad. Parecen capaces de hacer cosas increíbles sin necesidad de entrenamiento ni práctica. Luego los sentamos en la escuela y, con el transcurso del tiempo, sus muslos y flexores de la cadera se acortan, hasta que incluso una sentadilla profunda parece casi imposible. Esos niños se convierten en nosotros, los adultos, pero en lugar de reconocer el error de estas costumbres y de salir a correr y jugar, pasamos la mayor parte del tiempo escribiendo, leyendo y tipeando en posición sentada. Por desgracias, estas actividades nos obligan a inclinarnos hacia adelante y a tensar los músculos posturales del estómago, la espalda y los hombros. El resultado neto es la pérdida de la capacidad de movernos como los niños. Esta pérdida de flexibilidad o, en términos médicos, rango de movimientos (ROM), empeora gracias a la mala dieta y los malos hábitos (los AGEs realmente endurecen nuestros músculos y tendones, naturalmente flexibles) y reduce nuestra fuerza.

Pensemos nuevamente en las personas que tienen dificultad para ponerse de pie desde la posición sentada. Estas personas no solo son débiles, sino también frágiles. Se ven como si fueran a romperse si se caen, y muchas veces esto es exactamente lo que sucede. ¿Sabías que este grado de fragilidad y debilidad es prácticamente desconocida en culturas donde la gente se sienta en el suelo durante períodos de tiempo prolongados, como Japón? Este es otro caso de "úsalo o piérdelo" y otro de los muchos ejemplos de cómo la vida moderna nos hace envejecer antes de tiempo.

Mejoraremos nuestro ROM de forma integral, para que nuestras articulaciones y músculos se vuelvan más fuertes y seguros gracias a tu esfuerzo. El entrenamiento de la flexibilidad, tal como se practica en muchas formas de yoga, puede no solo mejorar nuestro ROM, sino que además puede reducir drásticamente el estrés al sincronizar el movimiento con la respiración.

Resistencia general y resistencia localizada

Generalmente no se hace esta distinción, pero seguiremos aquí la definición de varios fisiólogos del ejercicio, como el Dr. Jim Cawley: *La resistencia localizada se refiere al trabajo muscular localizado, mientras que la resistencia general es la capacidad del corazón y los pulmones de transportar oxígeno por todo el cuerpo.* Es evidente que estos dos conceptos son primos cercanos, ya que no puedes exigir el corazón sin poner a trabajar los músculos periféricos, pero cuando lleguemos al entrenamiento, trataremos de lograr un equilibrio de estímulos que tenga un impacto *mínimo* sobre la fuerza, la flexibilidad y la potencia. Lo que ocurre es que las adaptaciones celulares y neurológicas de la resistencia son antagónicas a las de la fuerza y la potencia, a menos que diseñes un programa inteligente. Usaremos el entrenamiento por intervalos y el circuito de entrenamiento con pesas para exigir significativamente los músculos a nivel localizado. Así podremos mantener la fuerza y la potencia al mismo tiempo que lograrás un nivel notablemente elevado de estado cardiovascular.

Intervalos

Te propongo otro ejercicio mental. Supongamos que tienes mucho dinero para invertir y la opción de invertirlo en dos nuevas tecnologías. Ambas parecen muy prometedoras, pero una de las empresas ofrece un retorno de la inversión *ocho veces* más alto que la otra. ¿En cuál invertirías? En este caso, la decisión es evidente; pero en el caso de los ejercicios de cardio fijos comparados con el entrenamiento por intervalos tenemos la misma situación, y la gente no parece entenderlo.

Se han realizado cientos de experimentos para comparar el entrenamiento por intervalos (que consiste en realizar determinadas cantidades de trabajo como correr, andar en bicicleta, nadar, remar o saltar a la cuerda) con el entrenamiento fijo (realizar una actividad por un determinado período. Todas las investigaciones concluyen que los intervalos brindan igual o mejor estado cardiovascular que el entrenamiento fijo, pero en mucho menos tiempo.

Un estudio comparó un protocolo de ocho series de veinte segundos de trabajo con diez segundos de descanso. Es decir, solo cuatro minutos, comparados con treinta minutos de entrenamiento fijo. El grupo de intervalos entrenaba a niveles más difíciles de los que pueden mantenerse en el tiempo (lo que llamamos entrenamiento anaeróbico), mientras que el grupo de entrenamiento fijo trabajó al 80% del VO2 máximo (el VO2 máximo es la cantidad de oxígeno que puede usar una persona en función de su masa corporal). ¿A que no adivinas lo que ocurrió? El grupo de entrenamiento por intervalos presentó más mejoras en la composición corporal (perdió más grasa) y más mejoras tanto en el VO2 máximo como en la producción de potencia, todo ello en una fracción del tiempo de entrenamiento.

¿Los intervalos son todo lo que necesitas para ganar una maratón o triatlón de nivel internacional? No. Puedes usarlos para mejorar tu entrenamiento (y la mayoría de los entrenadores y atletas inteligentes lo hacen), pero si quieres llegar a la "élite", tienes que realizar mucho entrenamiento fijo para volverte altamente eficiente en la actividad que hayas elegido. Si esto es lo tuyo, adelante, pero no te engañes pensando que una gran cantidad de entrenamiento de resistencia mejorará tu salud o longevidad.

¿Recuerdas lo que te dije acerca de que con la edad tendemos a perder músculos de contracción rápida? El entrenamiento de resistencia *acelera* este proceso. Además, una gran cantidad de entrenamiento de resistencia vacía las reservas corporales y antioxidantes y nos somete a mayores niveles de estrés oxidativo.

No hago más que presentarte los hechos concretos. Si te dedicas al atletismo de resistencia, no creas que juzgo tu actividad. Mi objetivo principal tiene que ver con la salud y la longevidad, y eso se refleja en mi papel como entrenador y en lo que escribo. ¿Pueden una dieta paleolítica y un entrenamiento inteligente mejorar el rendimiento de un atleta de resistencia de alto nivel? Sí, por supuesto. Si te interesa llevar tu resistencia a un nivel superior, no dejes de leer *The Paleo Diet for Athletes* de Joe Friel y el Prof. Loren Cordain. Está especialmente dirigido a los atletas de resistencia, al igual que los distintos libros "Coaching Bible" de Joe Friel. Joe es uno de los entrenadores de resistencia más buscados del mundo, y su enfoque nutricional está basado en la dieta paleolítica.

¡Los intervalos suenan difíciles! ¿Empiezo al máximo? Sí, si quieres suicidarte. Hablando en serio, el entrenamiento por intervalos significa trabajar un poco y luego descansar. Al principio, esto puede significar caminar un minuto y descansar un minuto. Con el tiempo, llegarás a correr y andar en bicicleta, pero como veremos en el Programa para Principiantes, la dosis correcta de ejercicio es muy subjetiva.

Entrenamiento por intervalos con pesas o entrenamiento en circuito

Imaginemos otro escenario posible: estás trabajando en tu jardín, cargando sacos de concreto de treinta y cinco libras en una carretilla. Colocas diez sacos de cemento en tu robusta carretilla. Al terminar de poner el último saco, tu perro pasa corriendo a tu lado, como diciendo: "¡Ven a perseguirme!" Empiezas a perseguir al perro, lo arrinconas y luego empiezas a correr tú para que sea él quien te persiga. Al rato, vuelves a la carretilla, tomas las manijas y *levantas*. Llevas la carga hasta el frente de la casa, donde estás construyendo un horrendo estanque para pájaros, que tus vecinos detestarán todavía más que las espantosas estatuas de tamaño natural de Battlestar Galactica que colocaste el año pasado.

Todo este proceso de cargar los sacos, perseguir al perro y llevar la carretilla hasta el frente te llevó unos veinte minutos. Si te hubieras colocado un monitor de frecuencia cardíaca y pudieras ver lo que ha hecho tu corazón durante estas actividades, ¿qué crees que mostraría? Seguramente tu frecuencia cardíaca y respiración se aceleraron al máximo durante algunos momentos.

Y aquí viene lo más extraño: aunque tu corazón y pulmones han trabajado muy duro, mucha gente no considera esto como "cardio" y no llega a ver las ventajas de este tipo de actividades. Esto es realmente lamentable, ya que la ciencia de la actividad física sabe desde la década de 1940 que el entrenamiento por intervalos con pesas (también llamado entrenamiento en circuito) es un medio asombrosamente eficaz para desarrollar no solo la salud cardiovascular, sino también mejorar en alto grado la fuerza, la musculatura y la potencia.

Para el fitness paleolítico, haremos un uso inteligente de la calistenia, como las lagartijas y las sentadillas, combinada con los movimientos convencionales de las salas de pesas. Usaremos también algunos métodos no convencionales para mantenerte entusiasmado y presentarte desafíos. El ejercicio puede ser duro, pero no tiene por qué ser aburrido.

La vida está hecha de intervalos

Si observamos cómo juegan los niños, vemos que naturalmente utilizan intervalos. El juego de la mancha (corre que te pillo) y del escondite, e incluso los deportes más organizados, funcionan con intervalos. Es totalmente antinatural que un niño corra 400 metros de una vez. En cambio, puede terminar corriendo 4.000 metros en una tarde mientras juega en el jardín de su casa

Los animales tienden a funcionar de la misma manera. Un perro sin correa en un parque grande corre, pasea, olfatea y orina. Luego pasea, corre, orina y olfatea. ¿Tal vez deberíamos lanzar una nueva moda en ejercicios, que incluya orinar con frecuencia? En fin: los intervalos, ya sean durante una caminata o al levantar pesas, forman parte de la naturaleza. ¿Puedes alcanzar niveles impactantes de estado físico mediante largas y pesadas horas de ejercicio? Sí, pero puedes aburrirte tanto que te den ganas de estrellar la bicicleta contra el tráfico en hora pico. Al igual que la comida, la familia y los amigos, la actividad física debería ser divertida y aportar algo a tu vida.

OK, basta de teoría. ¡A trabajar!

El programa para toda la vida: con poco alcanza y salvas tu vida.

Es imposible escribir un libro general que se adapte exactamente a las necesidades de cada persona en base a sus circunstancias particulares. Algunos de ustedes son atletas consumados, otros hace años que no derraman una gota de sudor. Este libro está dirigido principalmente a los principiantes: personas que tal vez estén enfermas, fuera de forma y poco familiarizadas con el ejercicio y la nutrición. Pero los mismos principios se aplican a los atletas y deportistas más avanzados. El sueño descansado, la dieta paleolítica libre de cereales y un entrenamiento inteligente no solo son claves para alcanzar un máximo rendimiento, sino que optimizan la salud y la longevidad. Pero para ser breves, solo te daré recomendaciones para empezar.

Para el programa para toda la vida, supondré que has estado sentado sobre tu trasero por *mucho* tiempo. También supongo que no tienes problemas ortopédicos, tienes permiso de tu médico para comenzar con un programa de ejercicios liviano, *y* que tienes un poco de sentido común. Esto significa aumentar tu nivel de actividad poco a poco. Si no tienes la menor idea de por dónde empezar, tal vez sea una buena idea trabajar con un entrenador experto o con un entrenador de fuerza hasta que sepas lo que estás haciendo. El programa para toda la vida *parece* a prueba de idiotas, pero la gente no deja de "sorprenderme" a este respecto. ¡Usa el sentido común!

Te voy a presentar una serie de actividades que puedes practicar por separado o en circuito, además de muchas formas de modificar el modelo básico para lograr más variedad.

"Cardio": Caminar, remar, andar en bicicleta, nadar

Con un poco de suerte, conoces estas actividades. Tal vez remar no te resulte tan familiar, pero es una modalidad muy eficaz para agregar a tu entrenamiento. Más adelante te daré algunas ideas para preparar un gimnasio en casa, pero no quiero desanimarte con los detalles. Si caminar es lo más fácil y accesible de la lista, limítate a eso. La gente se pone muy molesta y dice cosas tremendas del "aburrimiento" a fin de evitar el ejercicio, de modo que trataré de incorporar la mayor cantidad posible de variedad. Si andas en bicicleta, mira a ambos lados al cruzar la calle, ponte un casco bien llamativo y no hables con extraños..

Parte inferior del cuerpo: Sentadillas caminando y en cuclillas

Muchos ortopedistas, fisicoterapeutas y otros profesionales de la salud te dirán que las sentadillas son "peligrosas para las rodillas". Si les preguntas acerca de los riesgos de sentarse, te mirarán como si *tú* fueras el idiota. A menos que estés en huelga y tengas la intención de no volver a ponerte de pie, si te sientas, eventualmente volverás a ponerte de pie. Y eso, amigo mío, se llama "sentadilla". Aparentemente, la profesión médica preferiría que jamás hicieras sentadillas y hace de cuenta que los seres humanos pueden ir por la vida sin agacharse jamás. Esto es una locura y va totalmente en contra de nuestra naturaleza. Si tu médico está muy preocupado porque haces sentadillas, dile que ya no lo haces y que ahora estás practicando un movimiento nuevo y más seguro llamado "paradillas". Mientras tanto, veamos cómo se hacen las sentadillas... quiero decir, las paradillas.

SENTADILLAS

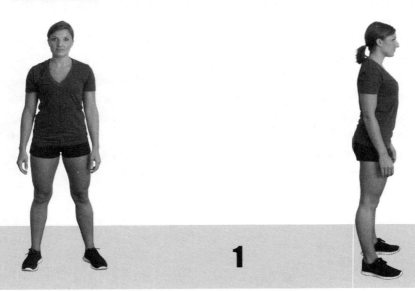

Párate con los talones al nivel de los hombros, con los pies ligeramente hacia afuera. Si eres un novato total, coloca una silla, una caja o cualquier objeto similar detrás de ti. Este objeto debe ser un poco más alto que la altura de tu rodilla para empezar con cuidado. Simplemente vamos a sentarnos sobre ese objeto, pero de la forma correcta.

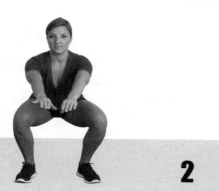

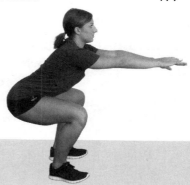

2

Contrae los músculos del vientre, el trasero y las piernas. ¡Ponte firme! Ahora mantén el peso sobre los talones y empuja el trasero hacia atrás, de forma tal que las rodillas queden más adelante que los dedos de los pies. Coloca las manos hacia adelante para mantener el equilibrio. A medida que tu trasero va hacia atrás, las rodillas se adelantan con respecto a los pies y la parte superior del cuerpo se inclina hacia adelante, lo necesario para mantener el equilibrio. Sigue bajando hasta que tu trasero toque la silla, caja o lo que estés usando. ¡Detente!

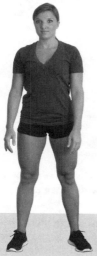

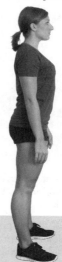

3

Ahora invierte el proceso, manteniendo el peso sobre los talones, las rodillas más adelante que los dedos de los pies, y sube hasta que la cadera vuelva a estar al nivel de los hombros. Has obtenido tu diploma del "Club de sentadillas junior". Pero no estés demasiado orgulloso, todavía tenemos trabajo que hacer. Lo ideal es que realices las sentadillas con la cadera totalmente paralela a la forma perfecta. Si este es tu caso, bajaremos progresivamente la caja o silla hasta llegar a una sentadilla profunda y perfecta. ¿Esto es difícil? Para algunas personas, sí. Los problemas de flexibilidad y fuerza pueden prolongar este proceso, pero créeme: nada de lo que hagas es mejor para ponerte fuerte y saludable. Algunas personas necesitan una silla o caja muy alta debido a limitaciones ortopédicas o falta de fuerza. Si este es tu caso, utiliza el sentido común o busca un entrenador que sepa lo que hace.

Sentadillas caminando

Las sentadillas caminando son lo más apropiado para personas que pueden hacer diez a veinte repeticiones de sentadillas profundas. Si todavía no estás en este nivel, deja las sentadillas caminando para más adelante.

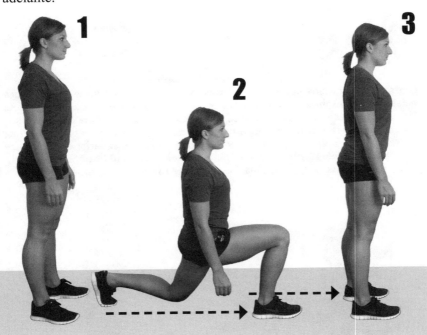

1) **Para comenzar el movimiento, colócate en la misma posición de las sentadillas comunes. Si hubiera un reloj pintado en el suelo alrededor de ti, tu nariz debe apuntar a las 12.**

2) **Ahora adelanta una pierna para dar un paso. Si comienzas por la pierna izquierda, tu pie izquierdo debe quedar en las 11; si comienzas por la pierna derecha, tu pie derecho debe quedar en la 1. La idea es que el paso sea lo suficientemente ancho como para mantener la estabilidad y el equilibrio. Esto no es una prueba de alcoholemia (a menos que antes de empezar la sesión te hayas bebido un par de margaritas NorCal). El paso debe ser lo suficientemente largo como para que la pantorrilla de la pierna que se adelanta quede vertical (igual que en las sentadillas comunes, pero sin que la rodilla se adelante a los dedos de los pies), pero no tan lejos como para que tengas problemas para adelantar la pierna que ha quedado atrás.**

3) **Adelanta la pierna que te ha quedado atrás. Debes alternar las piernas en cada paso. Ten en cuenta que es posible que una pierna sea mucho más estable que la otra. No te preocupes, para eso estamos ejercitándolas. Si este movimiento es nuevo para ti, tu "sentadilla" debe ser similar a un paso exageradamente largo. Si no sabías exactamente dónde estaban los músculos de los glúteos, el día siguiente serás capaz de dibujar un detallado diagrama anatómico.**

Parte superior del cuerpo: Lagartijas, tracciones en anillas

Tal vez creas que no puedes hacer una lagartija, pero te apuesto lo que quieras a que puedo encontrar una variante de este clásico movimiento de calistenia para que lo puedas hacer de forma segura y efectiva. Si estás fuera de forma o tienes mucho sobrepeso, empezaremos por la posición de pie, usando un banco fuerte, un mostrador o incluso una pared que tengamos a mano. Empecemos por la pared, que es la forma más sencilla, y luego pasaremos a la versión más difícil, para que veas cómo adaptar el movimiento a medida que progresas.

Lagartija de pared

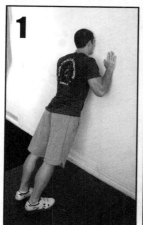 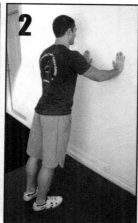 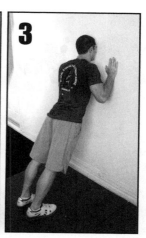

1) Párate mirando a la pared, a pocas pulgadas de distancia. Coloca las manos planas contra la pared, ligeramente por debajo de los hombros, aproximadamente al nivel del pecho. Ahora coloca tus pies algo más atrás. Tensa el cuerpo desde el lóbulo de las orejas hasta las uñas de los pies. Contrae las piernas, el trasero y el vientre.

2) Empújate para alejarte de la pared, extendiendo por completo los brazos.

3) Para volver, permite que tus brazos se flexionen, controlando el descenso hasta volver a la posición inicial. Si no prestas atención, te romperás la nariz contra la pared, no lo recomiendo. Ahora trata de alejar los pies algunas pulgadas más y repite el ejercicio algunas veces. ¿Sientes cómo aumenta ligeramente la dificultad cuando colocas los pies más atrás? Como verás, todos los movimientos pueden modificarse para hacerlos seguros y accesibles para casi todas las personas. Si esta variante te resulta muy fácil, prueba a usar un mostrador o un banco bajo, como veremos en la próxima secuencia.

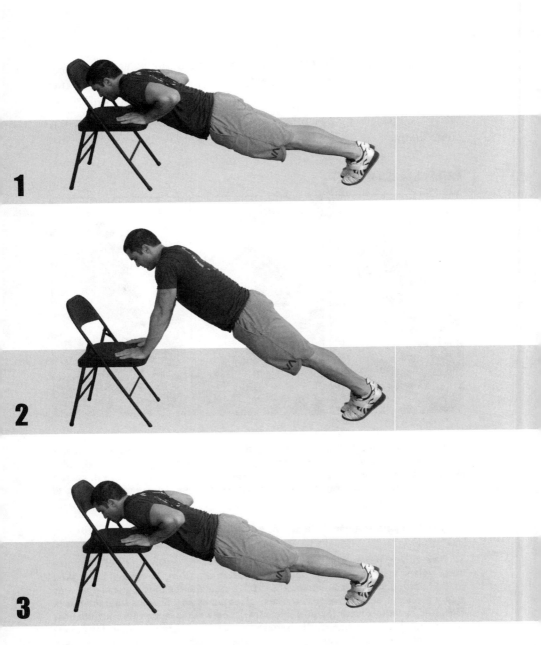

1) **¡Primero comprueba que la silla esté quieta! Recuerda que te inclinarás con todo tu peso contra este objeto. Si se mueve, probablemente tu sesión de ejercicios será muy corta y tu rehabilitación muy larga. Acércate a la silla como lo hiciste con la pared. Pies debajo de las caderas, con el cuerpo recto y desplegado en toda su altura. Coloca las manos sobre el asiento de la silla, de modo que queden a la misma distancia que los hombros. Ahora, coloca los pies hacia atrás hasta que la parte inferior de las costillas toque el asiento.**

2) **Ahora, haz una lagartija. Esto te resultará bastante más difícil que la versión de la pared, pero con suerte podrás hacerlo. De lo contrario, tendrás que limitarte a la pared por ahora.**

3) **Baja lentamente el torso para volver a la posición inicial.**

Espero que la progresión quede clara: a medida que uses objetos cada vez más bajos, aumentará tu fuerza para pasar a un nivel más bajo. Eventualmente serás capaz de hacer una lagartija completa desde el suelo. Esto puede llevarte una semana, un mes o un año (según tu situación), pero notarás progresos asombrosos. Las lagartijas no solo fortalecen los brazos, hombros y pecho, sino también los músculos de la espalda y el vientre, que son los encargados de estabilizar el cuerpo durante este movimiento.

Tracciones en anillas

Las tracciones en anillas pueden verse como el opuesto de las lagartijas o como una variante de las sentadillas. En cualquier caso, te aseguro que las tracciones en anillas se convertirán en uno de tus movimientos favoritos. Tendrás que comprar equipo básico para este ejercicio: un juego de anillas de gimnasia, correas o un sistema TRX bastarán. Puedes encontrar enlaces para estos y otros equipos al final del capítulo y en el sitio Web Robbwolf.com. Tal vez tengas una plaza cerca de tu casa con anillas que puedas usar. ¡Usa tu creatividad!

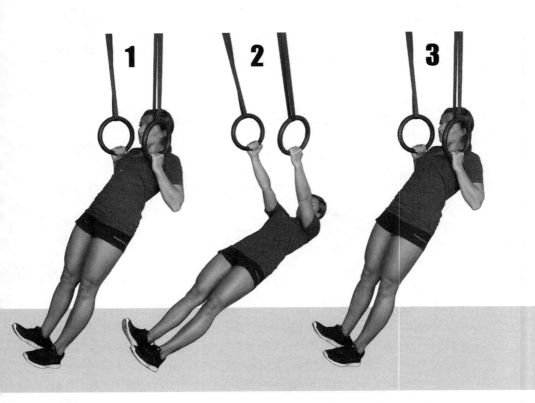

1) **Para las tracciones en anillas, comprueba que el equipo esté bien fijado al marco, siguiendo las instrucciones del fabricante. Ahora coloca las anillas a la altura de las axilas. Comprueba que estén a igual distancia del suelo para no terminar con un brazo mucho más desarrollado que el otro. Toma firmemente las anillas, con los pies directamente debajo de ellas. Pon el cuerpo rígido contrayendo las piernas, el vientre y la espalda.**

2) **Ahora desciende hacia atrás, lentamente y manteniendo el control de tu cuerpo. Haz el movimiento a una velocidad segura, evitando "zambullirte" al final. Tus brazos se pondrán completamente rectos. Mantén la mirada fija entre las manos para que la posición del cuello sea neutra.**

3) **Invierte el movimiento juntando los omóplatos a la vez que flexionas los codos, y empuja el pecho hacia arriba entre las anillas. Esto debe verse muy similar a una lagartija, pero con la diferencia de que tus pies están sobre el suelo y el movimiento se produce delante de ti y no sobre tu cabeza. ¿Puedes hacer algunas repeticiones en esta posición? De ser así, da un pequeño paso adelante y verás como este pequeño cambio aumenta la dificultad del movimiento.**

Al igual que las modificaciones de las lagartijas, las tracciones en anillas pueden modificarse para adaptarse a las necesidades de casi todas las personas. El objetivo final del movimiento puede ser una sentadilla o tracción con los pies elevados sobre una caja. En NorCal Strength & Conditioning hemos usado esta misma progresión para ayudar a personas de sesenta y setenta años a lograr la primera sentadilla *de su vida*. También hemos usado estos movimientos en procesos de rehabilitación postoperatorios con personas de más de 300 libras. Son seguros y efectivos si se modifican un poco usando el sentido común.

Mancuernas

Vamos a ver dos movimientos simples que puedes hacer con un set de mancuernas livianas y luego pasaremos a un programa para principiantes.

Elevaciones

La elevación con mancuernas es simple y efectiva. Puedes hacer este movimiento con una mancuerna en cada mano, o de a una mano por vez. Para hacer una elevación, empieza con una mancuerna que te parezca muy liviana. Esto es mejor para lograr una técnica perfecta antes de incorporar peso.

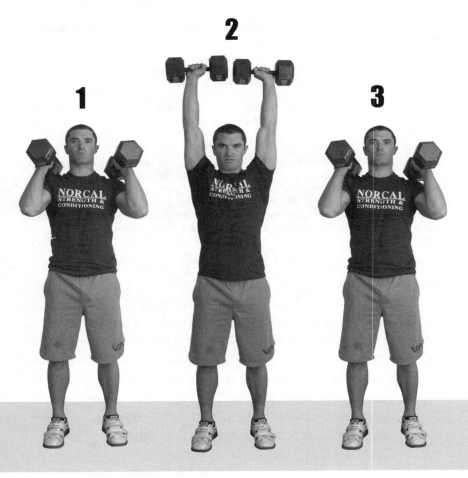

1) Levanta las mancuernas hasta los hombros, sujetándolas firmemente, con la mirada hacia adelante y los codos directamente debajo de las mancuernas. La distancia entre los pies debe estar entre el ancho de la cadera y la distancia entre los hombros; las piernas, trasero, vientre y espalda deben estar contraídos y firmes.

2) Haz una ligera inspiración, mantén el aire y eleva las mancuernas por encima de la cabeza. Esto significa que, visto de perfil, podríamos dibujar una línea que uniera el centro de la mancuerna, la oreja, el hombro, la cadera y el tobillo. El peso que sostienes por encima de la cabeza debe mantenerse como una columna, recto hacia abajo y hacia arriba sin desviaciones hacia los lados. En la parte más alta de la elevación, tus manos pueden rotar hacia adelante, haciendo que se toquen los extremos de las mancuernas.

3) Para bajar las mancuernas, permite que la gravedad las lleve hacia abajo, pero ejerce suficiente resistencia como para controlar el descenso a una velocidad segura. Las mancuernas se apoyarán ligeramente sobre tus hombros, con las palmas enfrentadas (agarre tipo martillo). Respira unas cuantas veces y repite el movimiento. Mantén el aire lo suficiente como para estabilizar la sección media del cuerpo, ¡no te desmayes! Supongo que no hace falta que te diga que si se te cae una mancuerna sobre la cabeza o sobre un pie, te dolerá. Piensa siempre en la seguridad y sé razonable.

Tracción con mancuernas

Tal vez hayas notado una constante: dos movimientos de calistenia (lagartija y tracción en anillas), es decir, empujar y luego tirar. De la misma manera, trataremos de encontrar este equilibrio al usar pesas. Para este movimiento utiliza una mancuerna por vez, y te recomiendo empezar por el brazo más débil (es decir, si eres diestro, utiliza primero el brazo izquierdo).

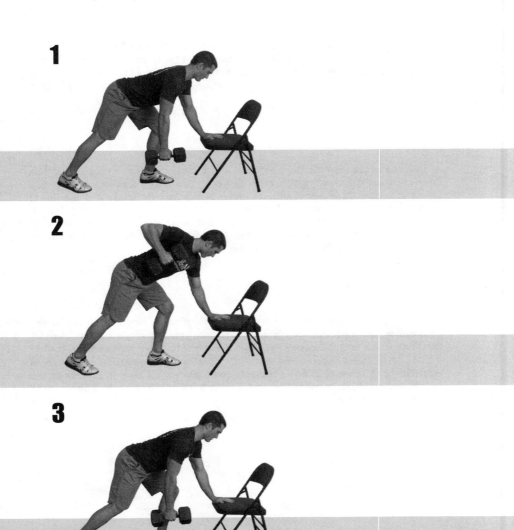

1) **Supongamos que eres zurdo y que tienes la mancuerna en la mano derecha. Párate cerca de un banco, mesa o silla. Podrías usar la pared, pero no es tan estable. Con la mancuerna en la mano derecha, da un paso bastante largo hacia adelante (similar al paso de sentadillas que practicamos antes) y coloca la mano izquierda sobre la silla o mesa. Debes quedar inclinado hacia adelante, en una posición intermedia entre la espalda paralela al suelo y una leve inclinación hacia adelante. Es fundamental que la columna quede recta y que no te encorves al empezar, terminar o ejecutar este movimiento. La mancuerna debe estar colgando a tu lado, más bien rotada hacia adentro.**

2) **Inspira brevemente, contrae el estómago, la cadera y la espalda, y eleva la mancuerna, iniciando el movimiento llevando el omóplato hacia atrás. Al mismo tiempo, empieza a flexionar el codo y a rotar la mano ligeramente hacia afuera. La parte "hacia arriba" del movimiento termina cuando no puedas levantar más la mancuerna. Mantén la espalda recta y mirando al suelo, con el vientre y la espalda contraídos para proteger la columna.**

3) **Baja la mancuerna de forma controlada, respira unas cuantas veces en la parte inferior del movimiento, en la que tu brazo derecho queda extendido. Cuando estés listo para ponerte de pie, puedes colocar la mancuerna en el suelo y ponerte de pie o llevar el pie que quedó atrás hacia adelante, pasar la mancuerna a la otra mano y realizar tracciones con el otro brazo. Recuerda que si tienes la mancuerna en la mano derecha el pie izquierdo quedará adelante, y viceversa.**

Modificaciones al programa: un poco de cambio no viene mal

La mayoría de las personas afirman que no hacen ejercicio porque es aburrido. Desde luego, las molestias físicas son factores importantes, pero la razón más común para abandonar un programa de ejercicio es el aburrimiento. Espero que el programa que te recomiendo aquí te resulte divertido y desafiante, y a la vez te lleve poco tiempo y no te aburra gracias a su variedad. Tal vez no te sirva de consuelo, pero cuando recién empiezas a ejercitarte, *todo* funciona. El progreso es rápido y constante, brindando gratificación instantánea. Lo único que debes hacer es no dejarlo. No hagas demasiado en un solo día, y trata de hacer mañana un poquito más que hoy. Debes concentrarte en la persistencia, la seguridad y la diversión. Te sorprenderá lo que puedes lograr con un poco de constancia en el ejercicio, sumado a los cambios de alimentación y hábitos.

Para este programa, supondré que tienes una cierta aptitud y capacidad de movimiento. Supondré que sabes cómo hacer sentadillas, lagartijas, tracciones con anillas, estocadas, elevaciones y tracciones con mancuernas. Si te sientes cómodo con algunos de estos movimientos, límitate a ellos. Si no estás cómodo con *ninguno* de estos movimientos, ¡vas a caminar mucho!

Hablando en serio, tienes que estar cómodo con algunos movimientos para poder variar el programa básico. He trabajado con gente en pésimo estado físico que podía caminar, empujarse contra un objeto alto (en nuestro gimnasio lo hacen generalmente contra un caballete de gimnasia) y hacer tracciones en anillas. Al principio, el "precalentamiento" consiste simplemente en una o dos series de tus actividades favoritas. Si tienes un reloj de cocina o un cronómetro, te ayudarán a monitorear tus progresos.

Primer día: Entrenamiento en circuito

Camina de 200 a 400 metros. Si no tienes idea de cuánto es esto, camina uno o dos minutos de ida y lo mismo de regreso. Escoge una referencia para esta distancia, así podrás monitorear tus progresos. Camina a paso rápido pero sin agotarte.

Al volver al punto de partida, descansa un minuto. Luego haz de cinco a diez sentadillas perfectas (recuerda usar una silla o caja si lo necesitas). Descansa un minuto. Después haz de cinco a diez lagartijas. Descansa un minuto. Haz de cinco a diez tracciones en anillas. Descansa un minuto. Vuelve a caminar el mismo recorrido del principio. Has terminado por hoy.

¿Cómo te sentiste? ¿Te faltó el aire, te mareaste o te cansaste mucho? Si es así, tal vez te hayas excedido. ¿Cómo te sientes al día siguiente? ¿Algo dolorido? ¿Apaleado? Esto te permitirá saber cuál es tu capacidad de recuperación. Lo ideal es que te sientas "un poco" dolorido. Tienes que sentir que has hecho algo porque sientes los músculos de las piernas, brazos, espalda y pecho, pero no maldecir el día que naciste.

Segundo día: Intervalos

Camina, nada o anda en bicicleta. Trata de hacer de diez a treinta minutos de movimiento continuo, pero con el siguiente toque: después de haber precalentado a velocidad fácil por unos cinco minutos, acelera un poco la velocidad. Hazlo dentro de tus posibilidades, pero lo suficientemente fuerte como para que desees parar después de diez a treinta segundos. Después del primer intervalo, vuelve a una velocidad mucho más lenta. Continúa lentamente de treinta segundos a dos minutos antes de volver a acelerar. Aquí no hay una velocidad ideal: simplemente esfuérzate un poco más, luego ve un poco más lento. Trata de ir en aumento.

Si estás caminando o andando en bicicleta, tienes que pensar en la distancia, porque en algún momento tienes que regresar. Recuerda que estoy suponiendo que prácticamente no te mueves mucho. Si esto te resulta demasiado fácil, pasa a la sección Intermedia. Como decíamos, recuerda hasta dónde llegaste y cuánto tardaste en recorrer esta distancia. Puedes llevar un registro de tus esfuerzos o simplemente anotarlos en una tarjeta y pegarla al refrigerador.

Tercer día

Hoy es un día de descanso. Mantente activo, pero sin nada estructurado. Si puedes, trata de hacer algo de elongación. Si estabas pensando en inscribirte a una clase de yoga o en comprar un DVD de yoga para principiantes, perfecto. Es probable que hoy estés un poco rígido y dolorido por la inusual actividad, pero no deberías sentirte "agotado". De ser así, estás esforzándote demasiado y es probable que abandones todo porque te sientes como un perro apaleado. Si aumentas la actividad poco a poco, seguirás con el programa.

Cuarto día y más: Día de circuito

Esta es una repetición del primer día, pero con el siguiente cambio: si te sentiste "fantástico" después del primer día, trata de hacer diez repeticiones de cada ejercicio. Si ya estás en ese nivel, haz lo mismo pero con pausas de cincuenta segundos entre los ejercicios. Cada vez que hagas estos ejercicios, resta diez segundos de las pausas hasta llegar a pausas de treinta segundos. Cuando alcances este punto, agrega una *segunda* serie completa. Camina, haz sentadillas, lagartijas y tracciones en anillas. Cada vez que repitas el entrenamiento, resta cinco segundos de descanso. Una vez que hayas llegado a quince segundos de pausa y dos series completas, es momento de añadir una tercera serie.

Ahora resta cinco segundos a las pausas hasta hacer tres series consecutivas. Cuando puedas hacer tres series consecutivas, empieza a hacer sentadillas, lagartijas y tracciones más difíciles. Consigue una caja cada más baja para las sentadillas, hasta llegar a hacer sentadillas profundas completas. Las lagartijas deben progresar con cajas cada vez más bajas, hasta hacerlas con las rodillas sobre el suelo, y eventualmente lagartijas completas desde el suelo. Varía las tracciones en anillas adelantando los pies cada vez más. Una vez que logres hacerlas con el cuerpo a cuarenta y cinco grados, ¡habrás logrado un 50% de una lagartija real! Esta progresión paulatina te dará excelentes resultados tanto en el rendimiento como en la mejora de la composición corporal (te verás mejor desnudo).

Si te sentiste agotado el primer día, repite lo que hiciste ese día. manteniendo las mismas pausas de descanso. Una vez que completes estas sesiones sin sentirte como un trapo de piso, podrás empezar a reducir las pausas. Si diez segundos de reducción te resultan demasiado difíciles, reduce las pausas en cinco segundos. Recuerda que inicialmente los pies deben permanecer en la misma posición, para que no aumentes la carga antes de tiempo. La idea es aumentar tu capacidad con las posiciones más fáciles, y luego aumentar la carga. Una vez que hayas llegado a pausas de descanso de treinta segundos, sigue las indicaciones del párrafo anterior.

Quinto día y más: Intervalos

Este día es similar al segundo, pero con el siguiente cambio: si ya llegaste a treinta minutos de actividad, quiero que recorras más distancia en el mismo período de tiempo. Recuerda que debes precalentar con cinco minutos de actividad fácil y luego acelerar a intervalos que sean desafiantes pero divertidos. Quiero que recorras más distancia en menos tiempo durante varias semanas antes de empezar a aumentar la duración total de esta actividad. Te recomiendo esto porque generalmente la gente tiene poco tiempo. Si tienes tiempo y te gusta la actividad que estés haciendo, puedes agregar uno o dos minutos por sesión hasta llegar a cuarenta y cinco o sesenta minutos de intervalos continuos. Supongo que todavía estás "caminando" en esta etapa. Si caminas, esto significa caminar en intervalos más lentos y más rápidos. Si estás andando en bicicleta, remando o nadando, piensa en la velocidad como "caminar" lento o rápido. Ya tendrás oportunidad de acelerar una vez que pases al nivel intermedio.

Si empezaste con diez a quince minutos de actividad total, simplemente añade uno o dos minutos de actividad. Anota el aumento de distancia para poder monitorear tus progresos. Cada día que hagas esta rutina, agrega tiempo hasta llegar a los treinta minutos. Luego, trata de cubrir la misma distancia en menos tiempo. Cuando puedas restar de dos a cinco minutos de tiempo, empieza a agregar más distancia. Así hasta llegar de cuarenta y cinco a sesenta minutos de actividad constante.

Sexto día

Este es tu día de descanso opcional. Te recomiendo hacer algo de actividad, como yoga o elongación liviana, pero guíate por lo que tengas ganas de hacer. Todas las semanas tienes que dejar al menos un día para elongación/recuperación, pero el segundo día es opcional.

Día 7—Circuito
Día 8—Intervalos
Día 9—Recuperación

Este modelo básico te será de gran utilidad. Mejorarás tu fuerza, resistencia, motricidad y salud general. Si sigues las recomendaciones de alimentación de la Solución Paleolítica, perderás grasa, desarrollarás los músculos y te sentirás muy bien. La combinación del ejercicio inteligente y la buena alimentación desde un enfoque evolutivo reducirá tu resistencia a la insulina y la inflamación. Te verás y te sentirás varios años más joven, a la vez que reducirás la probabilidad de contraer cáncer, diabetes, enfermedades neurodegenerativas como Parkinson y Alzheimer, ¡y tu trasero se verá estupendo!

Si lo sigues con esmero, este programa para toda la vida te permitirá alcanzar niveles muy altos de entrenamiento. En algún momento podrás pasar de caminar a correr y serás capaz de hacer lagartijas completas desde el piso y tracciones en anillas casi paralelas al suelo. Cuando llegues a este punto, puedes considerarte un graduado del programa para toda la vida, lo que mi buen amigo Dave Werner (dueño del excelente gimnasio Level 4 Training en Seattle, WA) llamaría un "principiante saludable".

Es posible que hayas trabajado muy duro para llegar a este punto, y te felicito de corazón, pero no olvides que esto es solo el comienzo. ¿Recuerdas lo fuertes y capaces que eran nuestros ancestros cazadores-recolectores? ¿Recuerdas que nuestra información genética está programada para que seamos tan atléticos como ellos? En realidad, este proceso no termina nunca, y deberíamos estar agradecidos por eso. Tenemos toda una vida de crecimiento y oportunidades por delante, y esto es muy emocionante.

Lo importante es mantener una mentalidad Zen con respecto a este proceso. Haz un plan y ponte algunas metas con respecto a la mejora de rendimiento, pero concéntrate en el momento presente. Realiza las actividades y desafíos de hoy, diviértete y *por favor* no conviertas esto en algo pesado. Mucha gente se siente abrumada al principio, pero esto es porque se proyectan a futuro. No puedes controlar el resultado final, solo puedes concentrarte en el momento presente. Mediante esta actitud de autoconciencia y presencia, podrás lograr cosas asombrosas, a la vez que serás más feliz en el único momento que realmente cuenta: el presente.

Teniendo todo esto en cuenta, veamos cómo cambiar tu entrenamiento antes de entrar de lleno en el programa para Principiantes saludables.

Aumenta las repeticiones

Debería ser bastante obvio que puedes comenzar por agregar lagartijas, sentadillas y tracciones en anillas a tus circuitos. Pasar de tres series de caminar más diez sentadillas, diez lagartijas y diez tracciones en anillas (en total, treinta de cada movimiento) a tres series de correr más cincuenta sentadillas, cincuenta lagartijas y cincuenta tracciones en anillas (¡en total, 150 de cada movimiento!) es un logro impresionante. Es una progresión sencilla que mantendrá a la mayoría de las personas entusiasmadas durante meses o años.

Aumenta la intensidad

Supongamos que estás haciendo diez repeticiones de cada ejercicio en tres series completas. ¿Qué pasaría si hicieras una sola serie, pero lo más *rápido* posible? La intensidad aumentaría drásticamente, al igual que la respuesta hormonal al esfuerzo. Por ejemplo, en lugar de caminar y hacer sentadillas, lagartijas y tracciones con una pausa entre cada ejercicio, trata de hacerlas todas sin parar y luego descansa. El objetivo es descansar adecuadamente entre cada serie para que puedas emprender cada esfuerzo con el mismo ímpetu. Esto podría ser cinco minutos o incluso más. Recuerda que esta recomendación es para gente que puede correr y hacer lagartijas completas y tracciones en anillas, y completar un circuito de tres series. Evidentemente, también puedes aumentar las repeticiones en este formato; de hecho, esa es una excelente forma de mejorar un determinado movimiento.

Escalas

Las escalas ofrecen una excelente forma de realizar mucha actividad en un período corto de tiempo. El primero que me hizo entender este concepto fue Pavel Tsatsouline, autor del excelente libro *Power to the People*. Para el siguiente ejemplo usaremos las sentadillas, las tracciones y las lagartijas.

Así funcionan las escalas: haz una sentadilla, luego una lagartija, luego una tracción. Luego haz dos de cada movimiento. Luego tres de cada movimiento. Sigue añadiendo una repetición de cada movimiento hasta llegar a una serie que te resulte muy difícil. Tal vez, al llegar a seis o siete repeticiones, casi no puedas hacer las lagartijas o las tracciones. Cuando esto ocurra, simplemente vuelve a empezar con una serie de una repetición de cada movimiento. Puedes escoger un determinado número de ciclos para hacer, por ejemplo, llegar tres veces a cinco repeticiones, o hacer todas las series que puedas en diez minutos.

Estos son ejemplos hipotéticos, pero las escalas generalmente ofrecen esta característica en ondas según tu motivación y nivel de cansancio. ¿Cuánto debes esforzarte? Lo suficiente como para que te resulte exigente, pero no tanto como para que al día siguiente no puedas moverte. Las escalas concentran mucho esfuerzo en un período breve, así que hazlas con calma. Puedes sustituir un día de escalas por uno de los días de entrenamiento de circuito. También puedes usar movimientos alternados, como la sentadilla caminando (cada repetición consiste en dos pasos, uno con cada pierna), la elevación de mancuerna o la patada de tríceps con mancuerna.

Si eres muy bueno con un determinado movimiento, puedes mantenerlas a un ritmo propio. Muchas personas pueden hacer muchas más sentadillas que lagartijas o tracciones. En este caso, puedes pasar de una a diez repeticiones de sentadillas combinadas con tres a seis repeticiones de lagartijas y tracciones. Todo esto es muy subjetivo, pero espero haberte dado suficientes ideas como para empezar.

Carretilla

Esta actividad puede traerte buena o mala fama con tus vecinos. Consigue una carretilla sólida. Carga algunas piedras, sacos de cemento u otros elementos pesados. Toma las manijas y sal a dar un paseo. Los niños y los animales pequeños también ofrecen una carga excelente, y ofrecen el estímulo adicional de tener que mantener el equilibrio, ya que los niños y animales pequeños tienden a moverse mucho. La desventaja es que tu carga puede dar un salto y escapar en mitad del ejercicio. Lo dejo a tu criterio.

Aunque esta actividad suena a trabajo de jardín, puede resultar muy divertida y excelente. Trata de aumentar la distancia y de llegar un poco más lejos cada vez que la realices. Si te sientes especialmente osado, agrega otra piedra o niño pequeño a la carga.

Con frecuencia mis clientes me preguntan: "¿Qué músculos trabajan con este ejercicio?" Mi respuesta consiste siempre en ponerlos a trabajar, y luego preguntarles *a ellos* qué músculos trabajaron. Una buena sesión de ejercicio te convertirá instantáneamente en un experto en anatomía. Empujar una carretilla hace trabajar prácticamente todos los músculos del cuerpo, desde los lóbulos de las orejas hasta las uñas de los pies.

Mochila

Consigue una mochila o un chaleco para pesas y cárgales de diez a veinte libras. Sal de tu casa, dirígete preferentemente a un parque o a un lugar con terreno irregular, y camina. Puedes llevar un registro del tiempo o la distancia, pero lo principal es que te diviertas y te muevas. Si todavía estás bastante excedido de peso, tal vez no necesites el peso adicional. Otra vez, usa el sentido común. Un aumento de diez a veinte libras de peso puede hacer que caminar a paso rápido sea tan exigente como correr. Si estás mejorando tu estado físico y necesitas un poco más de desafío, esta es una idea sencilla, divertida y efectiva.

Es importante recordar que puedes sustituir cualquiera de las dos actividades anteriores por uno de tus días de intervalos. Diviértete, pero no dejes de tener en cuenta tus progresos. Escoge una distancia y fíjate cuánto tiempo te lleva recorrerla. Trata de ir cada vez más rápido, hasta haber reducir el tiempo en un 5 o 10%. Después, ponte como meta una distancia mayor.

Trae un amigo

Te voy a dar un método muy astuto para garantizar el éxito: encuentra a alguien que quiera entrenar contigo. Te recomiendo un amigo, colega o vecino con el que te lleves bien. Los miembros de la familia pueden ofrecer resistencia. Si logras convencer a tu cónyuge o hermano para que se entrene contigo, te felicito, pero los miembros de la familia muchas veces son difíciles de convencer. No permitas que tu éxito dependa del grupo de gente en tu vida que menos probabilidades tiene de producir cambios. En el sitio Web Robbwolf.com encontrarás entrenadores, gimnasios y grupos de apoyo en línea, pero trata de encontrar un amigo para entrenar que te ayude a mantener la decisión. Ambos tendrán que fijarse metas, ya sea con respecto al rendimiento (correr una milla sin detenerse, hacer veinte lagartijas perfectas) o al aspecto estético (quiero volver a ponerme mis pantalones favoritos). Para tener éxito es fundamental ponerse metas, ser responsable y contar con el apoyo de los demás.

¡Más pesas! El programa del Principiante saludable

Como parte de tu programa del Principiante saludable, me gustaría que empezaras a levantar más peso. La herramienta más sencilla y segura para esto es la modesta mancuerna. Como recordarás, el elemento más importante de tu estado físico es la fuerza, seguida de cerca por la flexibilidad/motricidad. La mancuerna es la herramienta perfecta para esto, porque te permite realizar una cantidad ilimitada de movimientos aumentando las cargas y con un rango de movimiento completo. Recuerda empezar con poco peso, usar el sentido común y concéntrate en realizar los movimientos con la forma *perfecta*.

Sentadillas y estocadas

Como a esta altura ya estás familiarizado con estos movimientos, te resultará sencillo incorporar las mancuernas a estos excelentes ejercicios para la parte inferior del cuerpo. Para cargar la sentadilla, simplemente levanta un par de mancuernas livianas a la altura de los hombros y realiza una sentadilla común. Recuerda mantenerte "firme" contrayendo los músculos del vientre, la espalda y las piernas al realizar este movimiento. Respira antes de empezar la sentadilla y mantén firme la parte media del cuerpo mientras bajas.

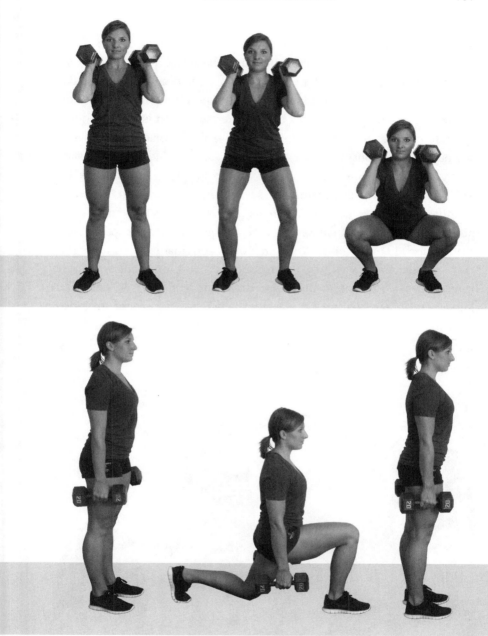

Para la estocada, simplemente sostén las mancuernas a los lados, mantén el torso erguido y mira hacia adelante. Se aplican las mismas recomendaciones que para la estocada común: mantén la rodilla un poco por delante de los dedos del pie, y asegúrate de que el paso sea lo suficientemente ancho como para mantener una base estable.

Peso muerto

Uno de los movimientos humanos más básicos, que consiste en recoger algo del suelo, se ha vuelto algo polémico en los círculos de rehabilitación. Algunos afirman que levantar peso muerto es peligroso y puede lastimar la espalda. Si bien es cierto, estas mismas personas olvidan mencionar que este movimiento solía llamarse "elevación saludable" y se consideraba fundamental para la salud y el bienestar a largo plazo. Lo que ha sucedido es que los que se dedican a la rehabilitación y el entrenamiento se han vuelto perezosos y poco creativos. En lugar de enseñar el uso apropiado de esta magnífica herramienta atlética, dejamos que la gente (que tal vez en el pasado se haya lesionado en el trabajo o durante otras actividades) se las arregle como pueda. En la vida, todo se reduce a un equilibrio entre riesgos y recompensas, y a pesar de lo que digan los negativos de siempre, levantar peso muerto ofrece demasiados beneficios como para arrojarlo a la pila de descarte de la historia del entrenamiento.

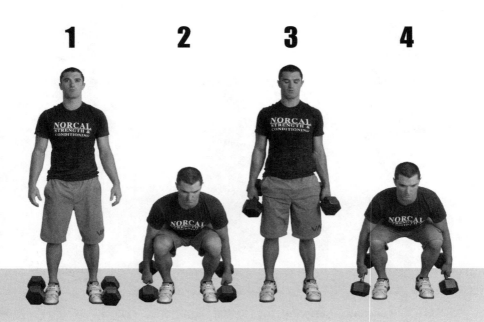

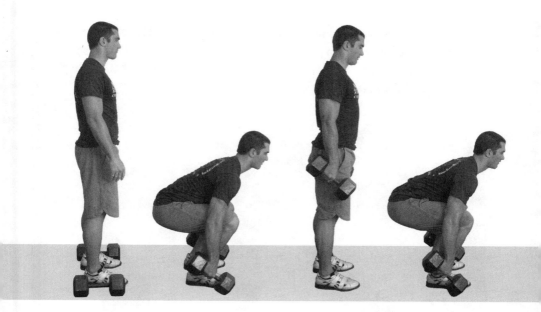

1) **Para levantar peso muerto usando mancuernas: con un par de mancuernas sobre el suelo, colócate de pie de manera tal que quede una mancuerna por fuera de cada pie, directamente debajo de los brazos.**

2) **Inspira ligeramente, mantén el aire y dóblate hacia adelante, permitiendo que tu trasero vaya hacia atrás y que se flexionen tus rodillas, pero sin moverte hacia adelante. A diferencia de una sentadilla, que tiende a hacer trabajar los músculos de la parte frontal de los muslos, al levantar peso muerto correctamente trabajan los músculos del trasero y de la parte posterior de los muslos. Visto de lado, tus hombros deben estar ligeramente por delante de las mancuernas y tu espalda debe estar recta y fuerte.**

3) **Ahora puedes empujar tu peso a través de los talones, manteniendo las mancuernas cerca de las piernas, incluso tocándolas ligeramente. Continúa este movimiento hasta estar totalmente erguido, con la mirada hacia adelante.**

4) **Para volver a colocar las mancuernas en el suelo, respira unas cuantas veces, mantén un poco de aire para estabilizar el cuerpo y lleva el trasero hacia atrás, permitiendo que tus caderas y rodillas se doblen pero sin llevarlas hacia adelante. Si tus muslos o caderas están rígidos, este movimiento podría resultarte algo difícil. Si eres incapaz de hacer una sentadilla profunda perfecta, tal vez debas dejar el peso muerto para más adelante. Como dije antes, y lo repito, puedes simplificar o acelerar el proceso de aprendizaje con la ayuda de un entrenador calificado.**

Columpio

El columpio es un movimiento fantástico para desarrollas los músculos de las piernas, el trasero y la parte media del cuerpo. Si realizas muchas repeticiones de este movimiento, te aseguro que lo notarás, dado que hace trabajar todo el cuerpo.

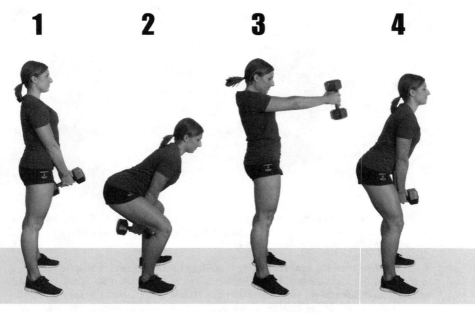

1   **2**   **3**   **4**

1) Empieza con una mancuerna muy liviana, sosteniéndola con ambas manos como se muestra en la foto. Según el tamaño de la mancuerna y de tus manos, tal vez te resulte más fácil tomar la mancuerna por la parte superior. Mantén el torso erguido, apoya el peso sobre los talones, y los pies separados a la altura de los hombros.

2) Lleva el trasero hacia atrás, dejando que la mancuerna se columpie ligeramente hacia atrás.

3) Ahora, da un "salto" con la cadera hacia adelante, haciendo que la mancuerna se columpie hasta el ombligo o el pecho. Los brazos deben simplemente guiar el movimiento, <u>no</u> ser sus agentes principales.

4) No interrumpas el movimiento hacia abajo. Por el contrario, permite que tus caderas vayan hacia atrás para "agarrar" la mancuerna que cae. Tanto la cadera como la mancuerna deben moverse muy poco. Debes ser capaz de almacenar la energía de un balanceo para impulsar el siguiente. Mantén la amplitud (el espacio que recorre la mancuerna al ir hacia adelante y hacia atrás) pequeña hasta que te sientas cómodo con el movimiento. Si lo realizas correctamente, debes sentirlo en el trasero y en la parte posterior de los muslos, sin molestias en la espalda.

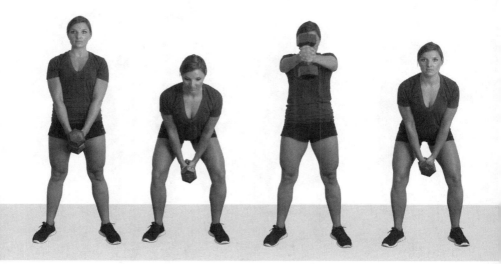

A medida que te perfecciones en este movimiento, puedes llevar el trasero un poco más atrás, permitiendo que el torso se incline un poco hacia adelante. Esto te permitirá generar más energía y por consiguiente, impulsará a la mancuerna cada vez más alto en los siguientes columpios.

Una vez que te sientas cómodo columpiando la mancuerna a la altura de las cejas (debes verla frente a ti cuando alcance la altura máxima), puedes empezar a añadir peso al columpio. Hazlo lentamente y con cuidado. Tu primera serie de columpios puede hacer que tu próxima visita al excusado sea muy interesante. ¡Los muslos y trasero doloridos pueden convertir la ida al excusado en una experiencia Zen!

Flexiones de fuerza

La flexión de fuerza es pariente cercano de las flexiones comunes, y es además uno de mis movimientos favoritos.

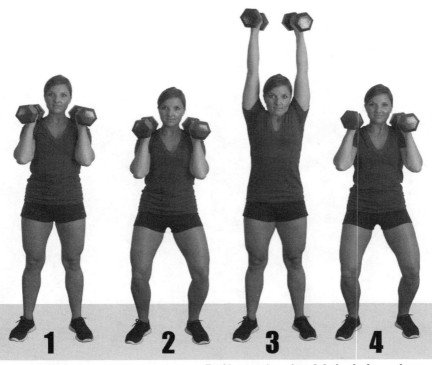

1) **Empieza como lo harías con una flexión común: pies debajo de las caderas, mancuernas a la altura de los hombros, sosteniendo firmemente las mancuernas y con el cuerpo preparador para el movimiento.**

2) **Flexiona tus rodillas solo un poco, como si te estuvieras preparando para saltar. Al doblar las rodillas, es fundamental que mantengas el torso completamente erguido y la vista fija adelante.**

3) **Invierte el movimiento, como si saltaras, y utiliza la fuerza de las piernas para hacer que las mancuernas se alejen de los hombros y elévalas por encima de la cabeza. Este es un movimiento explosivo pero controlado. Eleva las mancuernas hacia arriba, pero haz que el movimiento sea más lento al alcanzar la máxima extensión de hombros y codos por encima de la cabeza.**

4) **Haz una breve pausa y luego baja las mancuernas manteniendo el control del movimiento. Una vez que se encuentren seguras sobre tus hombros, puedes volver a flexionar las rodillas y realizar otra flexión de fuerza. Si realizo varias flexiones de fuerza, yo respiro durante el movimiento. Inhala al bajar y exhala al subir. Si la carga es lo suficientemente liviana, podrás hacer lo mismo, pero si es muy pesada o si todavía no te sientes cómodo con el movimiento, lo mejor es inhalar brevemente antes de empezar y mantener el aire ligeramente hasta volver a los hombros.**

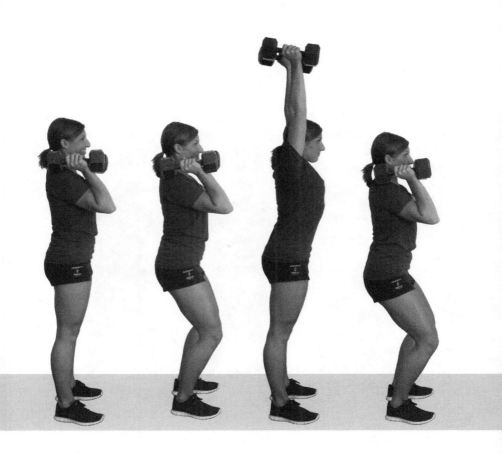

Balón al suelo

Para este ejercicio necesitarás un elemento relativamente barato, y te aseguro que es muy divertido. Aunque te cueste creerlo, la mayoría de nuestras clientas, siempre tan calladas y tranquilas, expresan su lado más agresivo al empezar a probarlo. En las primeras repeticiones aún se ven delicadas y recatadas, pero a la quinta o sexta repetición, las mujeres se transforman en una especia de máquina de matar dispuesta a destrozar el pobre balón. ¿Crees que estoy inventando? No, es la pura verdad.

El movimiento de "balón al suelo" involucra a todo el cuerpo, pero lo sentirás principalmente en el trasero y las piernas. Es una forma solapada de trabajar los abdominales y hombros, pero sabrás exactamente de qué hablo cuando lo hayas probado.

1   **2**   **3**

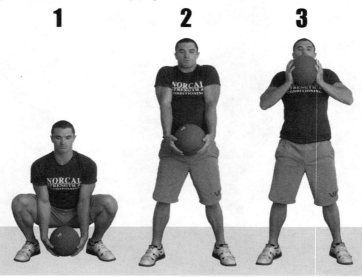

1) Acércate al balón con los pies separados aproximadamente a la misma distancia que los hombros. El balón debe quedar centrado entre tus pies. Agáchate, coge el balón con la barbilla hacia abajo, la espalda recta y el peso apoyado en los talones.

2-4) Eleva el balón estirando las piernas hacia tu cuerpo, de modo que pase de estar en el suelo a estar encima de tu cabeza en un solo movimiento.

5-6) Siempre con el peso apoyado sobre los talones, invierte el movimiento poniendo todo el cuerpo firme y golpeando el balón contra el suelo. Prepárate, porque tendrás que seguir el balón y atraparlo cuando rebote. Mantén siempre la columna recta y permite que tus caderas hagan "saltar" el balón por encima de tu cabeza, y arrójalo hacia abajo con fuerza.

4   **5**   **6**

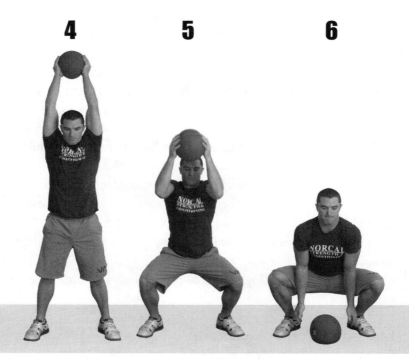

NOTA importante: Asegúrate de usar un balón del tipo que recomiendo en la lista de equipos. Si usas un balón que rebote mucho, después de arrojarlo una vez puedes despertarte en el hospital. El balón que recomiendo tiene muy poco, casi nada, de rebote. ¡No pierdas esto de vista, porque este error lo cometerás solo una vez!

Avanzando en el programa para Principiantes saludables

Ya sea que hayas empezado como lo que yo considero un "principiante saludable", o que hayas luchado para llegar a este lugar, ya es hora de dar un paso adelante en tu entrenamiento. ¿Pero cómo debes incorporar estos nuevos movimientos? Lenta y cuidadosamente. Quiero que escojas uno de los nuevos movimientos que acabo de describir y que lo practiques de cinco a diez al comenzar tu sesión de entrenamiento. Practica el balón al suelo, el levantamiento de peso muerto con mancuernas o las flexiones de fuerza antes de tu entrenamiento principal. Cuando digo practicar, quiero decir practicar. Debes prestar atención a la forma, sentir dónde está tu cuerpo y pedirle a tu compañero o compañeros que critiquen tu forma mientras tú criticas la suya. Este es otro momento perfecto para tener un entrenador que compruebe que estás haciendo las cosas bien. Para practicar, haz algunas repeticiones para ver cómo te sientes con el nuevo movimiento. Descansa, haz los ajustes necesarios y continúa. Cuando sientas que dominas el movimiento, empieza a incorporarlo a tu entrenamiento. Una vez que hayas dominado el levantamiento de peso muerto con mancuernas, cámbialo por las sentadillas aéreas. Cuando hayas dominado las flexiones de fuerza, cámbialas por las flexiones o lagartijas.

A continuación te doy un día de ejemplo para que sepas por dónde empezar.

Entrenamiento de circuito

Supongamos que recién estás empezando con el balón al suelo, pero ya "dominas" las flexiones de fuerza y el levantamiento de peso muerto con mancuernas. Puedes correr un poco para precalentar y luego arrojar el balón unas cuantas veces, cuidando la posición antes de levantar el balón del suelo, cuando está por encima de tu cabeza y al soltarlo. Tu compañero de entrenamiento puede hacerte comentarios, y luego tú harás lo mismo con él.

Ahora que hemos terminado con los preliminares, ¡es hora de divertirse! Corres los "200 metros" que has estado usando para tus días de circuito. En realidad, la distancia que puedas recorrer a paso rápido en aproximadamente un minuto. Debes hacer este circuito sin pausas, tratando de completarlo lo más rápido posible, y descansando cuando sea necesario. Prepara el cronómetro y empieza.

Al regresar de la corrida, en lugar de sentadillas, empiezas con el levantamiento de peso muerto con mancuernas. Estás usando el nuevo esquema de repeticiones que te has propuesto, por lo que haces veinte levantamientos de mancuernas, luego veinte tracciones en anillas con el cuerpo hacia adelante de forma tal que quede a cuarenta y cinco grados del suelo. Necesitas una pausa entre las tracciones. Haces doce, descansas un momento, luego seis, descansas un momento, y luego las últimas dos. Te comprometes a hacer doce y ocho repeticiones la próxima vez que realices este entrenamiento. Luego tomas las mancuernas, te colocas en la posición perfecta y realizas las doce flexiones de fuerza sin detenerte. Te dices que la próxima vez tratarás de usar mancuernas un poco más pesadas, y vuelves a correr.

La pista de 200 metros, que al principio debías recorrer caminando, ahora la recorres corriendo, incluso después de haber hecho los demás ejercicios. Vuelves y haces quince de cada ejercicio: levantamiento, tracciones y flexiones, vuelves a correr, y luego repites diez de cada ejercicio. Al terminar con la última flexión de fuerza, presionas "stop" en el cronómetro. Anotas el tiempo y los movimientos y pausas que realizaste en tu diario de entrenamiento. También anotas los cambios que quieres introducir la próxima vez, y luego te diriges a una larga caminata para relajarte y elongar.

Ejercicios avanzados

Si eres un atleta en serio, orientado al atletismo de resistencia, te recomiendo *The Paleo Diet for Athletes* de Joe Friel y el Prof. Loren Cordain. También te recomiendo los otros libros de Joe de la serie *Training Bible*. Si eres un deportista orientado a la potencia, o simplemente un entusiasta del fitness que desea optimizar el rendimiento, la salud y la longevidad, está por publicarse *Fight Prep*, que escribimos en colaboración con Glen Cordoza, el campeón de peso ligero de la IFC. Este libro te brinda programas avanzados y estrategias nutricionales para maximizar el desarrollo muscular, la fuerza y la potencia.

Además, te recomiendo que des un vistazo a los siguientes recursos para ampliar tu entrenamiento:

* *Olympic Weightlifting: A Complete Guide for Athletes and Coaches* de Greg Everett
* Catalystathletics.com
* Coachrut.blogspot.com
* Movnat.com
* Gymnasticsbody.com

Podrás encontrar más recursos en Robbwolf.com

Ey, Robb

¿Cómo debo comer para optimizar los resultados de mis ejercicios?

Esa es una excelente pregunta, pero la respuesta es relativa, porque el combustible previo y posterior a los ejercicios es muy personal. ¿Tienes sobrepeso? ¿Estás delgado pero quieres desarrollar los múscu-los? ¿Eres un atleta de resistencia profesional?

Supongo que eres un principiante o que estás volviendo a ponerte en forma, de modo que la bajada de peso y la salud son tus principales preocupaciones. Si consideramos la pregunta del combustible desde esta perspectiva, esta sería la situación "ideal" para ti:

Entrena por la mañana, antes de desayunar. Si el objetivo principal es perder grasa, te recomiendo que la mayor parte de tu comida se com-ponga de proteínas, vegetales y grasa (para esto, tal vez debas modi-ficar un poco el plan de comidas para treinta días que te ofrezco más adelante en el libro). ¿Por qué? Porque esto te ayudará a perder grasa y a revertir la inflamación muy rápidamente. Al entrenar con el estó-mago vacío, activas ciertos mecanismos genéticos muy interesantes, importantes no solo para perder grasa sino también para tener una vida prolongada.

¿Qué hago si me siento débil o sin energía durante el entrenamiento?

Tal vez necesites un poco de tiempo para adaptarte, pero puedes comer un poco de proteínas y grasas (un pequeño trozo de pollo y un puñado de nueces) antes de entrenar. Esto funciona, pero no tanto como el entrenamiento en ayunas. Prueba distintas cosas para ver qué te resulta mejor. A medida que mejore tu estado físico, lo más probable es que aumente tu capacidad de entrenar en ayunas.

¿Y si no puedo entrenar por la mañana?

Es evidente que tienes que adaptar los horarios de entrenamiento a tus otras obligaciones, pero yo opino que entrenar por la mañana es especialmente efectivo para perder grasa. Haz lo posible, pero recuerda que es más importante ser constante que estresarte por los detalles.

¿Y si soy un atleta de primer nivel, fuerte y delgado? ¿Qué como?

Nuevamente, es algo muy personal y depende de tu situación y de tus objetivos, pero probablemente necesites más carbohidratos para entrenamientos de alta intensidad. Lo mejor para esto es comer proteínas y carbohidratos después de entrenar. Por ejemplo, puedes comer lomo de cerdo con batatas, salmón y arándanos, o aguayón con sandía. Seguramente quieres saber cuántas proteínas y cuántos carbohidratos, ¿verdad? De dos a seis onzas de proteínas y de veinte a setenta y cinco gramos de carbohidratos: estas cantidades cubren las necesidades de la mayoría de los atletas.

DIEZ

◇◇

Cómo implementar la Solución Paleolítica: Es muy fácil, de veras

◇◇

No sé muy bien cómo presentar la siguiente sección, ya que probablemente contiene la información más importante que hayas escuchado en tu vida. Puede salvar o mejorar drásticamente tu vida o la de alguien que conoces y que te importa. Es increíblemente simple, pero tanto los idiotas como los genios lo pasan por alto constantemente. Podemos considerar que todo el libro hasta aquí ha sido una pérdida de tiempo, ya que en realidad no necesitas saber el *por qué* de todo esto para aprovechar sus beneficios. La información de este libro, de mi blog y de las lecturas recomendadas es muy distinta de enfoques sobre salud y nutrición divulgados por el gobierno y por los medios. Tal vez gane algo de dinero con este libro, pero incluso si se convierte en un best seller, son monedas en comparación con las fortunas que se ganan con los medicamentos. Es difícil patentar esta idea: "Utiliza lo mejor que tiene para ofrecer la tecnología moderna y combínalo con la nutrición y estilo de vida paleolíticos. ¡Ten una vida larga y próspera!" Por suerte para Pfizer y Merck, sus productos son mucho más fáciles de patentar.

Si bien es cierto que este libro contiene mucha información para responder a las eternas preguntas que genera el enfoque paleolítico, en realidad el secreto del éxito consiste en hacer. En los diez años que he ayudado a la gente con la nutrición y el entrenamiento, he observado que las personas se clasifican básicamente en tres grupos:

1. Un 50% de las personas con las que trabajo "entienden" inmediatamente cómo comer al estilo paleolítico. Para ellas, el concepto paleolítico es razonable; modifican sus comidas sin problemas y jamás vuelven atrás. Siguen la regla de Pareto para su vida, es decir, siguen un 80% de las recomendaciones y obtienen aproximadamente el 95% de los beneficios que ofrece la Solución Paleolítica. Las personas con problemas serios de salud (entre las que me incluyo) siguen un plan más estricto, porque así obtienen mejores resultados en cuanto a cómo se ven, se sienten y rinden. Este es un sencillo análisis de ROI (retorno de la inversión), y con un poco de sentido común y la capacidad de observación de una ameba, sabrás dónde quieres ubicarte en este espectro (cumplimiento absoluto o diletante). ¡Dios bendiga a este 50%, porque en realidad el dinero lo gano con el otro 50%!

2. Aproximadamente un 25% de la gente entra en la categoría MENSO (Mantener el Equilibrio No eS Opcional). Estas personas discuten cada detalle y afirman que lo más importante es mantener el "equilibrio". ¿Tendríamos que ignorar el hecho de que estos "expertos en equilibrio" no tienen una definición exacta de "equilibrio", ni explicación alguna de por qué siguen estando enfermos y con sobrepeso? Tienen tantas excusas como para ganar un debate parlamentario. Pero en definitiva, no son más que argumentos vacíos. Eventualmente, logro convencerlos de que prueben todo esto por un mes. Tienden a combatirme y encontrar modos de retrasar el proceso. (¿No tendría que llevar un registro de alimentos? ¿O tal vez un diario en línea para documentar mis comidas? O tal vez deba usar una malla rosada para que mi trasero se vea más pequeño, y así no *necesitaré* un registro de alimentos). Estas personas necesitan mucha ayuda en la cocina, en el supermercado, en el trabajo, en la universidad y en los eventos sociales. Y tenemos que seguirlos de cerca, o enseguida se desvían y se vuelven vegetarianos o algo peor. Pero eventualmente se atienen al programa y empiezan a obtener resultados y a cosechar éxitos. Cuando esto ocurre, estas personas pasan a la categoría de los PDBYDHDP (Por Dios, Basta Ya De Hablar Del Paleolítico). Aunque sea difícil hacerlos empezar, están tan felices con

los resultados que incluso se tornan molestos para mí y para los demás entrenadores. Supongo que es el precio del éxito.

3. El último 25% (me reservo las siglas, *no* son amables) se resiste durante todo el proceso. Tienen asuntos pendientes, que aparentemente son más divertidos que el éxito y el progreso: problemas con mamita, problemas con papito, problemas de autoestima. No es más que temor al cambio, y siempre conduce a lo mismo. Quieren atención, no cumplen con las pautas, no progresan. Me hacen considerar la posibilidad de lobotomizarme con un lápiz. Yo trato de ayudarlos, pero no soy psicólogo ni quiero serlo. Entiendo muchos de los mecanismos en juego desde un punto de vista social, bioquímico e incluso evolutivo, pero en algún momento es preciso darse cuenta de que no puedes salvar a todo el mundo. Si insistes en ser incapaz, tus necesidades exceden mi capacidad de ayudarte, y pasaré al restante 75%, que desea lograrlo. La única diferencia entre este grupo y el anterior es que esta gente ni siquiera está dispuesta a probar mis recomendaciones por un mes. Están a un mes de transformar sus vidas para bien, pero sencillamente no lo hacen.

Todo lo que digo es... dale una oportunidad al paleolítico

Quiero que esto te resulte lo más fácil posible. Quiero que funcione para ti y para las metas que te hayas fijado. A tal efecto, he elaborado un plan gradual que te permitirá incorporar lo que funcione para ti. Pero voy a ponerme *realmente* serio, ya que tu vida depende de esto. Es solo por un mes. Quiero que entiendas lo poderoso que puede ser el concepto paleolítico para la vida. ¿Tienes una afección autoinmune, enfermedad cardiovascular o depresión severa? Pues bien, en este caso necesitas pautas rígidas *si* quieres recuperar la salud. ¿Has sido siempre delgado y fuerte, y generalmente puedes comer cualquier cosa y permanecer relativamente sano? Te odio (¡es broma!), pero te aseguro que aún así el enfoque de alimentación paleolítico te será de ayuda.

Probablemente puedas ser un poco más flexible en cuanto a la comida y los hábitos que una persona enferma, pero aún así verás los beneficios.

La razón por la que recomiendo cumplir las reglas al pie de la letra durante treinta días (para todos) es que este período permite que el cuerpo se adapte completamente a los alimentos para los que está programado. Además, te dará la posibilidad de evaluar cómo te ves, cómo te sientes y cómo rindes. Mi sitio Web tiene cada vez más tráfico y nuestro gimnasio tiene cada vez más miembros, no porque me vista bien o sea un conversador nato. Es cierto, tengo "labia", pero la explicación de este crecimiento y éxito es muy simple:

La Solución Paleolítica funciona

Funciona mejor que ningún otro método. Pero debes darle una oportunidad. En este punto, con frecuencia me hacen la pregunta: "¿La Solución Paleolítica funcionará para X?", tal que X es igual a: gordo, joven, viejo, embarazada, atlético, no atlético, enfermo, saludable... etc. ¿Mi respuesta?

La Solución Paleolítica funciona, pero solo si la *haces*.

Vamos a encarar este asunto de la implementación de forma gradual, a fin de que no caigas en el 25% irrecuperable. Te mostraré no solo *cómo* hacerlo, es decir, qué comer, cómo cocinar, cómo comprar, sino que además te indicaré los marcadores biológicos que debes monitorear para que tanto tú como tu médico comprueben que funciona. Si lo que te propongo es cierto, no solo deberías verte, sentirte y rendir mejor, sino que además debes poder medir los marcadores bioquímicos relativos a la salud y ver cómo cambian en dirección positiva. Muy simple, ¿verdad?

¡Adelante, ve de compras!

Adoro a nuestros clientes. De veras. Suelo contar muchas historias, algunas de ellas que provocan risa, pero sin ellos, nuestro gimnasio no sería más que pesas, anillas y bates. Pero aunque *adoro* a nuestros clientes, en ocasiones me dejan atónito con las estrategias que elaboran para boicotearse y complicarse la vida. A veces las cosas se ponen tan malas, que me hacen pensar en el suicidio. A modo de ejemplo: uno de nuestros mejores entrenadores estuvo trabajando unos tres me-

Advertencia para los autoinmunes

Si te han diagnosticado con una enfermedad autoinmune o si padeces de mucho dolor e inflamación, te recomiendo llevar la Solución Paleolítica a otro nivel. No huyas, será solo por uno o dos meses, para determinar si algunos alimentos comunes pueden ser problemáticos para ti. No estoy hablando de cereales, legumbres ni lácteos. Ya hablamos de eso, y si tienes problemas de salud, espero que a esta altura hayas comprendido que esos alimentos no son tus amigos. Estoy hablando de alimentos que serían, en principio, acordes con la alimentación paleolítica, pero que a algunas personas pueden traerles problemas. Entre ellos se incluyen:

• Huevos
• Nueces y frutos secos
• Tomates
• Patatas
• Berenjenas
• Pimientos

¿Y por qué son un problema? Además de los alimentos de los que ya hemos hablado, los de la lista también pueden irritar y dañar los intestinos de algunas personas. De modo que, si tienes problemas de autoinmunidad o inflamación, elimina estos elementos y evalúa cómo te ves, sientes y rindes. Una asombrosa cantidad de gente que ha dado este paso adicional ha logrado revertir o mejorar significativamente sus problemas inflamatorios.

ses con una mujer, que llamaremos Lysa. Lysa resultó tan divertida como hacerse un tratamiento de conducto en un país del Tercer Mundo mientras combates un ataque de tiña inguinal. Lysa tenía excusas para todo y al final, terminó formando parte del 25% irrecuperable. Lo más interesante fue que, sin saberlo, su increíble terquedad y su resistencia al cambio terminaron ayudando a miles de personas. Verás: un día, en un esfuerzo por mantener una conversación amigable, le pregunté: "¿Cómo estás?", a lo que respondió: "No sé cómo comprar de *esta* manera. No sé cómo cocinar de *esta* manera". Lysa enfatizó varias veces la palabra "*esta*", haciéndola sonar "eeeeeesta". Imagina una combinación de la palabra "esta" con el sonido de uñas sobre una pizarra, y captarás la idea.

Me tenía atrapado. "Simplemente aléjate, Robb, ni preguntes", me dije a mí mismo. Pero soy incapaz de evitar este tipo de discusiones, de manera que decidí hacer el intento.

"Lysa, ¿qué quieres decir con comprar de *esta* manera?" Y ella respondió: "Ya sabes... EEEEEESTA *Eeeeeesta* cosa paleolítica". Nuevamente, uñas sobre una pizarra, combinadas con los siguientes movimientos: brazos fijos a los lados del cuerpo hasta el codo. Del codo hacia abajo se pueden mover. Se revolean los brazos del codo para abajo en todas direcciones, mientras se dejan caer pesadamente y se vuelven a levantar la cabeza y la cadera, tipo convulsión. Piensa en un mimo callejero atragantándose con la aceituna de un martini. Partes iguales de "el show debe continuar" y la señal universal de ahogo.

Como tengo algo de actor cuando entreno, *no* estaba dispuesto a permitir que me sobrepasaran en mi propio gimnasio. Le pregunté: "¿Has comprado huevos o tocino *alguna vez*?"

"Sssssssí", respondió Lysa, sin dejar de hacer girar los brazos en todas direcciones.

"Lysa, ¿alguna vez compraste frutas y vegetales? ¿Ensaladas, cosas para cocinar a la parrilla?"

"Sssssssí".

"Lysa, ¿alguna vez compraste un bistec, mariscos, costillas o lomo de cerdo?"

"Sssssssí".

"Pues bien, Lysa, entonces sabes cómo comprar de *eeeeeesta* manera".

Nuestros clientes me aman, puedes preguntarles. Creo que nos quedan cinco o seis.

¿Y la moraleja? Jamás se me habría ocurrido que alguien trataría de usar el truco de "No sé cómo comprar de *esta* manera". Lysa me inspiró para escribir una guía de compras y alimentos. La encontrarás aquí: Robbwolf.com

Te sugiero que la descargues, la imprimas y la lleves contigo. Si esto es muy complicado, lleva el maldito libro contigo. Así, cuando compres carne, mariscos, vegetales y frutas, sabrás lo que significan la carne, los mariscos, las frutas y los vegetales. Nada de excusas, amigo.

Has descargado la guía de compras y alimentos de Robbwolf.com y sales a recolectar alimentos. Puedes imaginar que es un juego o una campaña militar, lo dejo a tu criterio. Pero recuerda que tu misión debe limitarse al perímetro de la tienda. Imagina que la parte interna de la tienda está llena de vegetarianos comedores de burritos de frijoles. Frijoles, vegetarianos... una pesadilla. La parte interna de la tienda es el enemigo, a menos que tengas que comprar detergente, café o piedritas para el gato.

Frutas y vegetales

Tu primera parada es el sector de frutas y vegetales. Debes prestar más atención a los vegetales que a las frutas, en especial si tu meta es bajar de peso. Los atletas y las personas que ya estén delgadas pueden consumir más frutas y tuberosas, como ñame y batatas. Volveremos a este tema más adelante.

Compra productos de temporada. Enero *no* es temporada de sandías en Estados Unidos. Si tienes un mercado de agricultores cerca, visítalo y así podrás estar seguro de que estás comprando productos locales y de temporada. ¿Productos orgánicos? De acuerdo, trata de conseguirlos, pero no uses la ausencia de productos orgánicos ni sus precios prohibitivos como excusa para sustituir las frutas y vegetales por arroz integral o alfajores.

Este es uno de los argumentos que utilizan con frecuencia los miembros del club MENSO: "No pude conseguir lechuga orgánica, así que compré emparedados y pasta". Muchas veces la gente trata de alcanzar la perfección solo para tener una buena excusa para "fracasar" y rendirse. No lo hagas, no compliques las cosas. Incorpora las sutilezas de a poco para no abrumarte al principio. Trata de comprar todos los colores del arco iris: rojo, naranja, amarillo, verde, azul y morado. No hace falta que todas las comidas o todos los días consumas el espectro entero, pero en una semana deberías consumir vegetales distintos de todos estos colores.

¿Y qué hay de la fibra? ¡Sin cereales ya no podré hacer caca!

¿Dijiste fibra? ¡Si me hubieran dado un centavo por cada vez que me preguntaron de dónde sacamos la fibra en la dieta paleolítica! ¿Y qué crees que son las frutas y vegetales? Mira el contenido de fibra en la comparación de la Tabla 3 de la página 219. Nuestros dietistas quieren hacernos creer que la fibra existe únicamente en los panecillos de salvado y en el arroz integral. ¿Te das cuenta de lo estúpida que es esa idea?

Beneficios

No hay tal cosa como carbohidratos esenciales. Si presionas a tu dietista o médico con este tema, lo verás balbucear al emerger la verdad. ¡Y luego empezará a vomitar calificativos! Aunque los carbohidratos, a diferencia de las grasas y proteínas, no son *esenciales* para la vida (podemos fabricar los que necesitamos, muchas gracias), pueden resultar muy beneficiosos. Las frutas y vegetales tienen un increíble poder nutritivo para ofrecer, más allá de su contenido de carbohidratos. Además de vitaminas, minerales y antioxidantes, contienen una serie de sustancias originales que combaten el cáncer, la diabetes y los síntomas del envejecimiento. Si comparas 1.000 calorías de frutas y vegetales con 1.000 calorías de cereales integrales, supuestamente saludables, descubrirás que los cereales no suministran la DDR (dosis diaria recomendada) de casi nada, mientras que las frutas y vegetales parecen suplementos nutricionales. Puedes encontrar el análisis detallado en Robbwolf.com.

El sabor del día

No dejes de incluir productos que entran más bien en la categoría de condimentos, como jengibre, albahaca, cilantro, cebollas, chalotes, ajo, pimientos, menta y romero. Hay muchísimas más hierbas, especias y productos similares que son deliciosos frescos, de modo que compra sin miedo. ¡Sé osado! Los necesitarás más tarde en la cocina.

¿Cuántos huevos?

Huevos... hmmmm. No entiendo por qué generan tantos problemas. Tal vez se deba a que provienen del trasero de las gallinas, porque sí que generan controversias. Primero el establishment médico nos dice que el contenido de colesterol es más peligroso que jugar a la ruleta rusa con un Howitzer, después nos dicen que tenemos que limitarnos a comer menos de seis por semana. Como dije antes, no te recomiendo los huevos si tienes una enfermedad autoinmune. ¿Y entonces? ¿Los huevos van a matarme? No veo la necesidad de fijar un número máximo o mínimo en lo que al consumo de huevos se refiere. Lo que sí recomiendo son los huevos enriquecidos con omega-3, y también te aconsejo que no los comas en absolutamente todos los desayunos hasta el fin de los tiempos. Pueden traer problemas si tienes alergias alimentarias, pero sus beneficios y practicidad compensan con creces este riesgo.

Carne, pescados y mariscos

Tu siguiente parada es la sección de pescados y mariscos. Hay algunas consideraciones a tener en cuenta a la hora de comprar pescados y mariscos, ya que las especies más grandes, como el atún y el pez espada, pueden presentar el problema de la bioacumulación de mercurio. Elige pescados como sardinas, caballa y salmón del Pacífico, es decir, peces más pequeños y de vida más corta que tienden a acumular muchas menos toxinas. Los mariscos, como camarones, mejillones y almejas, son realmente excelentes e injustamente olvidados. Muchas especies de peces, como el lenguado petrale, son prácticamente desconocidas en Norteamérica y Europa, pero son francamente deliciosas y además son especies sustentables, a diferencia de otras variedades de reproducción más lenta.

Destapa tu lado salvaje

Cuando compres pescado, busca la etiqueta "salvaje". Tal vez cueste un poco más, pero la calidad es importante en el pescado: la elevada proporción de omega-3 con respecto al omega-6 hace que los pescados y mariscos salvajes tengan más propiedades antiinflamatorias que los peces de cultivo, alimentados con productos de cereales refinados. Al igual que con las frutas y vegetales orgánicos, el tema del pescado salvaje no debe tomarse como condición *sine qua non*, pero si tienes la opción, las variedades salvajes son mejores.

Carnes y aves

La sección de carnes es simple: busca cortes magros de carnes convencionales (que tienden a ser más baratas) y abastécete. Puedes comprar aguayón, lomo de cerdo, carne picada magra, pollo entero o en presas (patas y pechuga), pavo (lo mismo que el pollo). La gente se mete en problemas cuando no planifica a tiempo y se queda sin opciones en casa. Termina la compra con algunos huevos enriquecidos con omega.

De campo/orgánica/alimentada con pasto

Este tema es algo dudoso, así que prepárate un espresso y adelante. "Alimentada con pasto" puede significar "orgánica". Cuando en la etiqueta leas "orgánica", casi nunca significa alimentada con pasto. "De campo" puede significar muchas cosas o nada. El asunto es así:

Alimentada con pasto

Este término generalmente se aplica a vacas, bisontes y otros animales de pastoreo. En *teoría*, significa que el animal ha comido únicamente pasto y alimentos similares, sin cereales. ¿Por qué es importante? Porque los cereales hacen que los animales engorden y enfermen (igual que nosotros). Altera la proporción omega-3/omega-6. Demasiados omega-6 nos pueden inflamar. Al alimentar a los animales con cereales, se irrita su sistema digestivo, y se genera una horrenda carrera contra el tiempo: los animales se ponen tan enfermos por comer cereales que hay que llevarlos rápidamente al matadero antes de que *mueran* por complicaciones digestivas. Esto no solo representa un enorme desperdicio de recursos (cultivar maíz para alimentar al ganado es altamente ineficiente), sino que desde el punto de vista ético, es francamente repugnante.

Hace poco mi esposa y yo estuvimos de vacaciones en Nicaragua; allí *toda* la carne es alimentada con pasto y su calidad es absolutamente increíble. ¿Por qué alimentan a los animales con pasto? Porque el gobierno de Nicaragua no subsidia la agricultura y la producción de aceites hasta el punto en que resulta económicamente viable alimentar a los animales con maíz. Y sin embargo, estoy seguro de que exportaremos este pésimo hábito mientras eliminamos lentamente las industrias de animales alimentados con pasto de Nueva Zelandia y Australia.

La mayoría de los vegetarianos deja de comer carne por la forma en que tratan a los animales. Elegir carnes de animales alimentados con pasto es probablemente la mejor medida para votar con el bolsillo por la forma en que quieres que se produzcan tus alimentos. Los animales alimentados con pasto prácticamente no necesitan antibióticos y son mucho más sanos que sus congéneres alimentados con cereales. Tal vez muchos de ustedes no lo sepan, pero ciertos brotes de la peligrosa bacteria E. coli son provocados por la alimentación con cereales y las malas prácticas de matanza. Normalmente, la E. coli es relativamente benigna y, si tenemos la mala suerte de ingerirla, el ácido del estómago se encarga de matarla. Pero la alimentación con cereales produce reflujo ácido en los animales, igual que en las personas. Este entorno altamente ácido selecciona las variedades de E. coli resistentes a los ácidos. Esto significa que la E. coli *no* se elimina cuando comemos alimentos contaminados. Si a esto agregamos las pésimas prácticas de matanza, comunes a la mayor parte de las instalaciones comerciales a gran escala, resulta una situación peligrosa que podría resolverse con la alimentación con pasto y prácticas de matanza más higiénicas. Puedes contribuir a cambiar todo esto votando a través de lo que eliges comprar.

Orgánica

El término "orgánico" es algo vago y se usa para describir los métodos de producción, generalmente con pesticidas y fertilizantes no sintéticos. Es un concepto atractivo, pero en mi opinión carece de perspectiva práctica. Algunos pesticidas "naturales" son más tóxicos que los sintéticos. ¡El plutonio es "natural", y no es bueno para ti! La gente se pone algo sentimental con este tema y se olvida de los datos científicos que ofrecen la toxicología y otras disciplinas a la hora de tomar decisiones inteligentes e informadas.

Dicho esto, el concepto de "orgánico" generalmente es bueno, pero tienes que estar alerta al comprar carne. La carne orgánica probablemente proviene de animales alimentados con cereales "orgánicos". Lo mismo se aplica al contenido de grasas n-3/n-6 y a otros factores, pero generalmente a un precio mucho más elevado. Por lo general la carne orgánica y alimentada con pasto no cuenta con subsidios, de modo que debes pagar más. ¿Estás dispuesto a pagar mucho más por carne que tiene la misma proporción desequilibrada de n-6 que la carne común? No lo creo. Si hablamos del cerdo y las aves, la cosa se pone realmente turbia. Tienes que investigar un poco cómo se alimenta cada variedad. Cerca de donde vivo hay un productor que alimenta a sus cerdos con almendras, naranjas y manzanas. La calidad es asombrosa, pero no es un producto fácil de conseguir... ¡por ahora!

Mantequilla

¿Qué sucede con la mantequilla? Es un lácteo, ¿verdad? Por lo tanto, está incluida en la lista de «prohibidos» de la dieta paleolítica, ¿no? Bueno, la mantequilla es un lácteo, claro está; puede traerle problemas a la gente con problemas autoinmunes debido a que contiene proteína de la leche y lectinas. Lo siento, hippies, pero incluso la mantequilla clarificada (ghee) es un problema. Sin embargo, yo pondría la mantequilla de animales de pastoreo en la lista de «ocasionales». Su perfil de ácidos grasos es mejor (menor contenido de ácido palmítico, CLA mucho más alto) y su contenido de antioxidantes es impresionante. La mantequilla es básicamente grasa, de modo que sacando el problema de la lectina, y nos aseguramos de que provenga de animales de pastoreo, es difícil oponerse terminantemente a su uso, a menos que seas autoinmune. Como ves, no soy tan fanático después de todo.

En Robbwolf.com, encontrarás un listado de CSAs (agricultores comunitarios) y de recursos para comprar carnes alimentadas con pasto y productos orgánicos. Gran parte de este proceso se cambia mediante la educación y la información. Si pides carne de animales alimentados con pasto, alguien se encargará de suministrártela.

¿Por qué tanta carne, pescados, mariscos y aves?

Porque eso es lo que se supone que debes comer. Nuestra fisiología funciona mejor con una alta ingesta de proteínas. Las proteínas provenientes de animales suministran los bloques de construcción básicos para tus músculos, además de muchas de tus hormonas y neurotransmisores. Además, la carne, los pescados y los mariscos son increíblemente densas en nutrientes: vitaminas del grupo B, zinc, hierro. Si comparamos calorías, la carne magra de animales alimentados con pasto es de lo mejor que hay para tu organismo.

Desde el punto de vista hormonal, las proteínas animales liberan glucagón, que no solo ayuda a regular los niveles de energía, sino que también contribuye a conservar la sensibilidad a la insulina. Barry Sears, el autor de *The Zone* y varias docenas de libros derivados, afirma que las proteínas equilibran la liberación de insulina gracias a liberación de glucagón. Pues bien, esto no es correcto. Los alimentos son acumulables. Los carbohidratos liberan bastante insulina; las proteínas pueden liberar muy poca o mucha, según la fuente. Pero lo que es seguro es que la combinación de ambos *no* reduce la cantidad total de insulina que libera una comida. La respuesta insulínica a una comida es acumulable, y si comemos proteínas + carbohidratos + grasas, obtenemos una mayor respuesta total de insulina, no una menor. Es por eso que recomiendo que la mayor parte de tus comidas consistan en proteínas, vegetales y grasas buenas, ya que los vegetales de bajo contenido glucémico liberan relativamente poca insulina. Por ahora, recuerda que las fuentes densas de proteínas son nutritivas y beneficiosas gracias a sus efectos sobre la saciedad y el equilibrio hormonal.

¿Y qué hay de los frijoles y el arroz? i¿Qué hay de los vegetarianos?!

¿Quién te invitó? Bueno, a lo hecho, pecho. Siempre surge esta pregunta, así que será mejor responderla. La mayor parte de los vegetarianos descarta la necesidad de carne, ya que todo el mundo sabe que combinando alimentos como los frijoles y el arroz o el maíz y la calabaza, podemos construir proteínas "completas". ¡Como si esto fuera cierto! Verás, la mayor parte de las fuentes de proteínas vegetales tiene un perfil de aminoácidos incompleto. Los seres humanos tenemos ocho aminoácidos esenciales (que estamos obligados a obtener de los alimentos, ya que no podemos construirlos), que abundan en los alimentos animales y están ausentes en diversos grados de las fuentes vegetales. Muchas sociedades de agricultores descubrieron que ciertas combinaciones (como los frijoles con arroz) pueden evitar la desnutrición de proteínas. En cierta medida. ¿Recuerdas a los pobladores de Hardin? Como la mayoría de las sociedades vegetarianas, eran menos saludables que los cazadores-recolectores y que los pastores. Este es un hecho comprobado. Aún cuando se las combine para obtener todos los aminoácidos esenciales, las fuentes vegetales de proteínas tienen demasiados carbohidratos, irritan el intestino y quitan vitaminas y minerales necesarios para el cuerpo a través de los anti-nutrientes. ¿Recuerdas el capítulo sobre la naturaleza ambigua de los cereales y legumbres? Los frijoles con arroz, las semillas y las nueces son lo que yo llamo "proteínas tercermundistas". Te permiten sobrevivir, pero no prosperar. Tus proteínas deben cumplir con los siguientes requisitos:

1. Tener cara.
2. Tener alma.
3. Debes matarla para incorporar su esencia a tu ser.
4. Hablo en serio.

¡Pero no has dicho qué deben hacer los vegetarianos!

¡Oy vey! Está bien, más adelante hablaré de algunas falacias éticas y medioambientales, pero si insistes en encarar esto desde un enfoque vegetariano, haz lo siguiente: trata de comer alimentos lo más parecidos posible al estilo paleolítico. Utiliza fuentes *densas* en proteína, como tofu, tempeh, arroz integral, arvejas. Nada de proteína vegetal texturada (TVP) ni seitán. ¿Por qué? ¡Porque están repletos de gluten! Agrega grandes cantidades de grasas buenas y toneladas de frutas y vegetales. Por último, no olvides el ingrediente principal:

La plegaria.

No es por ponerme espiritual ni New-Age, pero te recomiendo que invoques a todos los dioses que favorecen tu causa. No adelgazarás ni rendirás tanto, y no desarrollarás músculos con una versión vegetariana de la dieta paleolítica, en comparación con el enfoque basado en la proteína animal. He visto cientos de personas que lo han intentado, pero no funciona tan bien. Es bastante mejor que una dieta vegetariana rica en carbohidratos, pero la gente continúa presentando susceptibilidad a las enfermedades autoinmunes y a los problemas gastrointestinales e inflamatorios al usar el enfoque vegetariano.

¿Crees que no sé de qué hablo? De acuerdo, prueba mi método por un mes y evalúa cómo te ves, cómo te sientes y cómo rindes, monitorea los valores en sangre, y luego pruébalo a tu manera. No soy yo quien hizo las reglas del juego, solo te digo cómo son las cosas. Así que, inténtalo y demuestra la veracidad o falsedad de mis recomendaciones.

Tu carrito debería estar repleto de frutas y verduras, carne, pescados y mariscos, y aves. Estás casi listo para volver a casa, pero todavía te faltan algunas cosas. Para conseguirlas, tendrás que aventurarte a la parte interna de la tienda (mantente *lejos* del pasillo de las galletas). De paso, puedes aprovechar para tomar algunas barras de chocolate negro con 85% de cacao, vino tinto y una botella de tequila. Después de todo, los cavernícolas también necesitan divertirse, ¿no crees? Ah, y tendrás que volver a la sección de vegetales para coger algunas limas. Muchas limas.

Pero la verdadera razón para visitar el centro de la tienda son los:

Aceites y especias

Aceite de oliva: Te recomiendo que compres dos variedades, una barata para cocinar y otra más cara para condimentar ensaladas o comidas listas para comer. La calidad del aceite de oliva varía enormemente,

y las regulaciones sobre lo que puede venderse como aceite "extra vir-
gen" son absolutamente inútiles. Tendrás que leer bien las etiquetas
e informarte si no quieres pagar de más. Para la variedad superior, te
recomiendo el aceite Pacific Sun (http://www.pacificsunoliveoil.com/).
Lo elabora una pequeña granja familiar en el norte de California y su
calidad no tiene comparación. Recuerda que el aceite de oliva es una
excelente fuente de grasas monoinsaturadas y de antioxidantes y compuestos fenólicos que combaten las enfermedades.

Aceite de coco: El aceite de coco es una grasa saturada de cadena
corta. Es delicioso e ideal para cocinar a altas temperaturas. Si no consigues una buena variedad cerca de tu casa, puedes pedirlo en tropical-
traditions.com

Leche de coco: La encontrarás en la sección de productos asiáticos
de muchos supermercados, o puedes visitar el mercado de alimentos
asiáticos. La leche de coco es deliciosa para preparar platos al curry
y estofados. El coco tiene una potente acción antimicrobiana y contribuye a reducir la irritación del tracto digestivo. Pero sobre todo, es
exquisita.

Hierbas y especias: Además de las hierbas frescas que cogiste en
la sección de frutas y verduras, es bueno comprar algunas en secas. En
la guía de alimentos y de compras encontrarás una lista muy extensa,

Con poco tiempo

Lo sé, lo sé. Todos estamos ocupados. Aquí te paso un excelente
recurso donde podrás conseguir bocadillos rápidos aptos para la
dieta paleolítica (cecina de animales de pastoreo, libre de gluten) y
comidas preparadas y congeladas entregadas en tu hogar u oficina.
El menú solo incluye platos elaborados con carne de pastoreo, pescados capturados en su medio natural y vegetales orgánicos.
www.paleobrands.com

pero te recomiendo comprar de quince a veinte hierbas y especias. ¿Por qué tantas opciones? Porque a mucha gente le gusta quejarse y sentirse impotente. No voy a permitir que arruines tus posibilidades, y la variedad es importante para mantener el programa a largo plazo. Ahora ve a la caja y nos vemos en la cocina. ¡Es hora de cocinar!

¿Y ahora qué diablos tengo que comer?

Como dije antes, tener un gimnasio y trabajar con personas durante tantos años ha sido divertido, gratificante y, muchas veces, condenadamente confuso. La gente acude a ti con un problema, digamos que quieren perder grasa corporal y adelgazar. Empezamos a trabajar, le explicamos el plan de ejercicios más adecuado y le decimos lo que debe comer para tener éxito. Hablamos sobre el sueño y el estrés. Hasta ahora, todo parece ir bien. Y luego, la persona se va a su casa y no tiene idea de lo que hace. Le preparamos una lista de compras. Le damos recetas. Pero por alguna extraña razón, las excusas y la habilidad de ponerse en un lugar de impotencia la vencen.

¿Te acuerdas de Lysa? Lysa no solo no sabía cómo comprar, sino que además estaba *aburrida* de comer al estilo paleolítico aunque en realidad no sabía qué era esto ya que no había comprado lo necesario. Te imaginarás cómo terminó *esa* conversación. De modo que una de las cosas que trato de resolver con todos mis clientes, y que me gustaría encarar contigo de entrada, es lo que llamo la Matriz de Alimentos. Además del plan de alimentación de treinta días, te quiero ayudar a que sepas cómo hacerlo por ti mismo. ¿Conoces el dicho acerca de enseñar a los pobres a pescar en lugar de darles peces? Bueno, amigo, muy pronto serás todo un experto en comidas paleolíticas.

Así funciona: tenemos una lista de quince carnes, quince vegetales, quince grasas y quince hierbas y especias. Todos estos productos son fáciles de conseguir en el supermercado. Probablemente no sea razonable que tengas *todos* estos alimentos a mano en el refrigerador, pero puedes tener al menos quince fuentes de proteínas y quince vegetales. No hay motivo para que no tengas la mayor variedad posible de aceites para cocinar, hierbas y especias. Es imperdonable tener menos de veinte hierbas y especias en tu alacena. Pueden llevarte preso por algo así.

Volvamos a nuestro ejemplo. Si tomo un elemento de cada columna y considero esto una comida, tendríamos 22.500 opciones. Si usáramos este método para una comida al día, podrías no repetir la misma comida durante *sesenta y un años*. ¡Y decían que era aburrido! La mayor parte de estas comidas serán deliciosas, y la forma de cocinarlas es a prueba de idiotas: coloca un poco de aceite en una olla, dora la carne, agrega la hierba o especia de tu elección y por último añade el vegetal. Cocina de cinco a diez minutos. Come. Desde ya, habrá algunos resultados imposibles en la lista. La combinación salmón-grasa de cerdo-repollitos de Bruselas-canela suena repugnante. ¡La ventaja es que solo tendrás que comerla cada sesenta y un años!

¿Ves cuánta variedad? Es asombroso. Y solo estamos tomando un elemento de cada columna. ¿Y si hiciéramos combinaciones más complejas? Ya estaríamos hablando de posibilidades prácticamente ilimitadas a partir de esta pequeña lista de ingredientes.

De modo que la Matriz de Alimentos es muy útil para preparar comidas reales, pero es también un antídoto. Te salvará de tus propias estupideces. No estás aburrido, eres un holgazán. Compra algunas ollas y sartenes, proteínas, vegetales, hierbas y aceites, arrastra el trasero hasta la cocina y ponte a cocinar.

¿Decías? No puedo entenderte si hablas tan bajo.

¿Que no tienes tiempo? ¿Y qué me dices de nuestra colaboradora Sarah Fragoso, que tiene tres hijos, dos perros y un marido que trabaja en un consultorio quiropráctico que está siempre repleto? Sarah trabaja y acaba de terminar su licenciatura en psicología. Sarah además cocina. Utiliza la Matriz de Alimentos, ollas, sartenes, ollas de cocción lenta y ollas de presión. Sarah no se dejó vencer por las estupideces, y tanto ella como su familia aprovechan los beneficios en cada comida. Desde ya, Sarah no tiene demasiado tiempo para ver TV, jugar a los videojuegos y demás actividades inútiles. Si quieres hacerlo, encontrarás la forma. No te pierdas la magia de Sarah en la cocina en www.everyday-paleo.com.

¡Robb, qué malo eres! ¡No sé por dónde empezar!

De acuerdo, tal vez nunca hayas cocinado. Eres incapaz de pelar un plátano. Si la comida no sale de una caja o se encuentra entre dos rebanadas de pan, no tienes idea de lo que hay que hacer. Realmente me vas a hacer trabajar, ¿verdad? Muy bien, hagámoslo simple y empecemos por el desayuno. El desayuno generalmente es una comida difícil para mucha gente, así que es bueno empezar por aquí. Esta técnica la aprendí de un conocido entrenador de fuerza llamado Charles Poliquin, que hace comenzar el día a sus clientes con un desayuno de "carne y nueces". Esto puede significar literalmente "carne y nueces" (un trozo de aguayón con un puñado de almendras), o huevos revueltos con aguacate, o salchichas de pollo y manzana con coco fresco. Es un desayuno sustancioso y saludable que prepara a tus hormonas y neurotransmisores para el nuevo día. Si a esto le agregas un espresso triple, estarás listo para salvar el mundo.

Prueba el desayuno de carne y nueces por una semana. Luego pasa al almuerzo. EL almuerzo debe ser similar al desayuno, pero debes agregar algunos vegetales, es decir, una ensalada de vegetales asados, al vapor o crudos. Sigue este desayuno y almuerzo por una semana. Luego agrega la cena. La cena tiene que ser similar al almuerzo. ¡Y ya está! Estás crecidito y comiendo como un paleo-adulto.

Este enfoque gradual es absolutamente imprescindible para ciertas personas que simplemente no pueden entender "todo esto del paleolítico" al empezar. En estos casos, lo mejor es avanzar por partes. Desde luego, puedes empezar por lo más lógico y hacer todas tus comidas paleolíticas. Si estás enfermo, tienes sobrepeso o eres autoinmune, te lo recomiendo calurosamente. Pero repito, depende de ti. Lo que sí quiero hacer es probar un pequeño ejercicio que hice con Lysa, para el cual tendrás que responder las siguientes preguntas:

P: ¿Alguna vez en tu vida comiste huevos y tocino para el desayuno?
R: Sí.

P: ¿Alguna vez en tu vida comiste pollo o pescado a la plancha
para el almuerzo?
R: Sí.
P: ¿Alguna vez en tu vida comiste carne o mariscos con vegetales
para la cena?
R: Sí.

Como verá, ya has comido infinidad de veces comidas "paleolíticas".
Lo único que te falta es limitarte a ellas y descartar toda la demás basura. Tú *sabes* cómo hacerlo. Tú *puedes* hacerlo. La única pregunta es
si realmente *quieres* hacerlo.

¿Y las frutas?

Como habrás notado, no he hablado de las frutas. Mucha gente lucha
contra algún tipo de trastorno metabólico, como obesidad, diabetes,
infertilidad, depresión, etc. Por no mencionar los problemas de autoinmunidad e inflamación sistémica. Hasta que estés delgado y saludable,
te recomiendo no comer mucha fruta. Las frutas no tienen ningún
nutriente que no pueda obtenerse de los vegetales, y probablemente
tenga demasiados carbohidratos para ti. Cuando empecemos a hablar
de lo que constituye la "salud", veremos en qué parte del espectro te
encuentras. Por ahora, mantén las cosas simples y obtendrás mejores
resultados.

Para garantizar el éxito, debes hacer una cosa más, algo tan importante que debería haberlo mencionado *antes* de las compras. Es hora de
poner tus asuntos en orden.

Limpia tu casa

Aunque los vegetarianos menosprecien la carne por ser un flagelo para
la salud, jamás en mi vida oí hablar de alguien que por la noche en la
cama piense en el lomo de cerdo que tiene en el refrigerador. Las personas sí piensan en el helado, los pasteles y las galletas. Mi amiga Kelly
Starrett tiene un lema: "La mejor autodefensa es la ausencia". Esto es
particularmente cierto en lo que respecta a la comida.

La cosa es que *no* tienes auto-control con la comida. A algunas personas les resulta más fácil que a otras, pero la realidad es que nuestros
ancestros jamás se enfrentaron a los tipos de alimentos que guardamos

en las alacenas: azúcar, carbohidratos refinados. Son cosas completamente nuevas y adictivas. Hace un tiempo trabajamos con una clienta que había sido adicta al crack, no estoy bromeando. Superó su adicción pero cayó en una monumental adicción al azúcar. Empezó a trabajar para librarse de este problema, y según ella misma nos dijo, dejar el azúcar y los cereales refinados le resultó mucho más difícil que abandonar el crack.

Esto puede sonarte escandaloso, pero los mismos sitios receptores del cerebro que responden a la heroína y al opio (los receptores opiáceos) son también activados por el trigo. El peligro es todavía mayor si se añade azúcar. La comida chatarra es *realmente* adictiva. Para tener éxito, debes tener un plan.

Al empezar este programa, muchos de ustedes dejarán comida chatarra en la despensa porque "los niños se volverán locos sin ella" o "mi esposo se enfurecerá". ¿Sabes una cosa? A ellos tampoco les hace bien, y si la dejas en tu casa, terminarás sucumbiendo a la tentación y no progresarás tanto como podrías.

Recuerda que mi recomendación es para treinta días. Si la excelente salud y un cuerpo delgado y fuerte no son lo que deseas, al mes podrás volver a lo de antes. Pero durante este mes, quiero que tengas éxito. No culparás a tu familia por tu fracaso.

Tal vez te sientas tentado a pasar esto por alto, pero piensa: la mayoría de las personas sienten que pueden permanecer en una relación monógama de por vida. Si bien es cierto que renunciar a la vida de soltero hace que los sábados por la noche no sean tan divertidos, hay otros beneficios en una relación a largo plazo. Pero si te llevo a la mansión Playboy (sin importar tu género y tu orientación sexual), te emborracho y te lleno de Éxtasis, ¿seguirías siendo monógamo? Es muy improbable, y lo mismo ocurre con la comida: los carbohidratos refinados equivalen a una fiesta de cerveza y Éxtasis en la mansión Playboy. No puedes ganar esta batalla, pero sí puedes facilitarte las cosas desde el principio. Coloca toda la comida chatarra en una o varias bolsas, llévalas al asilo más cercano y, supongo que sin quererlo, contribuye a la muerte de los sin techo. Más vale ellos que tú, ¿no?

Pero Robbito, ¿de dónde voy a obtener vitaminas? ¿Y cómo haré popó si no como fibra?

Comparación de nutrientes:

Veamos algunos datos interesantes elaborados por mi mentor, el Prof. Loren Cordain. Quiero que descartes de una vez la falacia de que los cereales, legumbres y lácteos son nutritivos y la idea de que te faltará algo si los quitas de tu dieta. La mayoría de la gente tiene el cerebro lavado y cree que el único alimento del que pueden obtenerse vitaminas, minerales o fibra es de los cereales subsidiados por el gobierno. Veamos entonces algunos de estos mitos y objeciones comunes para entender mejor las cosas.

Mito 1:

Los cereales y los lácteos son especialmente nutritivos.

Mito 2:

Sin cereales, legumbres y lácteos en la dieta, uno tendrá carencias de todo tipo.

Mito 3:

Los únicos alimentos de los que se obtiene la fibra de la dieta son los cereales y las legumbres.

Este último punto no es tanto un mito, sino más bien una falta grave de comprensión por parte de los dietistas, que parte de la creencia de que es preciso comer una dieta baja en calorías. No es que discuta el contenido de calorías en sí, sino la forma de encarar el problema, como veremos más adelante.

Analicemos las siguientes tablas y pensemos un poco. La Tabla 1 proviene de: *Origins and evolution of the western diet: Health implications for the 21st century*. Am J Clin Nutr 2005;81:341-54.

En la columna de más a la izquierda vemos una lista de vitaminas y minerales. En las otras columnas verás varias categorías de alimentos

TABLA 1

Densidad de nutrientes media de varios grupos de alimentos (muestras de 418-kJ)[1]

	Cereales integrales	Leche entera	Frutas	Vegetales	Pescados y mariscos	Carnes magras	Nueces y semillas
Vitamina B-12 (µg)	0.00 [4]	0.58 [5]	0.00 [4]	0.00 [4]	7.42 [7]	0.63 [6]	0.00 [4]
Vitamina B-3 (mg)	1.12 [4]	0.14 [1]	0.89 [3]	2.73 [5]	3.19 [6]	4.73 [7]	0.35 [2]
Fósforo (mg)	90 [3]	152 [5]	33 [1]	157 [6]	219 [7]	151 [4]	80 [2]
Riboflavina (mg)	0.05 [2]	0.26 [6]	0.09 [3]	0.33 [7]	0.09 [4]	0.14 [5]	0.04 [1]
Tiamina (mg)	0.12 [5]	0.06 [1]	0.11 [3]	0.26 [7]	0.08 [2]	0.18 [6]	0.12 [4]
Folate (µg)	10.3 [4]	8.1 [2]	25.0 [6]	208.3 [7]	10.8 [3]	3.8 [1]	11.0 [5]
Vitamina C (mg)	1.53 [3]	74.2 [5]	221.3 [7]	93.6 [6]	1.9 [4]	0.1 [1]	0.4 [2]
Hierro (mg)	0.90 [4]	0.08 [1]	0.69 [2]	2.59 [7]	2.07 [6]	1.10 [5]	0.86 [3]
Vitamina B-6 (mg)	0.09 [3]	0.07 [1]	0.20 [5]	0.42 [7]	0.19 [4]	0.32 [6]	0.08 [2]
Vitamina A (RE)	2 [2]	50 [5]	94 [6]	687 [7]	32 [4]	1 [1]	2 [3]
Magnesio (mg)	32.6 [4]	21.9 [2]	24.6 [3]	54.5 [7]	36.1 [6]	18.0 [1]	35.8 [5]
Calcio (mg)	7.6 [2]	194.3 [7]	43.0 [4]	116.8 [6]	43.1 [5]	6.1 [1]	17.5 [3]
Zinc (mg)	0.67 [4]	0.62 [3]	0.25 [1]	1.04 [5]	7.6 [7]	1.9 [6]	0.6 [2]
Puntaje total	44	44	48	81	65	50	38

1 Los tipos de alimentos incluidos en los grupos de alimentos se basan en los consumidos más comúnmente en la dieta de los Estados Unidos (135, 136). Los valores entre corchetes representan el puesto relativo (7=más alto; 1=más bajo). Las concentraciones de micronutrientes para cada grupo de alimentos fueron calculadas a partir de la referencia 64. RE, equivalentes de retinol.

TABLA 2

Menú de muestra para 1 día de una dieta moderna basada en los grupos
de alimentos paleolíticos para mujeres (25 años, 2200 kcal de ingesta
diaria de energía).

	Cantidad de comida (g)	Energía (kcal)
Desayuno	-	-
Melón	276	97
Salmón del Atlántico (asado)	333	605
Almuerzo	-	-
Ensalada de vegetales con nueces	-	-
Lechuga romana en tiras	68	10
Zanahoria en rodajas	61	26
Pepino en rodajas	78	10
Tomates cortados	246	52
Aderezo de jugo de limón	31	8
Nueces	11	70
Lomo de cerdo magro asado	86	205
Cena	-	-
Ensalada vegetal de aguacate y almendras	-	-
Verduras en tiras	112	16
Tomate	123	26
Aguacate	85	150
Almendras fileteadas	45	260
Cebolla morada en rodajas	29	11
Aderezo de jugo de limón	31	8
Brócoli al vapor	468	131
Asado de puntas de lomo magras	235	400
Postre (fresas)	130	39
Colaciones	-	-
Naranja	66	30
Bastoncitos de zanahoria	81	35
Bastoncitos de apio	90	14

y qué posición ocupa cada uno de ellos en cuanto a determinados nutrientes (comparando porciones iguales de 100 calorías). Las posiciones se miden sobre una escala de 1 a 7, donde 1 es la posición más baja y 7 la más alta. Si miramos la tabla, vemos que los cereales integrales y la leche no son especialmente nutritivos en comparación con las carnes, los pescados, los mariscos, los vegetales y las frutas, a igual cantidad de calorías. Esta tabla termina con el mito 1 (los cereales y los lácteos

TABLA 3

Macronutrientes y otras características dietarias en una dieta contemporánea basada en los grupos de alimentos paleolíticos para mujeres (25 años, 2200 kcal de ingestia diaria de energía).

Proteínas (g)	217
Proteínas (% de energía)	38
Carbohidratos (g)	129
Carbihidratos (% de energía)	23
Azúcares totales (g)	76.5
Fibra (g)	42.5
Grasas (g)	100.3
Grasas (% de energía total)	39.0
Grasas saturadas (g)	18.0
Grasas saturadas (% de energía total)	7.0
Grasas monoinsaturadas (g)	44.3
Grasas poliinsaturadas (g)	26.7
Grasas Omega 3 (g)	9.6
Grasas Omega 6 (g)	14.2
Colesterol (mg)	461
Sodio (mg)	726
Potasio (mg)	9062

son nutritivos) y significa que si comparamos el poder nutritivo a igual cantidad de calorías, los cereales y los lácteos no son los ganadores. Miremos ahora estos mismos datos representados con una interpretación moderna de la dieta paleolítica. Por suerte, el Prof. Cordain se ha hecho y respondido esta pregunta (véase: L Cordain. *The nutritional characteristics of a contemporary diet based upon Paleolithic food groups.* J Am Nutraceut Assoc 2002;5:15-24).

Miremos a continuación la Tabla 2, que muestra un plan de comidas de 2.200 calorías compuesto de carnes magras, pescados, mariscos, frutas, vegetales, nueces y semillas. Como verás, el plan no incluye alimentos procesados, pero la pregunta es: ¿es nutritivo? ¿Te marchitarás y morirás con un plan como este? ¿Es acertado el temor de tu médico o dietista de que desarrolles carencias horripilantes con este plan? ¿Tu trasero olvidará cómo hacer popó sin la fibra que suministran los "cereales integrales"?

Lo que vemos en la Tabla 3 es muy interesante: 42 gramos de fibra provenientes de esas cosas tan raras llamadas "frutas y vegetales". También es interesante que la proporción de ácidos grasos esenciales (n-3:n-6) es de 1:1,5. Es decir, "perfecta".

Pero lo mejor está en la Tabla 4. Como verás, con este plan no solo obtenemos la dosis diaria recomendada (DDR) de todas las vitaminas y minerales (excepto el calcio, del que hablaremos más adelante), sino que la multiplicamos de cien a mil veces. Todo el mundo sabe que la DDR es el mínimo y que no representa el nivel de nutrientes óptimo para un buen rendimiento, salud y longevidad. Pero lo interesante es que no se observan mejoras sustanciales de salud utilizando suplementos nutricionales (de los que hablaremos en el capítulo sobre suplementos). Los estudios epidemiológicos muestran constantemente que lo mejor es consumir alimentos ricos en nutrientes, no píldoras de vitaminas.

Con respecto al calcio, es un problema químico. Puedes ver cuánto magnesio se obtiene con este plan. El calcio y el magnesio trabajan de forma sinérgica en el organismo, y si la ingesta de magnesio es elevada, la necesidad de calcio disminuye drásticamente (más detalles en el capítulo sobre suplementos).

Nutrientes de traza en una dieta moderna basada en los grupos de alimentos paleolíticos para mujeres (25 años, 2200 kcal de ingesta diaria de energía).

TABLA 4

	TOTAL	% RDA
Vitamina A (RE)	6386	798
Vitamina B1 (mg)	3.4	309
Vitamina B2 (mg)	4.2	355
Vitamina B3 (mg)	60	428
Vitamina B6 (mg)	6.7	515
Folato (µg)	891	223
Vitamina B12 (µg)	17.6	733
Vitamina C (mg)	748	1247
Vitamina E (IU)	19.5	244
Calcio (mg)	691	69
Fósforo (mg)	2546	364
Magnesio (mg)	643	207
Hierro (mg)	24.3	162
Zinc (mg)	27.4	228

ONCE

◇◇

Supervisar tus progresos

◇◇

Hay dos resultados posibles: si el resultado confirma la hipótesis, entonces usted ha hecho una medición. Si el resultado es contrario a la hipótesis, entonces usted ha hecho un descubrimiento.
-Enrico Fermi

La sangre no es más espesa que el dinero.
-Groucho Marx

Hemos recorrido un largo camino juntos, pero todavía no hemos terminado. Y no es por ser malo, pero es por culpa *tuya*. ¿Cómo es eso? Esto es lo que he observado al trabajar con la gente: Prueban la Solución Paleolítica, se ven, se sienten y se desempeñan mejor de lo que lo han hecho en años, y luego hablan con un amigo sabelotodo, con un familiar o con un médico y se asustan ante la posibilidad de morir por falta de cereales. Por lo tanto, tenemos que hacer algunas mediciones y ofrecer pruebas, ya sea para apaciguar tu curiosidad o para calmar a tu médico que todavía tiene que comprender las conexiones entre la evolución, la biología y la medicina.

Entonces, ¿qué tipo de cosas podríamos medir y por qué? Bueno, vamos a comenzar con mediciones simples, como fotos y dimensiones que puedes tomar con una cinta métrica común. Como dicen, las fotos no mienten, y la información que obtenemos de una simple medición de cintura o cadera puede decirnos más que miles de dólares de análisis de sangre. Hablando de análisis de sangre, lo que *sí* haremos es prestar atención a algunos marcadores clave de la salud y la enfermedad, y te enseñaremos lo que necesitas para solicitar ciertos análisis que tu médico tal vez no conozca. Voy a ayudarte a interpretar estos análisis, y te diré también qué tienes que hacer si los resultados no son buenos.

Ten en cuenta que cualquier enfoque de la nutrición y los hábitos que valga la pena intentar *no* debe tener "efectos secundarios". Si lo que estamos haciendo está bien, tenemos que vernos, sentirnos y desempeñarnos mejor. Debemos ser capaces de rastrear los biomarcadores de la salud y la enfermedad (análisis de sangre), y deberíamos ver que estos cambian en la dirección favorable. Fácil, ¿verdad? Bueno, echemos un vistazo a lo más fácil, y luego pasemos a los análisis de sangre y a los biomarcadores.

Fotos

Este proceso es tan simple que no parece digno de mencionar, pero un número considerable de personas que inician un programa nutricional o de ejercicios no documentan ni cuantifican adecuadamente sus progresos. Las fotos deben ser tomadas siempre con la misma ropa. Lo ideal es que la ropa sea ajustada, de color claro y que permita ver algo de piel. No hace falta que te sientas cómodo con el modelo; no compartirás las fotos en Facebook, sino que las usarás para evaluar *tus* progresos. Toma las fotos desde la misma posición y asegúrate de obtener una foto de frente, de lado y de atrás. Un primer plano de tu rostro de perfil y de frente también será útil, ya que tendemos a perder primero la grasa de la cara y el cuello.

Puedes actualizarlas una vez por semana, y luego crear una presentación de diapositivas para darte una idea real de tus progresos. ¡Recuerda! La constancia es fundamental para que las fotos realmente te ayuden a evaluar tus progresos. Si cambias la ubicación, la ropa o la iluminación, alterarás tu percepción de los cambios. Si te da demasiada vergüenza pedir ayuda con las fotos, utiliza un espejo para sacarlas; solo tienes que mantener la cámara fuera de la foto. ¡Recuerda, este proceso es para ti! Si lo deseas, puedes compartir las fotos o esconderlas en tu lugar secreto. Depende de ti. Resumiendo:

1. Toma las fotos siempre con la misma ropa. Usar ropa ajustada siempre que sea posible. Las fotos sin ropa son mejores aún para evaluar tus progresos.

2. Toma fotos de frente, de lado y de atrás.

3. Toma un primer plano de tu cara, tanto de frente como de perfil.

4. Actualiza las fotos una vez por semana y recuerda anotar la fecha de cada una si tu cámara no lo hace automáticamente.

5. Párate siempre en el mismo lugar para sacar las fotos.

Mídelo

Puede resultar sorprendente, pero una simple cinta métrica puede ofrecer un panorama más claro de tu salud metabólica que una amplia batería de análisis de sangre. La relación cintura-cadera (RCC) es la medida de la porción más estrecha de la cintura (por lo general en o ligeramente por encima del ombligo), dividida por la parte más ancha de las caderas. En general, las caderas de los hombres y de las mujeres tienen mayor diámetro que la cintura. Como es de suponer, estas son normas ancestrales que podemos utilizar para orientarnos un poco. Las mediciones de 0,9 para los hombres y de 0,7 para las mujeres parecen corresponder a la salud y el bienestar, por no decir nada del atractivo. Entonces, ¿qué pasa con nuestros números si la cintura se hace más grande y cuál podría ser la causa?

Bueno, si la cintura se vuelve más grande, el número se acerca a uno (o incluso más de uno en determinadas situaciones), y lo que provoca este aumento es la resistencia a la insulina. No debe sorprender que un cociente cintura-cadera demasiado grande esté asociado con todo, desde enfermedades periodontales hasta cáncer y ataques cardíacos. Se trata de una medición simple y visible de la grasa resistente a la insulina. Para averiguar tu cociente cintura-cadera:

1. Mide tu cintura en el punto más estrecho. Utiliza el ombligo como punto de referencia y pasa la cinta alrededor de tu cuerpo, de modo tal que los dos extremos se encuentren por delante. Tal vez te resulte más fácil medir en centímetros. Me sigue avergonzando que Estados Unidos utilice las pulgadas como unidad de medición, pero no importa, siempre y cuando utilices siempre las mismas unidades, ya sean pulgadas

o centímetros. Repite la medición tres veces. Cada medición debería ser bastante exacta, pero usaremos las estadísticas para ser totalmente honestos. Cuando tengas tres mediciones, súmalas y divide el resultado por tres. Esto minimizará los errores que puedan haberse introducido en las medidas, y además te permitirá obtener el premio al " Científico aficionado junior". Has logrado medir tu cintura.

2. Mide las caderas en la parte más ancha. Repite las mediciones tres veces, súmalas y divide por tres. Igual que para la cintura. Esta es la medida de tus caderas.

3. Hay una regla en la el mundo editorial que afirma que pierdes un 50% de lectores por cada ecuación que incluyes en un libro. Bueno, aquí va: Divide la medida de tu cintura por la medida de tu cadera.

4. Felicítate y palméate la cabeza. Has logrado calcular el cociente cintura-cadera.

5. Calcula este número cada dos semanas. Trata de medirte siempre a la misma hora del día para reducir al mínimo variables tales como la retención de líquidos. Las mujeres pueden variar su cociente cintura-cadera en función de los cambios en su ciclo menstrual, pero esta variabilidad disminuirá si cumples con la dieta y con los nuevos hábitos, ya que el exceso de retención de agua dejará de ser un problema al mantener los niveles de insulina ancestrales.

¿Qué significa todo esto?

Un cociente cintura-cadera de 0,8 o más para las mujeres y de 0,95 o más para los hombres indica un mayor riesgo de enfermedades relacionadas con la resistencia a la insulina. Cáncer, diabetes, ataques cardíacos... ¿recuerdas el capítulo sobre la insulina? En mi opinión, tal vez la medida más importante que puedes tomar es simplemente la circunferencia de tu cintura. ¿Disminuye la circunferencia de la cintura? Bien. ¿Aumenta? Mal. Es muy fácil, y no funciona solo con respecto a la dieta, sino para cualquier tipo de resistencia a la insulina, ya sea a causa de una mala elección de alimentos o de niveles elevados de cortisol debido al exceso de ejercicio o a la falta de sueño.

Análisis de sangre

Estoy seguro de que esta sección será pertinente para varios tipos de personas o situaciones:

1. Proporciona directrices para aquellos de ustedes que están obsesionados con su salud. Si quieres hacer todo "bien", esto te proporcionará las pautas exactas que estabas buscando.

2. Para ayudar a convencer a tu médico. Soy bastante duro con los médicos en este libro, pero la realidad es que la mayoría de los médicos legítimamente, sinceramente quieren ver a sus pacientes más saludables. *Sin embargo,* también es cierto que, después de la universidad de medicina, reciben su instrucción médica de las compañías farmacéuticas. Los médicos no están acostumbrados a que los pacientes jueguen un papel activo en su salud, así que cuando sugieres una dieta y estilo de vida no "comprobados", se ponen nerviosos. El análisis de sangre ayudará, porque podemos predecir lo que debería suceder al cambiar tu nutrición y estilo de vida y luego confirmar estos cambios a través de los valores de laboratorio a lo largo del tiempo.

3. Esta sección también es buena para aquellos que todavía piensan que la carne y la grasa pueden matar. Muchos de ustedes vienen de un campamento de vegetarianos. Lo único que sugiero es que sigas las recomendaciones de este libro durante un mes, y luego compares tus análisis de sangre de antes y después. Fácil, ¿verdad?

La mayor parte de los análisis que necesitamos se incluyen en los análisis de sangre comunes. Te sugeriré algunos complementos para que puedas obtener la información más precisa posible sobre tu salud metabólica. Uno podría fácilmente gastar miles de dólares en análisis de sangre, pero ¿con qué fin? Si te ves, te sientes y te desempeñas mejor; si logramos que algunos biomarcadores alcancen sus niveles ancestrales; si podemos demostrar una marcada disminución en la inflamación sistémica mediante la adopción de unos sencillos cambios de alimentación y de hábitos, ¿por qué complicar las cosas? Es tu dinero, y puedes gastarlo como te plazca, pero yo prefiero unas vacaciones a hacerme análisis de sangre. Pero no me hagas caso, yo estoy un poco loco.

¡Marche un análisis!

Tendrás que hablar con tu médico para que te recete estos análisis de sangre. Tienes que estar absolutamente seguro de realizar el análisis de sangre en *ayunas*. Todos los médicos y laboratorios deberían saber esto, pero no te imaginas la cantidad de personas que han gastado dinero en análisis de sangre inútiles porque las muestras no fueron tomadas en ayunas. Trata de hacer como mínimo de nueve a doce horas de ayuno. Vamos a ver qué análisis pedir y qué significan los resultados.

Lo básico: Los siguientes indicadores se incluyen en la mayor parte de los análisis de sangre.

Colesterol total
HDL
LDL
Triglicéridos
Glucosa

Complementos:

Tamaño de las partículas de LDL
Hemoglobina glucosilada (HbA1c o simplemente A1C)
Proteína C-reactiva

Colesterol total
¿Qué es?

Esta una medición de varios componentes lipídicos de la sangre, que son en parte proteínas destinadas a transportar las grasas y el colesterol en todo el cuerpo. Para simplificar, se agrupan bajo el término general de "colesterol". Esto incluye las VLDL (lipoproteínas de muy baja densidad), LDL (lipoproteínas de baja densidad) y HDL (lipoproteínas de alta densidad). Como veremos, cada una de estas categorías de lipoproteínas tiene funciones fisiológicas específicas, así como sus propias subcategorías.

¿Cuánto?

Queremos llegar a valores de 120 a 140 mg/dl de colesterol. Esto equivale a nuestras normas ancestrales, la gama que vemos en todos los primates, y, curiosamente, en todos los recién nacidos. Aunque existe cierta controversia sobre el tema (alrededor de algunas poblaciones que tienen niveles de colesterol relativamente altos, pero bajos niveles de enfermedad cardiovascular), dentro de este rango estarás a salvo. Pero como veremos, las cosas no son tan simples como un número total.

Colesterol HDL
¿Qué es?

El HDL es una forma de lipoproteína que en realidad ayuda a mover las grasas desde la periferia del cuerpo de regreso al hígado. En la fisiología digestiva, el hígado es, literalmente, el centro del universo. Los alimentos que se absorben a través del intestino se envían al hígado para su procesamiento, se distribuyen a todo el cuerpo y luego se llevan de nuevo al hígado para su reprocesamiento. Esta última parte del proceso de distribución utiliza moléculas transportadoras, como las HDL. Las HDL se consideran en general "colesterol bueno", ya que parecen actuar como depuradores de nuestras arterias y venas, transportando las grasas de regreso al hígado para su procesamiento. Esta noción no es del todo correcta, pero es suficiente para nuestros fines.

¿Cuánto?

Lo que realmente debe preocuparnos es el colesterol HDL muy bajo. Las sedentarias poblaciones modernas presentan niveles bajos debido al consumo de grasas trans y a la falta de ejercicio. Me gustaría ver que tu nivel está por encima de los 50 mg/dl.

Colesterol LDL
¿Qué es?

El colesterol LDL tiene el papel inverso al HDL en el proceso de distribución de los lípidos (grasas) por todo el cuerpo. La energía que necesitamos para ejercitar los músculos, la materia prima para las membranas de nuestras células, las grasas omega-3 que componen nuestro cerebro, son transportados por el cuerpo con la ayuda del LDL (y de los quilomicrones, para los frikis). El LDL es generalmente considerado como la variante "mala" del colesterol, pero como veremos, esto se debe a un enfoque limitado de los lípidos en sangre en general y del colesterol en particular.

¿Cuánto?

Los niveles de colesterol LDL ancestrales parecen encontrarse en la gama de 40 a 70mg/dl, pero esta no es la única consideración con respecto al LDL. También está el tema del tamaño de las partículas de LDL. Nuestra partículas de LDL pueden tener distintos tamaños, desde las pequeñas y densas (llamadas perfil "tipo B") hasta las grandes y esponjosas (llamadas perfil "tipo A"); y para no dejar fuera a ninguna partícula, las que no son ni pequeñas ni grandes se llaman "intermedias". ¡Los científicos que estudian los lípidos son genios de la creatividad!

¿Qué significa todo esto? Aparentemente, el tipo de partículas de LDL importa mucho más que su cantidad. El perfil tipo B, por ejemplo, parece ser particularmente perjudicial, ya que las partículas de LDL pequeñas y densas quedan atrapadas en los recovecos e imperfecciones de los vasos sanguíneos. Nuestro sistema inmunológico no está acostumbrado a ver cosas atrapadas en los espacios intercelulares de los vasos sanguíneos. Al detectarlas, el sistema inmune confunde a las partículas de LDL pequeñas y densas con un invasor externo, y las ataca. Este es el comienzo de una placa aterosclerótica, que puede reducir arterias clave, como la carótida. Como seguramente sabes, la carótida lleva sangre a un órgano de cierta importancia: el cerebro. Las arterias coronarias que mantienen a tu corazón funcionando también son susceptibles a la obstrucción por placas ateroscleróticas. A medida que las arterias se estrechan, el corazón comienza a trabajar menos y con menor eficiencia. Esto puede avanzar hasta que llega un día muy malo: un pequeño trozo de algo que circula en la sangre tapona tapones una de las arterias estrechada de tu corazón o cerebro; y esto provoca un ataque al corazón o un derrame cerebral.

¿Esta situación es cuestión de suerte con respecto a qué tipo de LDL tenemos? El establishment médico quiere hacerte creer que todo esto depende solo vagamente de la dieta. Todos los comerciales sobre drogas para bajar el colesterol están obligados a incluir el siguiente comentario: "Si la dieta y el ejercicio no mejoran su afección, podría considerar esta droga". La enfermedad cardiovascular se puede controlar fácilmente con cambios en la dieta y en el estilo de vida, pero tienen que ser los cambios correctos.

Mira esto:

Los LDL de tipo B son ciertamente aterogénicos. Los LDL de tipo A parecen ser no-aterogénicos. El tipo B (LDL pequeños y densos) está causado por los *niveles elevados de insulina*. Nuestra dieta recomendada (de acuerdo con la American Heart Association) es una dieta rica en carbohidratos y baja en grasas. Hmmm. Por lo tanto, si quieres que tus partículas de LDL se conviertan en las desagradables partículas de tipo B, altamente reactivas, solo necesitas una dieta rica en carbohidratos a base de cereales. ¿Y qué hay de la cantidad de LDL? ¿Cómo influye la dieta? Pues bien, curiosamente, los niveles altos de insulina aumentan la producción de colesterol total produciendo más cantidad de una enzima que sintetiza el colesterol, llamada HMG-Co-a-reductasa. Un nivel alto de insulina no significa únicamente que las partículas de colesterol serán pequeñas y densas, sino que además serán muchas. Curiosamente, el glucagón reduce la actividad de la HMG-Co-A-reductasa. ¿Ves cómo todo encaja?

Así, cuando recomiendo un colesterol LDL de 40 a 70 mg/dl, es necesario aclarar que el recuento de LDL no es tan importante como el tipo de LDL que tenemos. El establishment médico todavía sigue totalmente focalizado en la cantidad de colesterol que tenemos; sin embargo, todos los días se producen ataques cardíacos en personas con niveles bajos y medios de colesterol. Si se tratara simplemente de números, esto no debería ocurrir. Las personas que tienen valores bajos y ECV tienden a presentar partículas densas y reactivas, además de algunos otros marcadores de inflamación sistémica que veremos en un momento. Para evaluar con precisión los factores de riesgo cardiovascular, lo importante con respecto al colesterol LDL es que primero debemos tener en cuenta el tipo de partículas (grandes o pequeñas), en segundo lugar su cantidad.

Triglicéridos
¿Qué son?

Cuando hablamos acerca de las grasas dietéticas, en realidad estamos hablando de los triglicéridos. Se trata de moléculas con tres ácidos grasos (tri-) unidas a un esqueleto de glicerol. Los triglicéridos son un indicador de la grasa que circula por el torrente sanguíneo, por lo que intuitivamente uno creería que una "dieta alta en grasas" significaría triglicéridos altos, ¿verdad? Curiosamente, este no es el caso. Los triglicéridos son, de hecho, un indicador de los *carbohidratos* de la dieta y de la sensibilidad a la insulina. Muchos carbohidratos + poca sensibilidad a la insulina = triglicéridos altos. No olvides que el exceso de carbohidratos de la dieta se convierte en ácido palmítico en el hígado. Contra lo que podría creerse, el exceso en la ingesta de carbohidratos brinda la base no solo para la mayoría de los triglicéridos, sino también para las partículas de LDL pequeñas, densas y reactivas.

¿Cuánto?

Aparentemente, los niveles de triglicéridos ancestrales estaban entre 50 y 80 mg/dl. Sin embargo, los triglicéridos son más bien el "canario en la mina de carbón" que la causa directa de los problemas. Si tenemos los triglicéridos bajos, podemos estar seguros de que no estamos ingiriendo demasiados carbohidratos con la dieta y de que nuestro estilo de vida es bastante acertado, ya que somos sensibles a la insulina. Por el contrario, si nuestros triglicéridos están por encima de 100, significa que somos propensos a desarrollar problemas de inflamación y a pasar a un perfil sanguíneo aterogénico, con predominio de partículas LDL pequeñas y densas. Nuestros clientes habitualmente tienen los triglicéridos en el rango de 30-40 mg, con los demás lípidos sanguíneos en valores similares. ¡Casi lo olvido! El alcohol puede causar estragos con tus niveles de triglicéridos. Si no eres particularmente sensible a la insulina, debes tener cuidado con el alcohol. Regla de Robb para las borracheras: Bebe lo suficiente como para optimizar tu vida sexual, pero no tanto como para afectar el nivel de lípidos en sangre.

Hb1Ac (también conocida como "A1c")

La A1c ha sido uno de mis valores de laboratorio favorito durante años. Se trata de una medición de la cantidad de azúcar que se adhiere a tus glóbulos rojos. Como los glóbulos rojos se reemplazan cada 120 días, esto te da una medida de los niveles de glucosa en sangre a través del tiempo. Para la gente con problemas de control de la glucosa en sangre, se recomienda monitorear los niveles de glucosa en sangre. Esto es útil, pero proporciona solo una pequeña parte de la información. Los niveles de glucosa en sangre pueden ser engañosos, ya que pueden ser anormalmente altos o bajos en un momento dado debido al estrés, el ejercicio u otros factores. La medición de A1c es barata, precisa y nos brinda mucha información. Si tu nivel de A1c está por encima de 5, estás en graves problemas. Tu riesgo de enfermedades cardiovasculares, cáncer y todos los problemas asociados con los niveles elevados de insulina es muy alto. Lo ideal es que el nivel de A1c se encuentre alrededor de 4. Ten en cuenta que si el azúcar se está adhiriendo a los glóbulos rojos, también se adhiere a *todas* las proteínas vitales de tu cuerpo. Este proceso, el de productos finales de la glicación avanzada, parece ser el mecanismo detrás de gran parte de lo que suponemos como envejecimiento "normal". La rigidez, la pérdida de la visión y la disminución de las funciones renal y cerebral tienen un mecanismo causal común: los AGEs. El nivel de A1c puede decirnos mucho acerca de tu nutrición y estilo de vida. La falta de sueño y otros factores de estrés que alteran la sensibilidad a la insulina se manifiestan en una elevación de A1c, aun cuando tu alimentación sea excelente. He recomendado este biomarcador en situaciones muy diferentes, desde la gestión de cortisol hasta la diabetes gestacional, debido a la cantidad de información que se obtiene de esta medición.

Proteína C-reactiva
¿Qué es?

La proteína C-reactiva (PCR) es un *marcador* de la inflamación sistémica. Es un producto secundario de la actividad de las células del sistema inmunológico y no es un problema en sí, sino más bien un indicador de la inflamación en general. Si tienes una infección, la PCR se elevará (con suerte), siempre que tengas células del sistema inmune para combatir la infección. Esta batalla entre el sistema inmune y el agente infeccioso, ya sea un virus, una bacteria, un hongo o un parásito, provoca un aumento de la PCR. ¿Qué ocurre si tienes la PCR elevada, pero no *pareces* tener una infección? Esto puede indicar una inflamación oculta en lugares extraños, como los intestinos o las encías. Es bien sabido que el cepillado y el hilo dental están estrechamente relacionados con una menor incidencia de accidentes cardiovasculares. ¿Por qué? Porque lidiar con la gingivitis disminuye la inflamación sistémica, lo que a su vez puede aumentar la probabilidad de desarrollar lesiones ateroscleróticas. Ahora piensa que tus intestinos ofrecen una superficie mucho más grande. ¿Qué pasa si se inflaman por ingerir alimentos neolíticos, por el estrés o por falta de sueño? Te apuesto lo que quieras: tu PCR estará elevada debido al aumento de la actividad inmune y de la inflamación sistémica.

¿Cuánto?

Los niveles saludables de PCR están por debajo de 1,0 mg/l. Si empiezas con valores altos, al cambiar tu alimentación y tus hábitos estos números deberían bajar.

Análisis de sangre hipotético

Ahora que sabemos qué tenemos que buscar en un análisis de sangre, consideremos un ejemplo hipotético para que poner estos números en contexto. También examinaremos los factores que provocan estos valores y cómo podemos esperar que cambien con ciertos cambios inteligentes en la nutrición y el estilo de vida.

Donny "DOA" Donnatelli

Donny es un empresario de cuarenta y cinco años que vive en Las Vegas. Viaja con frecuencia, ya que debe supervisar el crecimiento de su empresa informática. Donny rara vez duerme más de cinco horas por noche, y es una persona motivada pero estresada. Está casado y tiene tres hijos. No ha hecho ejercicio por muchos años, y su alimentación es pésima desde todo punto de vista:

Desayuno:

Venti Caramel Macchiato con ración extra de nata batida, un bollo.

Merienda:

Donny recorre con frecuencia su oficina, ya que hay numerosas bande-jas llenas de galletas y pasteles por todas partes.

Almuerzo:

Emparedado, refresco, una bolsa de patatas fritas, una galleta grande.

Cena:

Mientras su esposa le prepara su comida favorita, espaguetis con al-bóndigas, Donny se "distiende" con un martini (más bien tres). Con su segundo plato, come pan francés tostado con aceite de oliva y saborea tres vasos de vino. De postre, tiramisú.

Donny ha aumentado bastante de peso en los últimos años, pero es un tipo grande y ajusta su guardarropa "hacia los talles grandes" cuando necesita ropa nueva. Un día, mientras intenta realizar una conexión en el *peor* aeropuerto en el mundo, Phoenix Sky Harbor, Donny siente mareos y cierta opresión en el pecho. Cuando llega a casa, su mujer lo hace sentir culpable hasta que logra que vaya al médico. Su médico de cabecera realiza un análisis de sangre estándar y le pide una prueba de esfuerzo cardíaco. La prueba de esfuerzo cardíaco indica deterioro de la función cardíaca. El análisis de sangre de Donny muestra los siguientes valores:

Colesterol total 275
HDL 38
LDL 145
Tamaño de las partículas LDL (predominantemente partículas peque-ñas y densas de tipo B)
Triglicéridos 300
A1c 5,8
Glucosa en sangre 102
Proteína C-reactiva 4,2 mg/l

Donny tiene suerte, ya que su médico es miembro de la Red de Médi-cos de Nutrición Paleolítica. Su doctor sabe que la historia es mucho más que HDL/LDL. En la consulta de seguimiento, el médico señala que, además de los malos resultados de Donny en la prueba de esfuerzo cardíaco, también tiene apnea del sueño, reflujo ácido grave y, aparentemente, cálculos biliares.

El doctor de Donny habla sin tapujos: Donny tendrá suerte si llega a los cincuenta años. Tiene más posibilidades de ganar la lotería que de llegar a los sesenta. Sin una reforma seria, la esposa de Donny pronto cobrará su seguro de vida y se mudará a Florida con Raúl, el chico que limpia la piscina. A Donny esta idea le resulta aún más desagradable que morir, de modo que sigue los consejos del médico en un 100% y empieza con una dieta paleolítica libre de cereales y libre de lácteos. Reduce sus viajes programados y empieza a delegar más tareas. Comienza a levantar pesas un par de días a la semana, y a caminar los demás días. Vacía su casa y no conserva nada que no sea pescado, aves, carne, frutas, vegetales o frutos secos o en la despensa. Los niños patalean por unos días, y luego deciden que las manzanas, las naranjas, las almendras y la cecina son muy sabrosas, especialmente en comparación con el hambre.

Seis semanas más tarde, Donny va a un chequeo. Ha bajado casi veintiocho libras y ha eliminado cuatro pulgadas de su cintura. El reflujo ácido y la apnea del sueño han "desaparecido". Su análisis de sangre ha cambiado "un poco":

Colesterol total 177
HDL 58
LDL 102
Tamaño de las partículas LDL (principalmente de tipo A, grandes, no reactivas)
Triglicéridos 84
A1c 5,1
Glucosa en sangre 85
Proteína C-reactiva 2,5 mg/l

Estos son cambios típicos en las primera cuatro a ocho semanas. El nivel de insulina se desplomó debido a los cambios en la alimentación y en los hábitos. El colesterol total, los triglicéridos y el nivel de A1c se redujeron gracias a la disminución de carbohidratos en la dieta. El HDL subió gracias al ejercicio y al aceite de pescado. El nivel de glucosa en sangre se redujo gracias a una mejor dieta en general, a la reducción del estrés y a una mayor sensibilidad a la insulina. Las partículas LDL han pasado al perfil grande y esponjoso de tipo A. Si continúa con este programa, los valores probablemente llegarán a:

Colesterol total 153
HDL 58
LDL 78
Tamaño de las partículas LDL (tipo A, grandes, no reactivas)
Triglicéridos 45
A1c 4,6
Glucosa en sangre 72
Proteína C-reactiva 0,7 mg/l

¿Es extremo el ejemplo de Donny? Lamentablemente, no; su estilo de vida anterior es muy común. Pero por suerte, su cambio es muy típico para alguien que decide darle una verdadera oportunidad al programa. He trabajado con docenas, si no cientos, de "Donnys", y si realmente se comprometen con el programa, ninguno de ellos piensa que el sacrificio sea mayor que los beneficios obtenidos: mejor salud y una vida más larga.

¿Con qué frecuencia debo hacerme análisis de sangre?

Si estás enfermo y acabas de empezar un programa de cambios nutricionales y de hábitos, deberías tener un punto de referencia antes de incorporar ningún cambio, luego prueba un mes y vuelve a hacerte el análisis. Si estás enfermo o tienes mucho sobrepeso, te recomiendo hacerte análisis una vez al mes durante los primeros tres a seis meses. Esto te permitirá apreciar los cambios y te brindará un agradable apoyo y motivación para tus esfuerzos. Una vez que alcances un nivel de mantenimiento estable, vuelve a analizar los valores en sangre; con una vez al año es suficiente, siempre y cuando sigas el programa sin interrupciones.

¿Qué hago si las cosas no funcionan?

¿Las cosas van en la dirección correcta? Deberían hacerlo, y en caso contrario, tomemos como primer punto de evaluación una reflexión sincera: *¿Realmente* estás siguiendo el programa al 100%? ¿Incluyendo el sueño, la alimentación, el ejercicio? La gente que presenta "problemas" en sus análisis de sangre casualmente es la misma que suele tener "problemas para cumplir con el programa". Todo esto funciona, pero solo si lo *haces*.

Ya he trabajado con suficientes personas como para conocer las tendencias. ¿Hay personas que toleran más carbohidratos que otras? Sí, así que si no observas reducciones en los triglicéridos ni cambios en el tamaño de las partículas de LDL, y aún así estás comiendo muchos carbohidratos, aunque sean "carbohidratos paleolíticos", como las frutas, ya sabemos dónde encontrar la solución al problema. Aunque veremos distintos grados de flexibilidad con el programa, si tus análisis de sangre indican que estás en riesgo y quieres solucionar este problema, sigue una dieta paleolítica libre de cereales y libre de lácteos, sin excepciones. Duerme. Haz ejercicio. Si no estás siguiendo el programa pero aún así tienes la esperanza de cosechar los resultados, perdona que te lo diga, pero no eres realista. Dale una oportunidad al programa, recupera la salud y luego decide si una vida larga y saludable merece que hagas los "sacrificios".

¿Y qué hay de las estatinas?

Siempre que hablamos de análisis de sangre, las estatinas aparecen muy pronto. Estos fármacos fueron desarrollados hace un tiempo, cuando creíamos que el colesterol era la causa de las enfermedades cardiovasculares. Están diseñados para reducir el colesterol, siguiendo la idea de que a menor colesterol, menos ECV. Bueno, las estatinas bajan el colesterol, y también reducen el riesgo de enfermedades cardiovasculares para algunas personas, pero no por sus efectos de reducción del colesterol. Al profundizar un poco más en la farmacología de las estatinas, descubrimos que son anti-inflamatorios. Pero lamentablemente, las estatinas también tienen algunos efectos secundarios desagradables. Si tienes el colesterol alto, tu médico enseguida te recetará estatinas. Es probable que tu médico piense que todo este asunto del paleolítico es pura cháchara no científica, así que te sugiero que trates de negociar de la siguiente manera:

Vamos a probar esta locura de treinta a sesenta días. Monitorea los valores en sangre recomendados más arriba. Toma un poco de aceite de pescado y algunos otros suplementos que veremos más adelante. Si todo va en la dirección que "debería", es decir, si baja la inflamación sistémica, las partículas de LDL cambian al perfil A, los niveles de triglicéridos se desploman y el HDL aumenta, tal vez, solo tal vez, las estatinas no sean necesarias. En última instancia, esta es una decisión tuya y de tu médico, pero si la principal acción farmacológica de las estatinas es anti-inflamatoria (y lo es), ¿por qué un cambio de vida hacia hábitos anti-inflamatorios no sería igualmente bueno?

¿Qué pasa si las cosas son un poco diferentes?

De vez en cuando, nos toca un cliente cuyo metabolismo es un poco diferente y el colesterol total no baja tanto como él y su médico desearían. ¿Es hora de entrar en pánico o de enloquecer con las estatinas? ¡Yo no lo creo! En cambio, prestaría atención a los siguientes factores:

- PCR - Si la proteína C-reactiva está baja, es probable que tu inflamación sistémica sea poca.
- El tamaño de las partículas de LDL debe ser grande y esponjoso. Si este es el caso, las cosas pintan bien.
- El valor de A1c debería estar por debajo de 5. Si es así, mantente alejado de las estatinas.
- Los triglicéridos están por debajo de los 50 mg. Si los demás biomarcadores están bien, es prácticamente un hecho que este también lo estará. Si no es así, entonces significa que tenemos un exceso de carbohidratos, de estrés, o una combinación de ambos.

Aquí está toda la información anterior en un solo lugar. Incluye el biomarcador y las cantidades o rangos recomendados, pero recuerda que muchos de estos elementos tienen una historia compleja detrás.

Colesterol total: 120–140 mg/dl
Colesterol HDL >50 mg/dl
Colesterol LDL 40–70 mg/dl
Triglicéridos 50–80 mg/dl
Proteína C-reactiva <1.0 mg/dl
Hb1Ac <5

¿Y si todos mis biomarcadores están cerca de los valores recomendables? Bueno, ¿disfrutas de la vida? Si los biomarcadores no llegan a sus niveles adecuados, es posible que tengas algún tipo de variabilidad genética que hace que tus números sean un poco extraños, y esto puede o no significar algo con respecto a tu riesgo de ECV. Pero esto es muy raro. Más a menudo, estas cifras límite son la prueba fehaciente de que estás haciendo trampa. Si no sigues el programa, no obtendrás resultados, así que sé honesto contigo mismo en este sentido. Después de todo, es tu vida.

DOCE

◇◇

Plan de comidas de treinta días

◇◇

Soy bastante diestro en la cocina, pero para el plan de comidas de treinta días quería el aporte de una voz diferente. La primera persona en la que pensé fue en mi buen amigo Scott Hagnas, entrenador de fuerza y chef "underground". Scotty no solo es uno de los entrenadores más expertos que conozco, sino que también es increíblemente talentoso en la cocina. Ha escrito una columna mensual con una Receta Paleo para el diario en línea *Performance Menu* durante cuatro años, y tiene dos maravillosos libros de recetas paleolíticas (*Cooking for Performance and Health*, tomos 1 y 2, disponible en www.performance-menu.com).

Las recetas de este plan de treinta días son en su mayor parte muy sencillas. No puedes hacer un gran evento de todas las comidas, todos los días. Pero los fines de semana se ponen un poco más exigentes, ya que estos son los momentos en los que pasas tiempo con amigos y familiares, y tienes un motivo para "volverte sofisticado". Como verás, muchos de los desayunos y almuerzos son las sobras de la cena del día anterior. ¡Eso es lo que yo llamo "planificación anticipada"!

Ahora que has provisto tu casa con la ayuda de la guía de compras y comidas, ya estás listo para embarcarte en el desafío Paleo por treinta días.

Los siguientes planes de comidas y recetas son solo sugerencias. Siéntete libre de modificarlos para adaptarlos a tu gusto y para usar los ingredientes que tengas a mano. Al tener recetas básicas para consultar, podrás

crear deliciosas comidas en un santiamén utilizando los ingredientes que tengas disponibles.

Las colaciones son opcionales. Las he incluido para ayudar a los que desean comer algo durante el día, pero tres comidas por día son suficientes. Si estás decidido a bajar de peso, te recomiendo que omitas las colaciones y la fruta.

Asegúrate de ajustar el tamaño de las porciones, según sea necesario. Además, planifica tus comidas con anticipación; tal vez haya una receta que quieras preparar en cantidades más grandes para su uso posterior. ¡Que lo disfrutes!

Para los elementos de menú marcados con asterisco, consulta la receta en el libro de cocina de esa semana. Las otras no requieren ninguna otra preparación.

Semana 1

Lunes

DESAYUNO: 2-4 huevos escalfados, almendras, fruta pequeña o bayas
ALMUERZO: Ensalada de fajitas de pollo*
COLACIÓN: 2 onzas de pollo, una manzana, algunas rebanadas de aguacate
CENA: *Salmón a la parrilla, ejotes (judías verdes, chauchas) asados*, ensalada para acompañar

Martes

DESAYUNO: Salmón del día anterior, nueces
ALMUERZO: Lechuga, tomate, cebolla y condimentos a elección sobre 1-2 hamburguesas*, una naranja, almendras
COLACIÓN: Cecina, nueces de macadamia
CENA: Pollo asado, brócoli al vapor*, ensalada para acompañar

Miércoles

DESAYUNO: El pollo que quedó de ayer con salsa, medio aguacate
ALMUERZO: Ensalada de atún y repollo*
COLACIÓN: La ensalada de atún y repollo que quedó del día anterior
CENA: Lomo de cerdo en olla de cocción lenta, salsa de tomates, calabacín, coliflor picada y albahaca. ¡Prepara una porción grande, lo que sobre lo podrás usar para varias comidas!

Jueves
DESAYUNO: Una loncha de jamón, 2-3 huevos revueltos, fruta

ALMUERZO: El lomo de cerdo que quedó del día anterior

COLACIÓN: 2 huevos duros, almendras

CENA: Ensalada de carne salteada*. Sírvela sobre un colchón de verdes con aceto balsámico

Viernes
DESAYUNO: Desayuno de salchichas salteadas*

ALMUERZO: Ceviche fácil*

COLACIÓN: 2 onzas de pollo, una manzana

CENA: Calabaza espagueti o Espaguetis de kelp*: acompaña cualquiera de las dos opciones con salsa marinara, carne picada y aceite de oliva

Sábado
DESAYUNO: Sofrito de pollo y manzana*

ALMUERZO: 5-6 onzas de embutido de pavo, ½ libra de brócoli al vapor, rociar con aceite de oliva

COLACIÓN: 2-3 onzas de pavo, bastoncitos de zanahoria, almendras

CENA: *Ensalada al estilo hindú, el lomo de cerdo que quedó del otro día, ensalada con aceite de oliva para acompañar

Domingo
DESAYUNO: *Tortilla occidental, ensalada de batatas*

ALMUERZO: Hamburguesas de cordero*, tomate, lechuga, fresas

COLACIÓN: Pavo, aguacate

CENA: Mero*, espárragos asados*, bayas con aceto balsámico*

Libro de cocina de la Semana 1

Ensalada de fajitas de pollo
- 1 cucharada de aceite de oliva
- ¾ de taza de cebolla cortada en rodajas
- 1 libra de pechuga de pollo sin piel
- ½ cucharadita de comino
- 2 cucharaditas de orégano
- 1 taza de pimientos picados

- Lechuga morada
- 1-2 tomates
- 1 aguacate

Coloca el aceite de oliva en una sartén. Calienta a fuego medio. Agrega las rodajas de cebolla, rehoga hasta que estén traslúcidas. Añade el pollo cortado en tiras. Agrega el comino y el orégano y saltea, revolviendo con frecuencia. Cuando el pollo esté dorado, añade los pimientos.

Lava y corta la lechuga en tiras. Agrega los tomates y mezcla. Sirve la ensalada en dos platos, cubriéndola con las fajitas de pollo. Añade el aguacate en rebanadas.

Si quieres llevar esta comida al trabajo, colócala en un recipiente con tapa. Guarda un poco de la mezcla de fajitas para usar otro día, usa solo ¼ a ⅓ del sofrito de pollo para cada una de las ensaladas que prepares.

Salmón a la parrilla
- Aceite de coco
- 1 libra de salmón (capturado en su medio natural)
- 2 cucharadas de pacanas
- 2 cucharaditas de romero
- Sal marina

Precalienta el horno a 350 grados. Añade un poco de aceite de coco a un molde para hornear, cubriéndolo bien. Coloca el salmón en el molde, con la piel hacia abajo.

Pica las pacanas. Espolvorea el pescado con las pacanas, el romero y la sal marina. Hornea de 12 a 15 minutos. Asegúrate de que se pueda desmenuzar fácilmente con un tenedor, y no olvides revisar la parte media del salmón.

Ejotes asados
- 1 libra de ejotes
- 1 cucharada de aceite de oliva
- 1 cucharada de tomillo

Corta y desecha los extremos de los ejotes. Colócalos en una asadera y añade el aceite de oliva y el tomillo. Mezcla hasta que los ejotes queden cubiertos, luego hornea a 350 grados durante 20 minutos. Revísalos de vez en cuando, revolviendo varias veces durante la cocción.

Hamburguesas
- 1 libra de carne picada de res o pavo
- 1 cucharadita de aceite de oliva

Forma 4 hamburguesas con la carne. Para simplificar, no vamos a agregar huevos ni especias, pero tú puedes hacerlo si lo deseas.

Añade el aceite a una sartén a fuego medio y calienta las hamburguesas, dándolas vuelta a menudo. Añade los vegetales y condimentos que prefieras.

Brócoli al vapor
- 1-2 libras de brócoli
- Agua

Corta el brócoli en ramilletes individuales. Colócalos en la cesta de la vaporera, y luego agrega el agua en la parte inferior. Tapa y cocina a fuego medio-alto hasta que estén tiernos (de 8 a 10 minutos). Retira y sirve.

Ensalada de atún y repollo
- 3-4 tazas de repollo cortado en tiras
- 1 lata de atún (6,5 onzas)
- 1 cucharada de aceite de sésamo tostado

Corta el repollo en tiras y colócalo en un bol. Cúbrelo con el atún y rocía con el aceite.

Lomo de cerdo en olla de cocción lenta
- 3 libras de lomo de cerdo
- 1 lata de salsa de tomates (12 onzas)
- 2 tazas o más de calabacín en rodajas
- 4 tazas de ramilletes de coliflor picados
- 1-2 cucharadas de albahaca

Coloca todos los ingredientes en una olla de cocción lenta grande. Cocina a fuego lento durante 6-7 horas, y a disfrutar.

Ensalada de carne salteada

- 2 cucharaditas de aceite de oliva
- ¾ de taza de cebolla cortada en rodajas
- 1 libra de punta de bife, cortada en tiras delgadas
- 1 cucharada de salsa de soja tamari libre de trigo
- 1-2 tazas de pimientos en rodajas
- 1 bolsa de vegetales verdes mixtos
- Aceto balsámico

Coloca el aceite de oliva en una sartén. Calienta a fuego medio. Agrega las rodajas de cebolla, rehoga hasta que estén traslúcidas. Agrega la carne y el tamari, revolviendo a menudo. Cuando la carne esté dorada, añade los pimientos.

Para ahorrar tiempo, utiliza una bolsa de vegetales verdes mixtos. Coloca los vegetales en los platos y cúbrelos con el sofrito de carne. Agrega aceto balsámico y más aceite de oliva, a gusto.

Desayuno de salchichas salteadas

- 1-2 cucharaditas de aceite de oliva
- ½ taza de cebolla picada
- ½ libra de salchichas en rodajas (sin nitratos)
- 4 tazas de espinaca u otros vegetales

Coloca el aceite de oliva en una sartén. Calienta a fuego medio. Agrega la cebolla picada, rehoga hasta que estén traslúcidas. Agrega la salchicha y cocina hasta que esté dorada, revolviendo ocasionalmente. Añade los vegetales, baja el fuego a medio-bajo y tapa la sartén. Sirve cuando los vegetales estén tiernos y bien cocidos.

Otras opciones: cubre con 1-2 huevos pasados por agua, o sirve con salsa.

Ceviche fácil

- 10 onzas de camarones precocidos sin cola
- 2 tazas de salsa marinara con bajo contenido de azúcar

- 2 cucharadas de aceite de oliva
- 2 cucharadas de jugo de limón
- 1 cucharadita de albahaca

Enjuaga los camarones y sepáralos en dos cuencos. Vierte la mitad de la salsa marinara en cada cuenco de camarones. Luego rocía cada cuenco con 1 cucharada de aceite de oliva y 1 cucharada de jugo de limón. Espolvorea con la albahaca. ¡Que lo disfrutes!

Espagueti
- 1 libra de carne picada de res o pavo
- 1 cucharada de aceite de oliva
- 1 paquete (12 onzas) de fideos de kelp, o una calabaza espagueti
- 1-2 tazas de salsa marinara
- 1-2 dientes de ajo triturados

Dora la carne en el aceite de oliva utilizando una sartén grande. Una vez que la carne esté dorada, añade los fideos (o calabaza espagueti cocida, véase más adelante) y la salsa marinara. Revuelve y deja cocinar a fuego lento. Añade el ajo triturado justo antes de servir para aprovechar sus propiedades nutritivas.

Si utilizas calabaza espagueti: Precalienta el horno a 375 grados. Con cuidado, divide la calabaza a lo largo y retira las semillas. Coloca las dos mitades boca abajo sobre una asadera y agrega ¼ de taza de agua. Hornea durante 30 minutos. Extrae la calabaza con un tenedor y añade a la sartén junto con la carne.

Sofrito de pollo y manzana
- 2 cucharaditas de aceite de oliva
- 6 onzas de sobras de pollo
- 1 manzana
- 2 cucharaditas de canela o pimienta de Jamaica (o la especia que prefieras)

Calienta el aceite de oliva en una cacerola a fuego medio. Corta el pollo en tiras y añádelo a la cacerola. Ralla la manzana y agrégala a la cacerola junto con la especia que hayas decidido usar. Tapa y cocina a fuego medio-bajo, revolviendo con frecuencia. Una vez que la manzana esté cocida y tierna, está listo para servir.

Ensalada al estilo hindú

Esta es una idea fácil y barata para preparar vegetales. Si utilizas una bolsa de ensalada de brócoli lista para usar, ahorrarás mucho tiempo. Los tomates son opcionales. Aunque este es un plato de vegetales, puedes agregar un poco de carne que te haya sobrado para convertirlo en una comida completa.

- 1 cucharada de aceite de oliva
- 1 cucharadita de semillas de mostaza
- 1 bolsa de ensalada de brócoli
- 1 taza de tomates frescos en cubitos (opcional)
- 1 cucharadita de comino
- ¼ de cucharadita de cúrcuma
- 2 cucharadas de jugo de limón

Calienta 1 cucharada de aceite de oliva a fuego medio en una sartén. Añade 1 cucharadita de semillas de mostaza. Tapa y cocina hasta que las semillas dejen de estallar. A continuación, agrega toda la bolsa de ensalada, los tomates (si decides usarlos), más 1 cucharadita de comino y ¼ de cucharadita de cúrcuma. Saltea durante 3-5 minutos, revolviendo ocasionalmente, hasta que la ensalada esté tierna. Añade 2 cucharadas de jugo de limón. Revuelve y sirve.

Tortilla occidental

- 6 huevos
- Aceite de oliva
- ⅓ de taza de cebolla picada
- ⅓ de taza de pimientos picados
- ½ taza de tomates picados
- 1 taza de espinacas
- 4 onzas de jamón en cubitos
- Sal marina y pimienta negra a gusto

Casca todos los huevos en un bol, bate bien. Vierte la mitad de los huevos en una sartén antiadherente cubierta con un chorrito de aceite de oliva. Cocina a fuego medio. Cuando los huevos empiecen a cuajar, agrega la mitad de los vegetales picados y el jamón sobre un lado de los huevos. Usando una espátula, dobla la mitad vacía para cubrir el jamón y los vegetales. Cocina por 1-2 minutos más, sazona con sal y pimienta y sirve. Repite el proceso con el resto de los ingredientes.

Ensalada de batatas
- 2 cucharaditas de aceite de oliva
- ½ de taza de cebolla picada
- 1 batata o ñame mediano, cortado en cubos pequeños
- ½ taza de pimientos picados (opcional)
- 1 cucharada de agua
- Pimienta recién molida

Calienta el aceite en una sartén a fuego medio. Agrega la cebolla, rehoga por 2-3 minutos. Añade las batatas, los pimientos y 1 cucharada de agua. Tapa y cocina durante 15 minutos, o hasta que las batatas estén tiernas. Revuelve con frecuencia para que no se quemen. Sirve y espolvorea con pimienta recién molida.

Hamburguesas de cordero
Simplemente prepáralas como las hamburguesas de carne de res, pero usando carne de cordero picada.

Mero
- 1 libra de mero u otro pescado blanco
- 2 cucharadas de almendras picadas
- 2 cucharadas de mostaza de Dijon

Se prepara de la misma forma que el salmón asado, excepto que para esta receta debes cubrir el pescado con mostaza de Dijon y almendras picadas.

Espárragos asados
- 1 manojo de espárragos
- 1 cucharada de aceite de oliva

- 2 cucharaditas de tomillo

Retira las puntas duras de los espárragos. Colócalos en una asadera, vierte el aceite y el tomillo sobre los espárragos, y a continuación mezcla hasta que estén bien cubiertos.

Hornea a 400 grados durante 10 minutos, luego baja la temperatura a 250 grados durante 15 minutos más.

Bayas con aceto balsámico
- 2 tazas de bayas mixtas (descongeladas)
- 4 cucharaditas de aceto balsámico

Divide las bayas en dos cuencos. Vierte dos cucharadas de aceto balsámico sobre cada cuenco. ¡Este es un postre sencillo y nutritivo! Las bayas frescas sabrán aún mejor, si tienes tiempo para prepararlas.

Semana 2

Lunes
DESAYUNO: Loncha de jamón, 1 taza de puré de manzana con canela (sin azúcar), 1 onzas de nueces

ALMUERZO: Prepara una ensalada grande con las tiras de pollo, la lechuga, las aceitunas, el tomate, las almendras picadas y los bastoncitos de zanahoria. Agrega aceite de oliva y el vinagre que prefieras.

COLACIÓN: Prepara más ensalada para el almuerzo y guarda ⅓ como colación, si lo deseas

CENA: Punta de bife* y vegetales al vapor*

Martes
DESAYUNO: La carne que quedó del día anterior, 1-2 onzas de nueces de macadamia

ALMUERZO: Pechuga de pollo*, ensalada al estilo hindú*

COLACIÓN: Lo que haya quedado del almuerzo, ciruelas

CENA: Cerdo al curry*

Miércoles

DESAYUNO: Locha de jamón, puré de manzana sin azúcar, una cucharada de mantequilla de almendras

ALMUERZO: Lo que haya sobrado de las puntas de bife, cortadas en tiras. Sírvelas con ensalada de vegetales verdes mixtos, tomates, pimientos, aceto balsámico y aceite de oliva.

COLACIÓN: Cecina, ½ aguacate

CENA: Lo que quedó del cerdo al curry, sopa fría de pepinos*

Jueves

DESAYUNO: Huevos al jengibre*

ALMUERZO: Ensalada de remolachas y manzana*, tilapia*

COLACIÓN: Cecina, ½ aguacate

CENA: Pollo con coliflor*

Viernes

DESAYUNO: 2-3 huevos bien cocidos, servidos sobre calabacines salteados*

ALMUERZO: Ensalada de pavo ahumado*

COLACIÓN: Cecina y nueces de macadamia

CENA: Pollo al curry rápido*

Sábado

DESAYUNO: Loncha de jamón, panqueques paleolíticos rápidos*

ALMUERZO: Pollo al espiedo, vegetales al vapor a elección (brócoli, coliflor, zanahorias)

COLACIÓN: Lo que sobró del pollo al curry

CENA: Salchichas de cordero con alcachofas*

Domingo

DESAYUNO: Revuelto de duraznos y pacanas*, lo que sobró del pollo

ALMUERZO: Hamburguesa sin pan sobre vegetales verdes, ensalada para acompañar

COLACIÓN: Naranja, lo que haya sobrado de carne o atún, bastoncitos de apio o zanahoria

CENA: Pollo paleolítico Alfredo*

Libro de cocina de la Semana 2

Puntas de bife

- 4 libras de puntas de bife
- Condimentos a elección

Coloca una sartén a fuego medio, agrega un chorrito de aceite de oliva. Sazona la carne, luego cocínala al punto deseado. Yo prefiero cocinar la carne por un par de minutos por lado, luego servirla y cubrirla durante 10 minutos. Recuerda que si la cocinas demasiado tiempo y queda muy dorada o quemada, ¡generas elementos carcinógenos!

Vegetales al vapor

- 4 tazas de ramilletes de coliflor picados
- 2 tazas de calabaza amarilla en rebanadas
- 1 taza de zanahorias en rodajas
- Aceite de oliva
- Sal marina y pimienta
- 1 cucharadita de tomillo

Pica los vegetales. Colócalos en la cesta de la vaporera, y luego agrega el agua en la parte inferior. Tapa y cocina a fuego medio-alto hasta que estén tiernos (de 8 a 10 minutos). Retira y sirve. Rocía con aceite de oliva y añade sal, pimienta y tomillo a gusto.

Pechuga de pollo

- 2 libras de pechugas de pollo, descongeladas

Coloca el pollo en una asadera y hornea a 350 grados hasta que esté cocido (unos 25 minutos). Comprueba que la carne esté bien cocida, pero no permitas que se cocine demasiado. Come un poco para el almuerzo y deja lo que sobre para después.

Ensalada al estilo hindú

Consulta el libro de cocina de la semana 1

Cerdo al curry

- 1 libra de carne de cerdo picada
- 1 cucharada de aceite de oliva
- 1-2 cucharadas de curry en polvo
- 1 bolsa de hojas de espinaca (~14 onzas)
- ½ lata de leche de coco (7 onzas)
- 2-3 dientes de ajo

En una olla suficientemente grande como para que quepan las espinacas, dora la carne de cerdo en el aceite de oliva. Añade el curry en polvo mientras se dora el cerdo y mezcla bien. Si quedan trozos de cerdo más grandes, deshazlos. Una vez que la carne esté dorada, agrega todas las hojas de espinaca y la leche de coco. Calienta hasta que la espinaca esté cocida y tierna. Añade el ajo al final, ya sea picado o utilizando una prensa de ajo para triturarlo. Mezcla bien, retira del fuego y sirve.

Esta receta también puede prepararse con carne de res, pollo o cordero.

Ensalada de remolachas y manzana

- 1 libra de remolachas
- 2 cucharadas de aceite de oliva
- 2 cucharadas de jugo de limón
- 1 manzana
- ½ taza de cebolla morada finamente picada
- ½ a 1 cucharadita de estragón

Corta y desecha la parte superior de las remolachas, luego colócalas en una olla y cúbrelas con agua. Tapa y deja cocinar a fuego medio-bajo durante 1 hora y ¼. Deja enfriar las remolachas.

Escúrralas, córtales la raíz y quítales la piel. Corta la remolacha en rodajas finas en sentido transversal y colócalas en un bol. Vierte el aceite y el jugo de limón sobre las remolachas, luego colócalas en el refrigerador y deja enfriar.

Retírale el centro a la manzana y pícala. Pica la cebolla. Mezcla estos ingredientes con las remolachas, espolvorea con un poco de estragón y sirve.

Tilapia

- 2 cucharaditas de aceite de oliva
- ½ cucharadita de cáscara de limón
- Ajo en polvo a gusto
- Cebolla en polvo a gusto
- 1 ½ libras de filetes de tilapia

Calienta el aceite en una sartén a fuego medio. Agrega la cáscara de limón y las especias a los filetes de tilapia. Cocina el pescado, dándole vuelta una vez, hasta que se desmenuce fácilmente con un tenedor. Reserva un poco en un recipiente, preferentemente de cerámica, para comer en el almuerzo. Guarda el resto para una cena sencilla.

Sopa fría de pepinos

- 2 pepinos medianos
- ½ taza de cebolla picada
- ¼ de taza de hojas de cilantro fresco
- ½ taza de leche de coco
- ¼ de taza de caldo de pollo

Pela los pepinos y córtalos en trozos pequeños. Coloca la cebolla, los pepinos y el cilantro en la licuadora. Añade la leche de coco y el caldo de pollo. Licúa hasta que quede una mezcla suave, pero no demasiado fina. Colócala en el refrigerador y sírvela fría. Decora con unas hojitas de cilantro.

Rinde 4 porciones

Huevos al jengibre

- 1 cucharadita de aceite de chile
- ½ taza de ejotes
- 1 cucharada de jengibre picado
- 1 diente de ajo pequeño picado
- 3 huevos
- 1 cucharada de cebollino o cebolla de verdeo picada
- ¼ de cucharadita de cilantro
- Pimienta a gusto

Calienta el aceite en una sartén pequeña. Añade los ejotes y saltea durante 2 minutos. Añade el jengibre y el ajo, cocina por 3 minutos más. Mientras tanto, casca los huevos en un cuenco y bátelos bien. Agrega los ejotes, el jengibre y el ajo, además de las cebolletas o cebollas de verdeo y el cilantro. Mezcla bien y vuelve a colocar todo en la sartén. Cocina hasta que los huevos se cocinen. Sirve espolvoreado con pimienta recién molida.

Ensalada de pavo ahumado

- 10 onzas de pavo ahumado (de la sección de charcutería)
- 1 bolsa de vegetales verdes mixtos
- ¼ de taza de piñones

Puedes preparar este plato y guardarlo en el refrigerador. Asegúrate de lavar bien los vegetales.

Pollo con coliflor

Aquí tienes un plato único de rápida preparación. También puede prepararlo en una olla de cocción lenta, simplemente añade los mismos ingredientes y cocínalo a fuego lento. En este caso, el tiempo de cocción será de unas 5 horas.

Con frecuencia hemos alabado la salsa de tomate El Pato. Para esta receta, utilizo la versión más suave, que viene en lata roja. Busca los productos El Pato en la sección de alimentos hispanos de tu tienda de confianza. Si no la consigues, puedes usar cualquier salsa de tomate de buena calidad.

- 1 cucharada de aceite de oliva
- 1½ libras de pechugas de pollo
- 1 coliflor
- 8 onzas de salsa de tomate (El Pato con jalapeños)
- 1 pimiento rojo
- 1 cucharadita de comino
- 1 cucharadita de tomillo
- ½ cucharadita de ajo en polvo

Calienta el aceite de oliva a fuego medio, ya sea en una sartén grande o en una olla de sopa. Dora el pollo por todos lados. Mientras tanto, corta la coliflor en trozos pequeños y añade a la olla. Agrega todos los demás ingredientes a la olla y baja la temperatura a media-baja. Tapa y cocina durante 45 minutos, revolviendo ocasionalmente.

Rinde 5 porciones

Calabacines salteados

- 2 calabacines pequeños
- ¼ de taza de chalotes o cebolla morada picada
- 2 dientes de ajo picados
- 2 cucharadas de aceite de oliva
- Eneldo
- Pimienta

Cortar los calabacines en sentido transversal en pequeños discos de ¼ de pulgada de espesor. Pica los chalotes o cebolla y el ajo.

Saltea todos los ingredientes con el aceite de oliva en una olla mediana. Añade eneldo y pimienta a gusto. Revuelve a menudo y cocina de 5 a 7 minutos. Trata de que no se tueste demasiado. Cómelo caliente o úsalo en ensaladas frías.

Pollo al curry rápido

Si tienes poco tiempo, puedes usar salsa de curry. Buscar salsas de curry preparadas con ingredientes de calidad y que no contengan azúcares agregados en un buen supermercado. Como alternativa, puedes utilizar leche de coco y una cucharadita de pasta de curry amarillo.

Para esta receta puedes utilizar pollo fresco o las sobras que te hayan quedado en el refrigerador.

- ½ taza de cebolla picada
- 1 cucharada de aceite de oliva
- 1 pechuga o muslo de pollo en cubitos
- ¼ de taza de salsa de curry
- ¼ de taza de nueces de la India
- 2 tazas de espinacas picadas

Saltea la cebolla en el aceite de oliva hasta que esté traslúcida. Agrega el pollo y calienta hasta que esté completamente cocido. Agrega la salsa de curry y las nueces de la India, sigue cocinando durante 3-4 minutos. Retira del fuego y agrega la espinaca. Revuelve.

Panqueques paleolíticos rápidos

He aquí una manera de disfrutar de los panqueques sin necesidad de usar cereales.

• 2 huevos
• ½ taza de puré de manzana sin azúcar
• ½ taza de mantequilla de nuez (¡no mantequilla de maní! También puedes usar mantequilla de nueces de la India/macadamia)
• ¼ de cucharadita de canela
• ¼ de cucharadita de extracto de vainilla
• Aceite de coco

Mezcla todos los ingredientes en un cuenco, excepto el aceite de coco. Revuelve bien hasta obtener una masa uniforme. A continuación, utiliza un poco de aceite de coco para engrasar una sartén antiadherente. Coloca un poco de la mezcla en la sartén para formar un panqueque, luego cocinar a fuego bajo/medio. Después de 1 a 2 minutos, dale la vuelta, teniendo cuidado de que no se queme.

Una vez que hayas cocinado todos los panqueques, puedes servirlos con distintos ingredientes. Algunos de mis preferidos: manzanas picadas y canela, arándanos tibios, jarabe de arce y puré de manzana sin azúcar.

Salchichas de cordero con alcachofas

Este es un desayuno sencillo y delicioso. No te preocupes si no consigues salchichas de cordero marroquí. Utiliza las salchichas que prefieras y agrégales especias marroquíes. Entre los condimentos marroquíes puedes incluir: la canela, el cilantro, la pimienta, el jengibre y el clavo de olor. Prueba a añadir cualquier combinación de estas especias (aproximadamente ⅛ de cucharadita de cada una).

• 1 onzas de tocino picado
• 2 salchichas de cordero marroquí, en rodajas

- 1 lata (14 onzas) de corazones de alcachofas (Trader Joe's)
- 1-2 huevos enriquecidos con omega-3
- Sal marina a gusto
- Pimienta recién molida a gusto

Corta el tocino y colócalo en una sartén a fuego medio. Mientras tanto, corta las salchichas y pica los corazones de alcachofas. Una vez que el tocino esté tierno, añade las salchichas y las alcachofas. Si utiliza especias, agrégalas en este momento. Revuelve bien y cocina hasta que las salchichas estén tiernas.

Entretanto, puedes escalfar los huevos. Cubre el fondo de una sartén con 1 pulgada de agua y colócala a fuego medio. Una vez que el agua esté caliente, casca los huevos con cuidado en la sartén y cocínales hasta que estén firmes.

Sirve el revuelto de alcachofa cubierto con 1 ó 2 huevos. Añade sal marina y pimienta recién molida a gusto.

Revuelto de duraznos y pacanas

Esta es una combinación muy inusual, pero es sorprendentemente deliciosa. Es casi como comer un postre para el desayuno, y mucho más saludable que pasar por la tienda de rosquillas.

He escrito esta receta como colación para una persona o desayuno ligero, pero si lo deseas, puedes aumentar las cantidades.

- 1 cucharadita de aceite de oliva
- ½ durazno, cortado en cubitos
- 2 cucharadas de pacanas picadas
- 2 huevos
- 1 taza de puré de manzana sin azúcar
- ⅛ de cucharadita de canela

Calienta el aceite de oliva en una sartén pequeña a fuego medio. Corta la mitad de durazno maduro en cubitos y pica las pacanas. Añade los duraznos y las pacanas a la sartén y saltea durante 2-3 minutos, o hasta que los duraznos estén tiernos.

Mientras tanto, casca los huevos en un bol, agrega el puré de manzana y la canela y bate bien. Añade a la sartén, mezclando a menudo. Cuando los huevos estén cocidos, sirve y disfrútalo.

Pollo paleolítico Alfredo

Hay pocas cosas más alejadas de la nutrición paleolítica que la salsa Alfredo y la pasta. Sin embargo, aquí tienes una versión paleolítica sencilla. Usaremos fideos de kelp, pero si no los consigues cerca de tu casa, la calabaza espagueti es una excelente alternativa en temporada. Consulta la receta de espaguetis de la semana 1 para ver la preparación básica de la calabaza espagueti.

- 2 cucharaditas de aceite de oliva
- 4 dientes de ajo picados
- 1 libra de pechuga de pollo
- 1 paquete (12 onzas) de fideos de kelp
- 2 cucharaditas de estragón
- 1 taza de nueces de la India
- ½ cucharadita de cebolla en polvo
- ¼ de cucharadita de ajo en polvo
- ¼ de cucharadita de mostaza en polvo
- ¼ de cucharadita de sal marina
- ¼ de cucharadita de pimienta
- ⅛ cucharadita de pimentón

Coloca el aceite de oliva en una sartén grande. Rehoga el ajo a fuego medio durante 3-4 minutos. Corta el pollo en cubos de 1 pulgada de lado, añádelos a la sartén y cocínalos hasta que se doren por todos lados.

Enjuaga y pica los fideos de kelp. Añádelos a la sartén junto con el estragón. Tapa y cocina a fuego lento durante 30 minutos. Luego, vierte el líquido de la sartén con cuidado en un recipiente pequeño para usarlo en la salsa.

Coloca las nueces de la India, la cebolla en polvo, el ajo en polvo, la mostaza en polvo, la sal, la pimienta y el pimentón en la licuadora. Cubre y procesa hasta obtener un polvo. Añade el líquido de la sartén lentamente, hasta formar una salsa espesa. Tendrás que usar una espátula para raspar los lados de la licuadora periódicamente. Sigue añadiendo jugo hasta que la mezcla alcance la consistencia deseada.

Añade la salsa a la sartén y mezcla bien. Tapa y continúe cocinando por 10 minutos más, hasta que los fideos de kelp estén tiernos.

Semana 3

Lunes
DESAYUNO: Salchicha de cordero hervida, manzana
ALMUERZO: El pollo paleolítico Alfredo que sobró
COLACIÓN: Salchicha de cordero, pacanas
CENA: Espaguetis de carne con salsa sobre ejotes*

Martes
DESAYUNO: Salchicha de cordero hervida, manzana (calentar en el horno, no en el microondas)
ALMUERZO: Ensalada de pollo con manzana*
COLACIÓN: Los espaguetis que sobraron
CENA: Vegetales y carne con romero cocinados a fuego lento*

Miércoles
DESAYUNO: Tocino, 2-3 huevos pasados por agua o escalfados
ALMUERZO: La ensalada de pollo y manzana que sobró
COLACIÓN: Sobrantes de los vegetales y carne con romero cocinados a fuego lento*
CENA: Arrachera (matambre) con tocino y vegetales*

Jueves
DESAYUNO: Sobrantes de carne, nueces picadas con ½ taza de bayas
ALMUERZO: Sobrantes de los vegetales y carne con romero cocinados a fuego lento*
COLACIÓN: Lata de sardinas, apio
CENA: Revuelto de salmón*

Viernes
DESAYUNO: Salchichas hervidas de buena calidad (las de pollo y manzana son deliciosas), ensalada de frutas con canela*

ALMUERZO: Ensalada: hojas verdes, pimientos, tomate, aguacate, etc. Cubre con camarones precocidos, vinagre de manzana y aceite de oliva

COLACIÓN: Lo que sobró de la ensalada del almuerzo (¡prepara en cantidad suficiente!)

CENA: Picadillo de carne*, ensalada o verduras al vapor para acompañar

Sábado

DESAYUNO: Huevos escalfados con tocino, cebolla y espinaca

ALMUERZO: Restos de picadillo de carne

COLACIÓN: Almendras

CENA: 1 pechuga de pavo asada, repollo con almendras*, sopa picante de fresa*

Domingo

DESAYUNO: Quiche de pavo y zanahoria*

ALMUERZO: Las sobras del pavo, acelga y nueces de la India salteadas*

COLACIÓN: Sobras del almuerzo

CENA: Jambalaya*

Libro de cocina de la semana 3

Espaguetis con salsa y carne sobre ejotes asados

- 3 libras de carne picada de res (de pastoreo, si es posible), pavo o pollo
- ½ de taza de cebolla picada
- 2-3 dientes de ajo triturados
- 1 lata de pasta de tomates (6 onzas)
- 1 lata de salsa de tomates (20 onzas)
- 2 cucharaditas de orégano
- 2 cucharaditas de albahaca
- 1 cucharadita de estragón
- 2 libras o más de ejotes congelados (o frescos)
- Aceite de oliva

Pon a cocinar la carne picada en un sartén grande a fuego medio. Si la carne es congelada, dórala durante 8-10 minutos. Una vez que la carne esté dorada, añade la cebolla y el ajo fresco. A continuación, agrega 1 lata de pasta de tomate, 1 lata de salsa de tomate, el orégano, la albahaca y el estragón, luego cubre con la tapa por 20 minutos.

Mientras se cocinan los espaguetis de carne, coloca algunos ejotes en una asadera, rocía con aceite de oliva y cocínalos al horno (asegurándote de mezclarlos con frecuencia). Después de unos 5-8 minutos, los ejotes deben estar ligeramente crujientes.

Colócalos en un plato y cúbrelos con la salsa de carne. Añade sal y pimienta a gusto.

Ensalada de pollo con manzana

- 6 onzas de pollo
- 1 cucharadita de aceite de oliva
- ½ cucharadita de pimienta de Jamaica
- ⅛ de cucharadita de clavo de olor
- 6 tazas de repollo cortado en tiras
- ½ manzana Granny Smith
- Sal marina y pimienta a gusto

Corta el pollo en dados. Calienta 1 cucharada de aceite de oliva en una sartén a fuego medio. Añade el pollo, la pimienta de Jamaica y los clavos de olor. Saltea, revolviendo frecuentemente, hasta que el pollo esté bien cocido.

Corta el repollo en tiras y colócalo en un cuenco para ensaladas grande. Corta media manzana en rebanadas muy finas y reserva.

Una vez que el pollo esté cocido, añade el repollo y cúbrelo con la manzana. Agrega sal y pimienta a gusto, y luego rocía con aceite de oliva. Utiliza la cantidad de aceite de oliva apropiada según tus necesidades.

Vegetales y carne con romero cocinados a fuego lento

- 3-5 libras de cualquier carne, congelada o descongelada, picada o entera (no uses pescado para esta receta).
- 1 bolsa de vegetales congelados o frescos picados.
- 1 cucharada de romero
- 1 taza de caldo (de pollo, carne o vegetales)
- Sal y pimienta a gusto

Agrega todos los ingredientes a una olla de cocción lenta, ponla al mínimo y deja cocinar durante 6-8 horas o hasta que esté listo para comer.

Tocino y verduras

Puedes utilizar vegetales frescos o, si quieres ahorrar tiempo, una bolsa de "Southern Greens" de Trader Joe's.

- 4-6 onzas de tocino picado
- 1 bolsa de 12-16 onzas de "Southern Greens", o un paquete de repollo verde, hojas de nabo y/o col rizada
- ½ taza de agua
- Sal marina y pimienta a gusto

Pica la panceta y colócala en una olla grande. Calienta a fuego medio, revolviendo el tocino hasta que se dore un poco. Añade las verduras y el agua, tapa y baja el fuego a medio-bajo. Cocina durante 30 minutos, revolviendo ocasionalmente.

Algunas opciones para condimentar: añade ajo, ají molido, incluso jalapeños picados mientras se dora el tocino. Otra opción es cocinarlo en una olla de cocción lenta.

Revuelto de salmón

- 1 libra de vegetales congelados en paquete
- 1 lata de salmón (6 onzas)
- 1 cucharada de romero
- 1 cucharadita de comino
- 1 cucharadita de sal marina
- Pimienta a gusto
- Huevos (opcional)

Coloca los vegetales congelados en una cacerola con tapa y cocínalos hasta que estén tiernos. Añade el salmón y los condimentos y cocina por otros 3-5 minutos, mezclando, hasta que el salmón se caliente. Puedes preparar huevos fritos para colocar por encima de este revuelto. Si no tienes huevos, no te preocupes: es delicioso también solo. (Esta receta también puede prepararse con casi cualquier tipo de carne)

Ensalada de frutas con canela

- 1 naranja, pelada y picada
- 1 manzana picada
- ½ cucharadita de canela

Coloca las frutas en tazones y espolvoréalas con canela si lo deseas.

Picadillo de carne

He aquí una versión picante de un plato muy popular. Para no usar pan ni harinas de ningún tipo, tienes varias opciones. A mí me gusta ponerlo sobre un colchón de lechuga y rodajas de tomate, pero hay muchas posibilidades: berenjena, calabaza, hamburguesas de nuez, o lo que prefieras.

- 1 ½ libras de carne picada de pavo o de res (de preferencia, alimentada con pasto)
- 1 taza de cebolla picada
- 1 taza de puré de tomate
- 2 cucharadas de cacao en polvo
- 1 cucharada de chile en polvo
- ½ cucharadita de polvo de mostaza amarilla
- 1 ½ cucharaditas de pimienta negra

Cocina la carne y la cebolla en una sartén grande a fuego medio durante 10-15 minutos, hasta que la carne esté dorada. Agrega el resto de los ingredientes y calienta durante otros 10-15 minutos. Sirve sobre los vegetales de tu elección. Rinde 4 porciones.

Repollo con almendras

- ½ de taza de cebolla picada
- 1 cucharada de aceite de avellana tostada
- ½ planta grande de repollo en tiras (unas 10 tazas)
- ¼ de taza de vinagre de sidra de manzana
- ¼ de taza de almendras blanqueadas
- 1 taza de puré de manzana sin azúcar
- 1 cucharada de semillas de sésamo
- Sal marina y pimienta recién molida a gusto

Enciende un quemador a fuego medio y utiliza una sartén grande para saltear la cebolla en el aceite. Mientras tanto, corta el repollo en tiras finas. Después de que la cebolla comience a ablandarse, agrega todo el repollo a la sartén, junto con el vinagre. Tapa y baja el fuego a medio-bajo. Cocina durante 20 minutos, revolviendo ocasionalmente. Añade los ingredientes restantes y cocina 5 minutos más. Sirve caliente o frío.

Sopa picante de fresa

- 1 cuarto de galón de fresas
- 4 cucharadas de aceto balsámico, por separado
- ½ cucharadita de canela
- ½ cucharadita de cáscara de naranja
- ½ cucharadita de cáscara de limón
- 1 cucharada de jugo de naranja
- ½ taza de leche de coco

Quita los tallos de todas las fresas. Corta 10-20 fresas en rodajas finas. Colócalas en un bol, luego rocíalas con 2 cucharadas de aceto balsámico. Cúbrelas y enfría en el refrigerador durante dos horas.

Coloca el resto de las fresas en la licuadora con los ingredientes restantes, excepto la leche de coco (recuerda agregar solo las 2 cucharadas restantes de aceto balsámico). Una vez que la mezcla se haya convertido en puré, agrega la leche de coco poco a poco. Licúa hasta que quede suave. Vierte esta mezcla en un cuenco, cúbrela y colócala en el refrigerador durante 2 horas.

Sirve en tazones pequeños, colocando las fresas en rodajas por arriba. Puedes agregar una cucharada de leche de coco para decorar.

Quiche de pavo y zanahoria

- ½ libra de carne de pavo picada
- 1 cucharada de aceite de oliva
- 1 taza de zanahorias en tiras
- 6 huevos enriquecidos con omega-3
- 5 cucharadas de leche de coco
- ½ taza de caldo de carne
- 4 cucharadas de perejil fresco

- ½ cucharadita de coriandro
- Aceite de coco

Dora el pavo con un poco de aceite de oliva en una sartén a fuego medio. Mientras tanto, corta las zanahorias.

Casca los huevos en un bol y bátelos bien con un batidor de alambre. Cuando esté cocida, añade la carne, las zanahorias y todos los demás ingredientes, excepto el aceite de coco. Revuelve.

Coloca un poco de aceite de coco en una asadera o molde para hornear. Vierte la mezcla en el molde y hornea a 250 grados durante 20-30 minutos. Vigílalo con frecuencia para que no se queme; está listo cuando el centro está firme y si le clavas un cuchillo, éste sale limpio y sin adherencias.

Acelga y nueces de la India salteadas

- 1 atado de acelgas
- 1 cucharada de aceite de oliva
- ½ taza de nueces de la India

Quita los tallos de las acelgas y córtalos en cruz. Añádelos a una sartén grande con el aceite de oliva. Saltea a fuego medio hasta que estén tiernos.

Mientras tanto, corta las hojas de las acelgas en tiras finas. Añádelas a la sartén junto con las nueces de la India. Saltea, revolviendo ocasionalmente, hasta que las hojas empiecen a marchitarse. Sirve tibio.

Jambalaya

Este es un plato picante del sur de los Estados Unidos. Yo uso salsa marca El Pato, pero si no te gusta la comida picante, puedes utilizar salsa de tomate común. Trata de conseguir salchichas que no contengan nitratos.

- 2 cucharadas de aceite de oliva, por separado
- ½ libra de salchicha, en rodajas (trata de conseguir andouille)
- 1 taza de cebolla picada
- ¾ de taza de pimiento verde picado
- ½ taza de apio picado
- 1 cucharadita de sazonador Cajún + ⅛ de cucharadita, por separado
- 1 hoja de laurel

- 2 latas pequeñas de salsa de tomate El Pato
- 2 tazas de caldo de pollo
- 1 ½ taza de agua
- 1½ taza de coliflor picada fina
- Una pizca de pimienta de Cayena
- ½ libra de camarones

En una sartén grande, calienta el aceite de oliva, la salchicha, la cebolla, el pimiento y el apio. Rehoga durante unos 5 minutos, luego agrega los condimentos y el laurel. Cocina por un minuto más. Añade la salsa de tomate, el caldo de pollo, el agua, y la coliflor. Llevar a ebullición, tapar, bajar el fuego a medio-bajo y cocine a fuego lento durante 20 minutos. Retira la hoja de laurel.

En otra sartén, saltea ½ libra de camarones con ⅛ cucharadita de Cajún y una pizca de pimienta de Cayena en una cucharadita de aceite de oliva. Saltea por 2 minutos, luego agrega a la jambalaya.

Semana 4

Lunes
DESAYUNO: Huevos duros, almendras, ½ taza de bayas
ALMUERZO: Ensalada de atún y repollo
COLACIÓN: Ceviche fácil
CENA: Hamburguesas Portobello*, brócoli al vapor

Martes
DESAYUNO: Huevos duros, nueces picadas sobre ½ taza de bayas
ALMUERZO: Lo que quedó de las hamburguesas Portobello
COLACIÓN: Embutido de pavo, ½ aguacate
CENA: Lomo de cerdo al horno, vegetales de temporada al vapor*

Miércoles
DESAYUNO: El lomo de cerdo que sobró, un huevo, puré de manzana
ALMUERZO: Ensalada de pavo con espinaca, nueces, unos pocos arándanos secos, aceto balsámico y aceite de oliva
COLACIÓN: Pavo, ½ aguacate
CENA: Ensalada de cerdo y vegetales asados*

Jueves

DESAYUNO: Desayuno de salchichas salteadas

ALMUERZO: Sobrantes de la ensalada de cerdo y vegetales asados

COLACIÓN: Mantequilla de almendras sobre bastoncitos de apio

CENA: Vegetales al curry con salmón

Viernes

DESAYUNO: Ensalada de pollo y manzana, o sobrantes de pollo + 1 manzana

ALMUERZO: Ensalada de calabaza Delicata*, bistec

COLACIÓN: 2 huevos duros, zanahorias

CENA: Pollo con almendras*

Sábado

DESAYUNO: Ensalada de calabaza y pimientos*, una loncha grande de jamón

ALMUERZO: Ensalada de atún y repollo

COLACIÓN: Rebanadas de jícama, salsa, guacamole

CENA: Pizza paleolítica*

Domingo

DESAYUNO: Torta de huevos, jamón

ALMUERZO: Punta de bofe, sopa fría de pepinos*

CENA: Vieiras a la griega*, ensalada para acompañar

Libro de cocina de la semana 4

Hamburguesas Portobello

Las setas Portobello son excelentes sustitutos del pan de hamburguesa. Yo uso uno solo para el "pan" de abajo, pero si quieres que se vea más tradicional, puedes usar dos.

Tiempo de cocción: de 20 a 25 minutos

- 1 libra de carne de búfalo picada (o carne de res, pavo, etc.)
- ¼ de taza de cebolla picada
- 2-3 dientes de ajo picados

- Una pizca de pimienta
- 1 cucharada de aceite de oliva
- 6 rodajas de tomate
- Lechuga
- 3 setas Portobello

Coloca la carne picada en un bol y agrega la cebolla, el ajo, la pimienta y las especias que desees. Mezcla bien y forma tres hamburguesas. Coloca el aceite de oliva en una sartén y cocina las hamburguesas, volteando a menudo, hasta que estén hechas a tu gusto. Yo prefiero voltear la carne a menudo para evitar que se dore demasiado, y las sirvo a la inglesa (jugosas). Una vez cocidas, reserva las hamburguesas, cubriéndolas con un plato para que se mantengan calientes.

Mientras las hamburguesas se cocinan, prepara los "panes" y los vegetales que desees agregar a las hamburguesas. Es mejor cortar los tallos de las setas, pero puedes guardarlos para usar en otras comidas si lo deseas. Decora las hamburguesas como quieras.

Coloca las setas en la sartén que usaste para cocinar las hamburguesas y cocina unos 2-3 minutos de cada lado en los jugos de la carne. Coloca las setas en un plato y agrega la carne y los condimentos que quieras. El brócoli al vapor es ideal para completar esta comida.

Vegetales de temporada al vapor

- 1 calabacín mediano, cortado en cubitos
- 1 calabaza amarilla mediana, cortada en cubitos
- 1 planta de ramilletes de brócoli, cortada en trozos pequeños
- 2 tazas de espinacas
- 2 rebanadas de cebolla morada
- 2 cucharadas de aceite de oliva o aceite de coco
- ½ cucharadita de tomillo
- Sal marina a gusto

Pica los vegetales. Para ahorrar tiempo, añade agua a la vaporera y deja que hierva mientras cortas los vegetales. Añade los vegetales a la canasta, baja el calor y deja cocinar al vapor durante unos 10 minutos, o hasta que las verduras han alcanzado el punto deseado.

Sirve los vegetales rociados con aceite de oliva o aceite de coco. Yo uso 2 cucharadas para esta receta, pero tú utiliza la cantidad que desees según tus necesidades. Espolvorea con el tomillo y la sal marina.

Puede utilizar muchos otros vegetales en esta receta. Pero ten en cuenta que algunos, como el repollo, llevan más tiempo de cocción. En ese caso, añade primero a la vaporera los vegetales que tardan más en cocinarse y luego los demás, para obtener mejores resultados.

Ensalada de cerdo y vegetales asados

- 1 taza de mezcla de batatas y ñame asado
- ¾ taza de calabacines asados
- ¾ taza de espárragos asados
- Aceite de oliva
- Condimentos a elección (ver más abajo)
- 6 tazas de mezcla hojas verdes para ensalada
- 10 onzas de sobrantes de lomo de cerdo cocido
- Sal marina a gusto
- Pimienta a gusto

Primero, cocina los vegetales.* Pica el ñame y las batatas en cubos pequeños. Corta los calabacines en discos de ¼ de pulgada de espesor, y retira las puntas duras de los espárragos. Mezcla todos los vegetales en una asadera y rocía con aceite de oliva. Agrega los condimentos que más te gusten. Yo uso ají molido, pero puedes usar también pimentón ahumado. Si prefieres evitar las solanáceas, la albahaca es muy sabrosa. Mezcla hasta que los vegetales queden cubiertos por el aceite, luego hornea a 350 grados durante 20 minutos. Mezcla de vez en cuando; cuando todos los vegetales estén tiernos y ligeramente dorados, están listos.

Coloca un colchón de hojas verdes en dos platos. Para ahorrar tiempo, puedes utilizar una mezcla de hojas verdes lista para usar. Cubre con la carne y los vegetales asados. Puedes calentar primero la carne en el horno, o agregarla fría, a gusto. Condimenta con sal marina y pimienta recién molida a gusto.

*Te sugiero preparar una buena cantidad, para poder usar en otras comidas.

Vegetales al curry

- 1 bolsa de vegetales congelados (si son frescos, mejor aún)
- ½ lata de 12-16 onzas de leche de coco
- 1 taza de caldo de pollo o de carne
- 1 lata de 6-12 onzas de salmón o 1 libra de la carne que prefieras
- 1 cucharadita de curry
- 1 cucharadita de comino
- 1 cucharadita de ajo en polvo

Cocina los vegetales al vapor ligeramente, hasta que estén tiernos pero firmes. Vierte ½ lata de leche de coco en una cacerola. Añade los vegetales, las proteínas y las especias restantes. Mezcla todos los ingredientes y cocina unos 10 minutos para que los sabores se impregnen bien. (También puedes cocinarlo en una olla de cocción lenta y preparar el doble o triple de las cantidades indicadas, para usar en otras comidas)

También puedes usar cualquier tipo de carne que desees.

Ensalada de calabaza Delicata

- 1 calabaza Delicata
- 3½ cucharadas de aceite de oliva, por separado
- Sal marina (opcional)
- 8 tazas de vegetales: mezcla de col Lacinato, col rizada, acelga, achicoria, lechuga frisée.
- 2 cucharaditas de jugo de limón
- 2 cucharaditas de mostaza de Dijon
- 2 cucharaditas de aceto balsámico
- 1 cucharadita de cáscara de limón
- 2 cucharadas de piñones

Precalienta el horno a 350 grados. Corta la calabaza por la mitad a lo largo y retira las semillas. Corta la calabaza en cubos y colócala en una sartén con 2 cucharadas de aceite de oliva. Espolvorea con sal marina (opcional). Hornea durante 30 minutos, revolviendo cada 10 minutos.

Mientras tanto, pica los vegetales y colócalos en una ensaladera grande. Yo uso una amplia variedad de vegetales de temporada, pero puedes preparar esta ensalada con solo un par de los vegetales de la lista.

A continuación, prepara el aliño. En un plato pequeño, añade la 1 ½ cucharada de aceite de oliva que queda, el jugo de limón, la mostaza Dijon, el aceto balsámico y la cáscara de limón. Mezcla bien y añádelo a la ensalada. Revuelve bien y coloca la ensalada en platos.

Una vez que la calabaza esté lista, déjala enfriar durante 5 minutos. Colócala encima de la ensalada, luego espolvorea con 1 cucharada de piñones sobre cada porción.

Pollo con almendras

Esta es una guarnición para pollo, pero también es deliciosa con pescado y cerdo.

- 4 onzas de almendras
- 2 cucharadas de aceite de oliva
- 1 taza de cebolla picada
- ⅔ taza de apio picado
- ½ taza de champiñones picados
- 1 lata (5 onzas) de castañas de agua
- 2 cucharadas de salsa de soja tamari (libre de trigo)
- Sal marina y pimienta recién molida a gusto
- ½ taza de caldo de pollo, o ½ taza de agua + 1 tubo de caldo de pollo concentrado de Trader Joe's

Saltea las almendras en el aceite de oliva en una cacerola a fuego medio. Una vez que las almendras empiecen a dorarse ligeramente, retíralas de la sartén y reserva.

A continuación, agrega la cebolla y el apio y saltéalos hasta que estén tiernos. Añade los champiñones, cocina 3 minutos más. Vuelve a incorporar las almendras y a continuación agrega los ingredientes restantes. Mezcla bien y cocina hasta que esté caliente. Sirve por encima del pollo desmenuzado, u otra carne de tu elección.

Ensalada de calabaza y pimientos

Este es un plato excelente para el desayuno o para cualquier momento del día.

Puedes utilizar diferentes opciones de condimentos con esta receta.

- 1 calabaza pequeña (unas 4 tazas, cortada en cubos)
- 1⅓ tazas de cebolla picada
- 2 pimientos "chocolate" o pasilla
- 2 cucharadas de aceite de oliva
- Sal marina y pimienta a gusto

Pela, corta en mitades y retira las semillas de la calabaza. (Por lo general no me tomo la molestia de pelar la calabaza, pero si tú lo deseas, puedes hacerlo). Pica la cebolla. Quita las semillas y el tallo de los pimientos y pícalos.

Calienta el aceite de oliva en una sartén grande a fuego medio. (Puedes ajustar la cantidad de aceite a tus necesidades). Agrega la calabaza, la cebolla y los pimientos. Saltea, dando vuelta a menudo, durante unos 20 minutos. Condimenta con sal marina y pimienta recién molida.

Pizza paleolítica

Seguramente no soy el único que ocasionalmente tiene antojo de pizza desde que empecé a comer al estilo paleolítico. Pareciera que la pizza es un alimento prohibido para los que seguimos un plan de alimentación paleolítica. Después de todo, una pizza no es pizza sin la masa crocante y el queso, ¿verdad? Me propuse crear una buena versión sin cereales ni lácteos que supiera bien. Esta es mi receta de pizza básica. Puedes modificarla y añadir los vegetales y la carne que te gusten para darle tu toque personal.

- 1 taza de almendras molidas u otros frutos secos
- 3 cucharadas de mantequilla de nueces de la India
- ⅓ taza de claras de huevo
- 3 cucharadas de aceite de oliva, por separado
- 1 salchicha italiana grande, cortada en rebanadas de ½ pulgada
- 2 dientes de ajo triturados
- ½ taza de cebolla picada
- 1 pimiento rojo picado
- ½ taza de salsa marinara
- ½ cucharadita de orégano
- ½ cucharadita de semillas de hinojo
- ½ taza de tomates perita en mitades

Mezcla las almendras molidas, la mantequilla de nueces de la India y las claras de huevo en un bol pequeño. Unta una pizzera o asadera con 2 cucharaditas de aceite de oliva y extiende la "masa" sobre ella, dejándola de ¼ pulgada de espesor. Precalienta el horno a 250 grados. En una sartén, agrega el aceite de oliva restante y la salchicha en rodajas. Cocina hasta que la salchicha esté dorada, retírala y colócala en un bol pequeño. Añade el ajo, la cebolla y el pimiento rojo a la sartén. Saltea los vegetales ligeramente, teniendo cuidado de que no queden demasiado blandos.

Cubre la masa con la salsa marinara y agrega la carne y los vegetales, excepto los tomates. Agrega el orégano y las semillas de hinojo, y hornea durante 30 minutos. Retira del horno, agrega los tomates en mitades y ¡a comer! Usa una espátula grande para retirar cuidadosamente las porciones de la pizzera, ya que la "masa" de nuez no quedará tan crocante como la masa tradicional de cereales. Rinde 4 porciones.

Torta de huevos

Esta receta es ideal para un desayuno ligero. Generalmente se prepara con arroz, pero en su lugar vamos a utilizar coliflor. Esta receta es para una torta, pero puedes hacer varias tortas y cocinarlas de a una.

- ½ cucharada de aceite de oliva
- ¼ taza de coliflor picada fina
- ¼ taza de pimientos rojos picados
- ¼ de taza de cebolla picada
- 1 cucharadita de chile serrano picado
- 2 claras de huevo
- Sal marina y pimienta a gusto
- ¼ de taza de cilantro fresco picado

Calienta el aceite de oliva en una sartén pequeña a fuego medio. Saltea la coliflor durante 2-3 minutos. Añade el pimiento rojo, la cebolla y el chile serrano. Saltea hasta que los vegetales estén tiernos.

Mientras tanto, bate las dos claras de huevo en un bol hasta que estén esponjosas. Añade los vegetales salteados cuando estén listos, agrega sal y pimienta y mezcla bien.

Agrega la mezcla a la sartén, fríela de un lado y luego voltéala. Cocina hasta que esté ligeramente dorada. Sirve con el cilantro espolvoreado por encima. Repite el proceso para cada torta.

Vieiras a la griega

- 1 libra de vieiras de mar
- 2 cucharadas de aceite de oliva
- 1 taza de cebolla picada
- 1 taza de champiñones en rebanadas
- 2 dientes de ajo triturados
- 1 taza de tomates picados
- ¼ de taza de perejil picado
- 2 cucharadas de jugo de limón
- Orégano a gusto
- Pimienta a gusto
- 1 huevo duro picado
- 2 cucharadas de piñones

En una cacerola grande, calienta las vieiras en 1 cucharada de aceite de oliva hasta que estén de color opaco (unos 5 minutos). Pasa las vieiras y el líquido de cocción a un bol y reserva. Enjuaga y seca la cacerola.

Ahora calienta 1 cucharada de aceite de oliva en la cacerola, agrega la cebolla y saltea durante 2 minutos. Añade los champiñones y saltea 3-5 minutos más. Luego agrega el ajo picado y saltea 1 minuto más. Añade el tomate, el perejil picado, el jugo de limón, el orégano y la pimienta. Cuando rompa el hervor, baja el fuego y cocina a fuego lento 5 minutos. Añade las vieiras con su jugo y lleva a ebullición. Sirve en platos hondos, espolvoreando con el huevo duro picado y los piñones.

TRECE

◇◇◇◇◇◇◇◇◇◇◇◇◇◇◇◇◇◇◇◇◇◇◇◇◇◇◇◇◇◇◇◇◇◇◇◇◇◇◇

Suplementos

◇◇◇◇◇◇◇◇◇◇◇◇◇◇◇◇◇◇◇◇◇◇◇◇◇◇◇◇◇◇◇◇◇◇◇◇◇◇◇

Recibo muchas preguntas acerca de los suplementos, pero me resulta difícil recomendar muchos de ellos. ¡Y no es por falta de opciones! Hay miles de suplementos individuales y combinaciones en cualquier tienda de alimentos saludables o de vitaminas. El problema es que nunca aprendí cómo ignorar los datos con el fin de esquilmar a la gente y quitarle su dinero.

A pesar de la propaganda y las promesas, la mayoría de los suplementos no sirve de mucho. Esto no quiere decir que no haya buenos suplementos. Yo prefiero los extractos vegetales para muchas afecciones, así como muchas de las sustancias que se ubican en la "zona gris" entre productos dietéticos y fármacos. Por ejemplo, el Piracetam, que mejora la memoria y previene muchos de los signos del envejecimiento.

De hecho, hay una gran cantidad de suplementos y medicamentos con propiedades sorprendentes, pero la gente se distrae con los objetos brillantes y cree que existen los atajos para evitar la buena nutrición, el ejercicio y los cambios en el estilo de vida. Si me pongo a analizar en detalle muchos de los suplementos disponibles a la venta, muchos de ustedes no *seguirán* el plan descripto en este libro porque tratarán de usar los suplementos para compensar una pésima dieta, nada de ejercicio y falta de sueño.

Si tuviera menos escrúpulos, simplemente sacaría una línea de suplementos de la Solución Paleolítica, te prometería el oro y el moro, te cobraría muchísimo dinero y me retiraría a una isla tropical. Pero soy un idiota y realmente quiero ayudar a la gente. Quiero que logres progresar legítimamente. Es poco probable que un suplemento o fármaco te ofrezca más beneficios que la nutrición paleolítica, un poco de ejercicio y una buena noche de descanso. Ya sé que no suena emocionante, pero es la verdad.

Además de que la mayoría de los suplementos no ofrecen resultados, hay cada vez más pruebas que demuestran que los suplementos pueden llegar a ser perjudiciales. Las altas dosis de antioxidantes y vitaminas (con "altas" quiero decir muy por encima de los valores fisiológicos normales) ofrecen muy pocos resultados a no ser que tengas un problema de deficiencia serio, e incluso pueden llegar a ser perjudiciales. ¿Y esto por qué? Bien, recuerda el tema central de este libro. Cuando estamos expuestos a cosas nuevas para nuestra fisiología o a cantidades a las que nuestro organismo no está acostumbrado, corremos más riesgo de tener problemas. Seguramente hay excepciones a esta regla, pero es una buena pauta general. Es por eso que los suplementos que recomiendo para la mayoría de las personas son cosas que están ausentes o en cantidad insuficiente en la dieta moderna.

Vitamina D

En realidad se llama "Vitamina 34 doble-D". Es *así* de importante.

¿Qué es?
La denominación de "vitamina" en este caso puede inducir a confusión, ya que en realidad la vitamina D es una feromona (el precursor de una hormona biológicamente activa). Además, no necesitamos ingerir vitamina D, ya que producimos la cantidad necesaria con una adecuada exposición a la luz solar. La vitamina D tiene varios metabolitos, pero aquí hablaremos solamente del D2 (ergocalciferol), D3 (colcalciferol) y la forma activa de ercalciol de la hormona/vitamina (1,25-dihidroxi-colcalciferol).

¿Para qué sirve?

La vitamina D es conocida por su papel en el metabolismo del calcio y del fósforo. Una deficiencia de vitamina D puede producir raquitismo. Pero además, esta humilde vitamina tiene muchas otras funciones. La vitamina D es fundamental para:

- El metabolismo de las grasas
- Prevenir el cáncer (crecimiento y apoptosis celular)
- La autoinmunidad (regula y normaliza la respuesta inmunológica)
- La fertilidad
- La resistencia a la insulina
- La diabetes tipo 1 y 2
- Las enfermedades cardiovasculares
- Sus propiedades anti-inflamatorias como inhibidor del Cox2

Tal vez te sorprenda que haya elegido la modesta vitamina D como el suplemento primero y más importante (me costó decidir entre la vitamina D y el aceite de pescado), pero el motivo es este: desde la perspectiva paleolítica, lo que nos interesa es controlar la nutrición y los hábitos para que nuestra fisiología vuelva a estar en condiciones similares a las de nuestros ancestros paleolíticos. Por lo tanto, la mayor parte de la tarea consiste en reducir la inflamación sistémica. La vitamina D reduce y controla la inflamación en varios frentes, y puede resultar difícil obtener la cantidad necesaria porque generalmente vivimos a puertas cerradas, limitando la exposición a la luz solar. En cambio, si eliges carnes de pastoreo y pescados capturados en su medio natural generalmente obtendrás suficientes grasas n-3 (EPA/DHA), y no necesitarás el suplemento de aceite de pescado. En este caso, estás comiendo con un cociente de n-3/n-6 de 1:1 o de 1:2, y no tendrás problemas.

¿De dónde se obtiene?

Siempre obtuvimos la vitamina D mediante un proceso fotosintético en el cual la radicación UVB de la luz solar convierte el colesterol en D3. Podemos obtener la vitamina D de ciertos productos de origen animal, como el hígado o los lácteos fortificados, pero el hígado tiene otros inconvenientes, como los elevados niveles de vitamina A. Aunque la vitamina A trabaja en forma sinérgica con la vitamina D, un exceso de vitamina A en la dieta puede actuar como inhibidor de la vitamina D. Es interesante mencionar que nuestra fuente principal de vitamina A ha sido siempre la conversión de carotenoides (seguramente has oído hablar del beta-caroteno) en vitamina A (palmitato de retinilo).

¿Cuánto necesitamos?

No es de extrañar que las recomendaciones gubernamentales con respecto a la vitamina D sean más bajos que un caso simultáneo de raquitismo, escorbuto y anemia. La mayoría de las guías recomiendan aproximadamente 200 IU de vitamina D (recuerda, D3), con el objetivo principal de evitar la desmineralización ósea excesiva. A nadie se le ocurrió pensar en las cantidades con las que evolucionó nuestra especie. Aunque la conversión de la vitamina D es variable y depende de muchos factores, incluyendo la pigmentación de la piel (las pieles más oscuras tienden a producir menos vitamina D que las pieles más blancas), la latitud (recibimos más radiación UVB en el Ecuador, lo que nos permite producir más vitamina D) y la polución del aire (los altos niveles de polución disminuyen la UVB y por ende la producción de vitamina D), una estimación conservadora nos permite calcular una dosis de 10.000 a 20.000 IU de vitamina por día en nuestros ancestros, gracias a la exposición a la luz solar.

Analicemos la siguiente información. Las recomendaciones gubernamentales para los niveles de vitamina D en sangre y en los tejidos van de ~30 a 35 ng/día, mientras que las poblaciones que viven cerca del Ecuador y reciben una exposición a la luz solar significativa tienen niveles en los tejidos de hasta ~65 a 80 ng/día. Muchos estudios han indicado que los niveles de vitamina D por encima de los 50 ng/día protegen contra el cáncer y las enfermedades autoinmunes, lo que no debería sorprendernos, ya que probablemente reflejan los niveles normales para nuestra información genética paleolítica. Dada la cantidad cada vez mayor de beneficios que se derivan de mantener los niveles ancestrales de vitamina D, creo que es razonable para la mayor parte de las personas tomar un suplemento de 2.000 a 5.000 IU por día de vitamina D3 en cápsulas. Seis meses de suplementos te costarán menos de 10 dólares. Tómalas por la mañana acompañadas de una comida que contenga grasas. Si quieres monitorear tu nivel de vitamina D mediante análisis de sangre, deberías obtener valores de ~50–65 ng/

día. Es verdad que este nivel es bastante más alto del que recomienda el gobierno, pero creo que las ventajas compensan con creces las desventajas potenciales. Las personas con hiperparatiroidismo deberán tomar dosis de menos de 1.000 IU/día, ya que corren mayor riesgo de intoxicación por vitamina D.

Exposición solar

En su extraordinario libro *Protein Power: Life Plan*, los doctores Michael y Mary Eades recomiendan tomar sol para obtener vitamina D. Incluyen un programa de horarios en base a la latitud en la que te encuentras y a tu nivel natural de pigmentación de la piel, a fin de determinar cuánto sol necesitas para producir una cantidad adecuada de vitamina D. Este es mi método preferido para lograr tu nivel apropiado de vitamina D, pero para ser francos, esto es *muy* difícil para la mayoría de las personas. La clave de todo el proceso son los "incrementos seguros

H1N1 y vitamina D

Aunque la mayor parte de las afecciones relacionadas con la deficiencia de vitamina D son enfermedades crónicas y degenerativas, el poder de la vitamina D tal vez quede más claro en el caso de una enfermedad aguda e infecciosa, como la gripe H1N1, que ha recibido una enorme cobertura de la prensa en los últimos años debido a las muertes y a los cuadros graves que provoca la variante H1N1. El mayor temor es que vuelva a emerger una forma de influenza como la que mató a millones de personas en todo el mundo en 1918. Y algo así sucederá eventualmente.

Lo que hemos aprendido de la epidemiología del H1N1 es que la deficiencia de vitamina D no solo es un factor de riesgo para contraer la enfermedad, sino que también influye sobre la severidad con que se manifiesta en cada persona. Repito: los niveles por encima de 50 ng/día parecen reducir las probabilidades de contraer el virus o de padecer la "tormenta de citoquinas" que aparentemente fue el mecanismo en juego en las muertes a causa de este virus. No es extraño que cualquier factor que contribuya a la inflamación aparentemente empeore la tormenta de citoquinas.

y razonables de exposición solar". Esto resulta endiabladamente difícil si vives en un medio relativamente frío/lluvioso, si tienes hijos o si tu trabajo no te permite tomar sol entre veinte y sesenta minutos por día.

Teniendo todo esto en cuenta, si puedes organizar las cosas como para aumentar incrementalmente tu exposición solar hasta alcanzar los niveles deseados de vitamina D, no lo dudes. Si te preocupa la posibilidad de contraer cáncer de piel debido a la exposición solar, recuerda que una exposición segura e incremental (sin broncearte) en realidad *reduce* la posibilidad de contraer muchos tipos de cáncer mucho más de lo que aumenta la posibilidad de contraer cáncer de piel. El principal factor de riesgo para el cáncer de piel aparentemente son las quemaduras severas y poco frecuentes. Usa la cabeza: si no puedes evitar quemarte al sol porque bebes demasiadas margaritas NorCal antes de tomar sol, limítate a los suplementos de vitamina D. Si decides tomar sol para producir tu propia vitamina D, encontrarás varios recursos en el sitio Web Robbwolf.com que te ayudarán a calcular tu exposición UV según el lugar en el que vivas.

Grasas omega-3

En el capítulo 5 hablamos en detalle de las grasas n-3, de modo que no hace falta repetir información. Ten presente que hay dos cosas que nos preocupan de las grasas n-3: el tipo y la proporción. Con respecto al tipo, lo deseable son las variantes de cadena (EPA y DHA), que se encuentran principalmente en el pescado capturado en su medio natural y en la carne de pastoreo. La proporción que debemos alcanzar es de 1:1 a 1:2 n-3 con respecto a las n-6.

¿Para qué sirve?

Si leíste el capítulo 5, verás que en realidad la pregunta apropiada es: ¿Qué *no* hacen? Es interesante ver la cantidad de afecciones y enfermedades que se ven afectadas por nuestro estado de n-3. Las n-3 afectan una gran cantidad de sistemas de comunicación hormonal e intercelular, entre los que se incluyen las prostaglandinas, los leucotrienos, las citoquinas y los tromboxanos. Esto significa que las grasas n-3 influyen sobre:

1g/10 lbs de peso corporal	
150 lbs	15 g
200 lbs	20 g
250 lbs	25 g
300 lbs	30 g

Recomendaciones para el aceite de pescado para personas enfermas, con sobrepeso y muy inflamadas.

0,25g/10 lbs de peso corporal	
150 lbs	3.75 g
200 lbs	5 g
250 lbs	6.25 g
300 lbs	7.5 g

Recomendaciones para el aceite de pescado para personas delgadas y atléticas.

- El cáncer (diferenciación y apoptosis celular)
- La autoinmunidad (regulación y normalización de la respuesta inmunológica)
- La sensibilidad/resistencia a la insulina
- La neurodegeneración
- La recuperación después de la actividad física
- La fertilidad

¿De dónde se obtienen?

Como ya dijimos antes, siempre obtuvimos las grasas esenciales, tanto las n-3 como las n-6, de la dieta, incluyendo carnes de caza, pescados y mariscos y alimentos no tan apetitosos, como larvas e insectos. Nuestras fuentes de alimentación modernas, con carnes alimentadas con cereales y aceites vegetales refinados ricos en n-6, han alterado totalmente el crucial equilibrio entre n-3/n-6.

¿Cuánto necesitamos?

Nuestra necesidad de aceite de pescado es subjetiva. Para personas que presentan signos de inflamación sistémica, tienen sobrepeso o han sido diagnosticadas con alguna afección relacionada con la resistencia a la insulina o con la autoinmunidad, la dosis al principio debe ser muy alta, hasta un gramo de EPA/DHA cada diez libras de peso corporal por día. Esto es, EPA/DHA total. El producto que uses puede variar en la cantidad que contiene. Puedes usar la calculadora en línea creada por nuestros amigos de Whole9life.com/fish-oil/

Esto puede parecer excesivo, pero piensa que solo debes mantenerte en este nivel por uno o dos meses, a fin de acelerar el proceso de sanación.

Si eres saludable y atlético y comes bien (fuentes convencionales de carne magra), estarás bien con una dosis de 0,25 a 0,5 g/10 libras de peso corporal. Si obtienes la mayor parte de tus proteínas de carnes de pastoreo y pescados capturados en su medio natural, y no estás consumiendo grandes cantidades de grasas ricas en n-6 (semillas de girasol, aceite de soja, etc.), tal vez no necesites el suplemento. ¿Cómo haces para saber cuánto necesitas? Puedes hacerte un sencillo análisis de EPA en sangre para darte una idea general de tu situación, pero para ser franco, he visto muy pocos casos en los que fuera necesario este análisis. Lo más simple es guiarte por cómo te sientes. Si se ha revertido tu resistencia a la insulina, has bajado de peso y te ves y te sientes bien, no necesitas tanto aceite de pescado. La mayoría de nuestros clientes saludables y activos toman un suplemento de 0,25 g/10 libras de peso corporal (ver la tabla anterior).

Marcas y variedades

Hay cientos de fabricantes de aceite de pescado. Algunos son excelentes, otros no tanto. La calidad varía mucho, pero puedo recomendarte las siguientes empresas:

Nordic Naturals
Carlsons
Barleans

¿En cápsulas o líquido?

Bueno, depende. Si tienes que tomar grandes cantidades, probablemente sea más fácil en forma líquida. Muchas personas se quejan si tienen que tomar varias cápsulas con cada comida. Ten presente que este es un nutriente fundamental que *debería* estar en nuestra fuente de alimentos, pero no lo está. La gente que se muestra reacia a tomar las grandes cantidades de aceite de pescado que necesita es la misma que tiene problemas para bajar de peso, revertir sus problemas de salud y hacer progresos. Prueba con este suplemento por uno o dos meses y quedarás asombrado con los resultados.

¿Hace falta comprar el "aceite de pescado grado farmacéutico"?

El aceite de pescado ultra-purificado es más caro, pero vale la pena. Muchas personas que tienen problemas gastrointestinales con el aceite de pescado común, no presentan ninguno de esos problemas con el ultra-purificado.

¿Y qué hay de contaminantes como el mercurio y los PCB (bifenilos policlorados)?

El mercurio es un metal altamente tóxico que lamentablemente se acumula en muchas variedades de pescados y mariscos. El mercurio inorgánico se transforma en metilmercurio, y este compuesto puede colarse en la red de alimentos. Las criaturas más grandes y longevas tienden a acumular más mercurio que las especies más pequeñas y de vida más corta. La toxicidad del mercurio se debe a su efecto sobre los nervios y los sistemas de enzimas fundamentales. El mercurio es malo, y el consumo de mercurio en exceso es un problema real en ciertas situaciones, pero el aceite de pescado *no* es una fuente de mercurio. Verás, el mercurio se une fuertemente a las proteínas, y el aceite de pescado, incluso si está relativamente poco procesado, prácticamente no contiene proteínas y, por lo tanto, no contiene mercurio.

Los PCB son contaminantes orgánicos que provienen de las fábricas, la agricultura y los plásticos. Los PCB pueden acumularse en las partes grasas del pescado, pero al igual que con el mercurio, las variedades de peces más pequeños contienen niveles mucho más bajos. Por lo tanto, las sardinas y la caballa son excelentes fuentes de aceite de pescado. Esta es otra razón para usar aceite de pescado ultra purificado, ya que en el proceso de microdestilación se eliminan prácticamente todos los contaminantes.

¿Y qué hay de la proporción EPA/DHA?

Varía según la fuente del aceite de pescado. En general, una proporción en partes iguales es una buena opción, aunque algunos estudios indican que es mejor una cantidad mayor de DHA porque mejora las funciones neurológicas.

Las madres y los niños

Las mujeres embarazadas o en período de lactancia deben elegir un producto con mayor contenido de DHA. El DHA es el principal componente que se necesita para el desarrollo cerebral, ya sea del feto o del lactante. Los niños de menos de tres años deben tomar *exclusivamente* suplementos con DHA, ya que un exceso de EPA puede limitar la producción de ácido araquidónico en los niños, obstaculizando el desarrollo neurológico. La dosis para niños, según lo establecido para DHA-EPA-Omega-3, debería ser de: 0,5 g para los bebés, 0,7 g para niños de uno a tres años, y 1–2 g por día para niños de cuatro a trece años.

DHA proveniente de las algas

Hay un producto que puede resolver muchos de los problemas antes mencionados, a la vez que soluciona la preocupación de la sobre-pesca y la sustentabilidad.

El DHA proveniente de las algas no solo es perfecto para las madres y los niños, sino que además está libre de contaminantes, es sustentable y será cada vez más barato, a medida que crezca la demanda para este producto. No olvidemos que el DHA se convierte en EPA en el cuerpo humano, de modo que este suplemento es una excelente opción.

Magnesio

El magnesio es un mineral fundamental que por desgracia ha quedado relegado al segundo plano con respecto a su primo divalente, el calcio. Lo más interesante es que escuchamos hablar todo el tiempo del calcio, pero raramente se habla del magnesio, que jugó un papel fundamental en el desarrollo de nuestra información genética. El magnesio tiene distintas variedades, entre las que se incluyen el óxido de magnesio, los quelatos de magnesio y el citrato de magnesio, por mencionar las opciones más conocidas. Lo mejor para suplementos es el citrato de magnesio, que parece ser la forma que mejor se absorbe.

¿Para qué sirve?

Además de ser fundamental para una enorme cantidad de reacciones enzimáticas del organismo humano, el magnesio influye sobre la formación de coágulos de sangre, la producción de energía, la contracción de los músculos y la transmisión nerviosa. La deficiencia de magnesio aparentemente tiene un papel en:

- La resistencia a la insulina
- Las enfermedades cardiovasculares
- La fibromialgia/fatiga crónica
- La presión arterial elevada

¿De dónde se obtiene?
De las frutas y vegetales, en especial de los de hoja verde oscuro; estas han sido siempre las mejores fuentes de magnesio.

¿Cuánto necesitamos?
Aunque la dosis diaria recomendada de magnesio es de 300–400 mg por día para los adultos, esta cantidad es mínima si la comparamos con la dieta reconstruida de nuestros ancestros usando alimentos comunes y disponibles en nuestros días. Yo diría que de 1.200 a 2.000 mg (1,2 a 2 g) por día es un rango más realista. La gran cantidad de productos lácteos y cereales de nuestra dieta moderna ha desplazado a las frutas y vegetales, aumentando la ingesta de calcio y haciendo que la ingesta de magnesio se encuentre muy por debajo del nivel de nuestros ancestros. Pero lo interesante es que son nuestros huesos los que han tenido que pagar las consecuencias. Aunque nuestra ingesta de calcio es relativamente alta, el magnesio es un cofactor crucial en la formación ósea y aumenta la absorción de calcio. En lugar de ingerir más calcio para mejorar la densidad ósea, deberíamos concentrarnos en levantar pesas, mantener un nivel de vitamina D adecuado, consumir una dieta libre de antinutrientes e irritantes intestinales y volver a los niveles de magnesio de nuestros ancestros.

He visto mucha gente que se ha beneficiado con los suplementos de magnesio (yo incluido), y la forma más efectiva que conozco son las variedades de bebidas de magnesio "gaseosas", como el Natural Calm. El magnesio puede resultar muy relajante, casi sedante para muchas personas. De 400 a 600 mg de citrato de magnesio en agua tibia antes ir a la cama me resulta tan relajante que me ayuda a dormir mejor. Si eres una de las poquísimas personas con "respuesta paradójica" y el magnesio te estimula, tómalo por la mañana al despertar.

¿Se puede tomar demasiado magnesio?

Sí, pero el resultado no es demasiado tremendo, a menos que no tengas un baño a mano. ¡El magnesio puede ser un laxante poderoso!

Ayudas para la digestión

Desde ya, estos productos no se hallaban en la dieta de nuestros ancestros, pero pueden ayudar a mucha gente que sufre por poca cantidad de ácido gástrico y digestión débil. Los productos que yo recomiendo contienen hidrocloruro de betaína, bilis de buey, proteasas, lipasas y amilasas.

¿Para qué sirven?

El hidrocloruro de betaína ayuda a aumentar la cantidad de ácido gástrico. Si bien solo una parte reducida de la digestión tiene ligar en el estómago, gran parte de las señalizaciones que se producen en etapas posteriores del proceso digestivo se inician con la concentración elevada de ácido gástrico. Mucha gente tiene miedo de las altas cantidades de ácido gástrico debido al reflujo ácido, pero la gran mayoría de estos problemas son consecuencia de los niveles elevados de insulina y de la intolerancia a los cereales.

La bilis de buey ayuda a emulsionar las grasas, volviéndolas más disponibles para la digestión. *Recuerda*: esto significa grasas esenciales, antioxidantes y vitaminas liposolubles. Una buena absorción y digestión de las grasas *es* deseable.

Proteasas, lipasas y amilasas

Estas son enzimas digestivas normalmente liberadas por el páncreas, y digieren las proteínas, las grasas y los carbohidratos, respectivamente. La poca cantidad de ácido gástrico o la inflamación del páncreas provocada por la intolerancia a los cereales, la flora intestinal anormal o los niveles elevados de insulina pueden reducir la cantidad de enzimas digestivas que se liberan hacia el intestino delgado, reduciendo así la eficacia de la digestión.

¿De dónde se obtienen?

¡Exclusivamente de los suplementos! Existen varios productos de este tipo en el mercado, pero te recomiendo el Super Enzymes de Now-Foods, que es económico y muy efectivo.

¿Cuánto necesitamos?

La ayuda para la digestión es especialmente importante si has tenido problemas gastrointestinales en el pasado, si tienes una enfermedad autoinmune o si padeces de excesiva inflamación sistémica. Las personas a las que se les ha extirpado la vesícula biliar realmente *necesitan* el siguiente protocolo:

Si usas una ayuda para la digestión con hidrocloruro de betaína, te recomiendo empezar con una cápsula con cada comida durante uno o dos días. ¿Sientes algo de "calor" en la región epigástrica (en la parte baja del esternón, donde se unen las costillas)? En este caso, es probable que no necesites una ayuda para la digestión. Si no sientes nada, toma dos cápsulas con cada comida durante uno o dos días. Si *aún así* no sientes nada de calor, mantén esta dosis hasta que lo sientas después de comer. Independientemente de la dosis, cuando empieces a sentir el calor empieza a reducir la dosis en una cápsula por comida hasta que seas capaz de digerir bien los alimentos sin enzimas suplementarias.

¿Tengo que usar estas enzimas digestivas al comer fruta?

¡No! Recuerda que la mayor parte de tus comidas debe contener proteínas, vegetales y grasas. Las enzimas te ayudan básicamente a digerir las proteínas y las grasas. Si comes alimentos sin proteínas ni grasas, no sirven para nada.

¿Por cuánto tiempo tengo que usar las enzimas digestivas?

No lo sé, depende de cuán débil sea tu digestión, de tu nivel de estrés y del grado con el que sigas las recomendaciones de alimentación, ejercicio y hábitos. Yo estaba bastante enfermo después de mis "aventuras en el país de los vegetarianos" y me llevó varios años recuperar la digestión. Luego decidí crear mi propia empresa, empecé a dormir menos y a viajar constantemente por trabajo, con la consecuente fatiga suprarrenal y mala digestión. *Repito*: ¡no cometas los mismos errores que yo!

Probióticos

El término *probióticos* se refiere a una amplia y creciente gama de micro-organismos que viven en los intestinos y que son absolutamente cruciales para el normal funcionamiento de la digestión y del sistema inmunológico. Las cepas bacterianas incluyen las especies *Lactobacili*, *bifidum*, y *bacilli*, pero también existen hongos beneficiosos, como *Saccharomyces boulardi*.

¿Para qué sirven?

Podría escribir un libro entero sobre los probióticos, incluso tengo pensado el título: *Las bacterias, la caca y tú: cómo estar más saludable y lucir estupenda en bikini gracias a las bacterias beneficiosas.* Hablando en serio, los probióticos son muy subestimados y recién ahora están empezando a generar el interés que merecen. Estas bacterias tienen diversos roles, pero son fundamentales no solo para el proceso digestivo, sino también para proteger el recubrimiento intestinal. Nuestra flora benigna (el grupo de bacterias que viven en nuestros intestinos) recubre las vellosidades y microvellosidades en una asociación tan estrecha, que son literalmente la capa más interna de nuestro intestino. Estas bacterias desplazan a las bacterias potencialmente patógenas, a la levadura y a los parásitos, nos ayudan a digerir los macronutrientes y son responsables de la producción de varias vitaminas a partir de las moléculas precursoras. También se está descubriendo que nuestra flora intestinal está en estrecha comunicación e influye sobre los sistemas inmunológico y nervioso. Se ha demostrado que ciertos tipos de bacterias de la boca contribuyen a prevenir las enfermedades periodontales. ¡Para estar siempre en la oscuridad y asociarse exclusivamente con la caca, estas pequeñitas trabajan mucho!

¿De dónde se obtienen?

Muchas personas están familiarizadas con diversos alimentos fermentados, como el yogur, el kiefer, el miso, el kimchi y el chucrut crudo. Todos ellos (si no están pasteurizados) brindan cultivos vivos de bacterias benignas. Si eres delicado, ¡saltea esta sección! ¿De dónde obteníamos la flora benigna en el pasado, antes de que existieran los alimentos fermentados, como el yogur y el kimchi? Pues bien, a nuestros ancestros les encantaba comer el contenido de los intestinos de los herbívoros. Ya sé que no es una imagen bonita, pero el tracto gastrointestinal de los herbívoros está habitado por bacterias similares a las que necesitamos, y esta era probablemente una fuente constante de bacterias benignas.

¿Cuánto necesitamos?

No existen pautas ni dosis diarias recomendadas para los probióticos, pero yo considero que es importante suplementarlas con frecuencia a partir de una amplia variedad de fuentes. Desde ya, los alimentos fermentados son una buena opción y, como te habrás imaginado, yo recomiendo los de origen vegetal, como el chucrut, el kimchi y similares. En la mayoría de los mercados más hippies podrás encontrar versiones vivas sin pasteurizar de estos alimentos, pero si eres bueno en la cocina, puedes elaborarlos tú mismo en casa. Ten presente que muchos de estos alimentos tienen alto contenido de sal, y esto puede representar un problema para personas con presión arterial elevada o problemas para dormir. Desde luego, puedes usar también productos lácteos fermentados, pero generan los mismos problemas que los demás lácteos: niveles elevados de insulina y posible irritación intestinal.

Si decides usar alimentos como fuente principal de probióticos, trata de consumir una o dos comidas ricas en probióticos por día. Si esto te resulta incómodo o si quieres asegurarte de cubrir la dosis adecuada, puedes usar probióticos mixtos, como el Jarro-Dophilus o los productos de New Chapter. Toma estos suplementos con el estómago vacío al levantarte por la mañana y sigue las indicaciones incluidas con el producto. No olvides que estos son productos vivos, por lo que debes usarlos en el período indicado y mantenerlos en el refrigerador.

Saccharomyces boulardí

Si por alguna lamentable circunstancia tienes que tomar antibióticos, te recomiendo que tomes *S. boulardi* (SB). Los antibióticos tienden a eliminar no solo las bacterias patógenas, sino también la flora benigna. Esto puede dar lugar a infecciones de criaturas desagradables, como *Candida albicans* o bacterias como *Helicobacter pylori*. Al ser una levadura, SB no es afectada por los antibióticos. Además, SB es ideal para tu bolso de viaje, ya que es estable a temperatura ambiente. Empieza a tomar SB de cinco a siete días antes de viajar y durante todo el tiempo que dure tu viaje, para reducir la posibilidad de padecer de la diarrea del viajero.

Yodo

El yodo es un oligoelemento que puede estar ausente en la interpretación moderna de la dieta paleolítica.

¿Para qué sirve?
El yodo es un componente clave de las hormonas tiroideas tiroxina (T4) y triiodotironina (T3). La T3 es la hormona más biológicamente activa y es fundamental para la administración de la energía, la fertilidad, la regulación hormonal y muchos otros procesos vitales.

¿De dónde se obtiene?
El kelp, las algas marinas y los pescados y mariscos son excelentes fuentes de yodo. A menos que vivas en una zona donde el suelo es rico en yodo (muy pocas), es probable que necesites un suplemento de yodo o que debas incluir algas o kelp en tu dieta. La sal de mesa con yodo es una fuente de yodo común y práctica para muchas personas, pero al adoptar la dieta paleolítica, se reduce drásticamente la ingesta de sal.

¿Cuanto necesitamos?
Una dosis segura para la mayoría de las personas es de 150 microgramos/día, aunque las mujeres embarazadas o en período de lactancia pueden llegar a necesitar de 200 a 300 microgramos por día. Y hablan-

do de mujeres, he trabajado con muchas mujeres que padecían signos y síntomas de hiperinsulinismo, incluyendo amenorrea o problemas reproductivos. A pesar de adoptar la dieta paleolítica, empezar a hacer ejercicio y dormir mejor, estas mujeres no presentaban las mejoras que yo esperaba en sus problemas relacionados con el estrógeno y la insulina. El yodo es muy importante para el metabolismo del estrógeno, de modo que les recomendé a estas mujeres que agregaran 150 mcg de yodo por día. La mejoría fue inmediata.

A mí me encantan las algas, comunes en la comida japonesa, pero es difícil saber cuánto yodo se obtiene de estas fuentes. Si sospechas que tienes deficiencia de yodo, te sugiero hacerte un análisis de sangre para evaluar tus niveles tiroideos y tomar un suplemento de 150 mcg/día. Muchas personas con un rango "normal pero bajo" de hormona tiroides notan mejorías importantes al aumentar la ingesta de yodo. Los valores promedio son solo eso, el promedio de una gran cantidad de personas. Pero esto no quiere decir que ese valor promedio sea el óptimo para ti.

Ácido R-alfa lipoico + N-acetil-L carnitina

Esta es una recomendación combinada y difiere un poco de las demás porque en realidad sirve para "optimizar" aspectos como las funciones cognitiva y sexual. El ácido alfa lipoico (ALA) es un poderoso antioxidante hidro- y liposoluble. La N-acetil-L-carnitina (NAC) es una forma modificada de la carnitina, un importante aminoácido.

¿Para qué sirven?

El ALA no solo es un antioxidante hidro- y liposoluble, sino que además ayuda a restablecer las acciones antioxidantes de las vitaminas C y E. El ALA también ayuda a revertir la resistencia a la insulina y es especialmente útil para las neuropatías diabéticas. Se ha demostrado que la NAC contribuye a revertir los signos y síntomas del envejecimiento y la demencia. Además, la NAC es importante para el metabolismo de las grasas, ya que la carnitina actúa como molécula transportadora de las grasas que ingresan en las mitocondrias de las células para usar en la producción de energía.

¿De dónde se obtiene?

El ALA se halla en grandes cantidades en las carnes de animales de pastoreo o salvajes. Lamentablemente, la carne de animales alimentados con cereales prácticamente no contiene ALA. La NAC se produce en el cuerpo a partir de la carnitina.

Hay varias empresas, como Jarrow, que ofrecen una combinación de NAC y ALA en una sola cápsula o comprimido, pero también puedes comprar estos elementos por separado para ajustar las dosis.

¿Cuánto necesitamos?

Tendrás que ir ajustando la dosis hasta encontrar el nivel óptimo, pero tomando 600 a 1.200 mg de NAC junto con 1.000 a 2.000 mg de ALA en ayunas al levantarte por la mañana, verás cómo te sientes mucho más "despejado". No es estimulante como el café, pero realmente te "saca del pozo". Te hará bien todos los días, pero en especial el día después de haber tomador demasiadas margaritas NorCal. Para algunas personas, el ALA hace bajar demasiado el nivel de azúcar en sangre a menos que lo tomes con algo de comida. Ten en cuenta que el ALA *mejora* la sensibilidad a la insulina, por lo que la caída en el nivel de azúcar en sangre puedes resultar incómodo.

Epílogo

¡Caramba, cuánta información! ¿Cómo estás? ¿Necesitas un abrazo? Espero que pruebes mi solución. Comprométete, hazlo por 30 días y luego evalúa los resultados. Es totalmente razonable preguntarse: "¿Vale la pena?" Si analizas los costos y beneficios, ¿la Solución Paleolítica es lo adecuado para tu vida? Para los miles de personas con las que he trabajado, la respuesta es un "¡Sí!" rotundo. Mucha gente empieza considerándola una "dieta", pero con el tiempo se transforma en un estilo de vida. Cada uno tiene diferentes niveles de compromiso y convicción, y eso es fantástico. Escribo estas ideas para ayudarte a mejorar tu vida, no para encadenarte a una ideología rígida.

Y bien, ¿ahora qué? El apoyo de los demás es fundamental para cualquier éxito, así que te sugiero que nos visites en www.robbwolf.com, donde encontrarás muchos recursos y portales de otras personas expertas en esto del estilo de vida paleolítico/primitivo. Allí también encontrarás enlaces a estupendos blogs y sitios Web, pero no quiero dejar de mencionar algunos aquí. Mi mentor, el Prof. Loren Cordain, tiene un sitio Web increíble en www.thepaleodiet.com. Si echas un vistazo a la sección de referencias de este libro, encontrarás muchos sus trabajos. No dejes de leer su libro, *The Paleo Diet,* y para los atletas de resistencia recomiendo *The Paleo Diet For Athletes.* Si buscas suministros para crear un gimnasio en tu casa, no dejes de visitar www.cathletics.com. Para anillas de gimnasia (fundamentales para las tracciones en anillas y otros movimientos) y para un entrenamiento de orientación gimnástica, visita el sitio del entrenador Christopher Sommer, http://gymnasticbodies.com. Si necesitas una rutina diaria de ejercicios simple y efectiva, nada se compara con el programa del entrenador Michael Rutherfords: www.coachrut.blogspot.com. Otro excelente recurso para el entrenamiento y los movimientos primitivos es www.movnat.com.

Un aspecto que a la gente le cuesta mucho es encontrar bocadillos y comidas rápidas compatibles con la dieta paleolítica. Te recomiendo una solución estupenda: Paleo Brands (http://paleobrands.com/), que incluye una línea completa de comidas gourmet (libres de gluten, libres de cereales y libres de lácteos) elaboradas con carne de pastoreo, peces capturados en su medio natural y vegetales orgánicos. Paleo Brands también ofrece una línea de bocadillos paleolíticos, que incluye cecina de res de pastoreo y deliciosas galletas paleolíticas de almendras y miel.

No dejes de compartir tu experiencia con la Solución Paleolítica en www.robbwolf.com. Mi intención no es hablar solo. He compartido mi historia contigo, ahora te toca a ti.

Referencias

Antropología
Capítulo dos: Nosotros, los cazadores-recolectores

Ultraviolet radiation represents an evolutionary selective pressure for the south-to-north gradient of the MTHFR 677TT genotype. Cordain L, Hickey MS. Am J Clin Nutr. 2006 Nov;84(5):1243; author reply 1244-5.

The hunter-gatherer diet. Hays JH. Mayo Clin Proc. 2004 May;79(5):703; author reply 703-4, 707.

Implications of Plio-Pleistocene Hominin Diets for Modern Humans. In: Early Hominin Diets: The Known, the Unknown, and the Unknowable. Cordain L.,Ungar, P (Ed.), Oxford University Press, Oxford, 2006, pp 363-83.

Evolutionary health promotion. Eaton SB, Strassman BI, Nesse RM, Neel JV, Ewald PW, Williams GC, Weder AB, Eaton SB 3rd, Lindeberg S, Konner MJ, Mysterud I, Cordain L. Prev Med 2002; 34:109-118.

Old genes, new fuels: Nutritional changes since agriculture. Eaton, S.B., Cordain, L.World Rev Nutr Diet 1997; 81:26-37.

A brief review of the archaeological evidence for Palaeolithic and Neolithic subsistence. MP Richards1* European Journal of Clinical Nutrition (2002) 56 ß 2002 Nature Publishing Group All rights reserved 0954–3007/02.

Studying Children in "Hunter-Gatherer" Societies. Reflections from a Nayaka Perspective. Bird-David- www.vancouver.wsu.edu/fac/hewlett/Anth302/ BirdDavid.pdf.

Bone density in Sadlermiut Eskimo. Mazess RB. Hum Biol. 1966 Feb;38(1):42-9.

BONES OF CONTENTION THE POLITICAL ECONOMY OF HEIGHT INEQUALITY. Carles Boix and Frances Rosenbluth. www.princeton.edu/~cboix/ bones.pdf.

Long Term History of the Human Diet. Glynn Li. Isac and Jeanne M. Sept. www.ltspeed.com/bjblinder/book/secure/chapter4.pdf.

Dental Health Diet and Social Status among Central African Foragers and Farmers. PHILLIP L. WALKER1,3 and BARRY S. HEWLETT 2,4. American Anthropologist, Volume 92 Issue 2, Pages 383 - 398.

Evolution in Health and Disease. Second Edition. EDITED BY Stephen C. Stearns and Jacob C. Koella. Oxford University Press. 2008-ISBN 978–0–19–920745–9.

Evolutionary explanations in medical and health profession courses: are you answering your students' "why" questions? EugeneEHarris and Avelin A Malyango. BMC Medical Education 2005, 5:16 doi:10.1186/1472-6920-5-16. Received: 22 September 2004.

The Fertility of Agricultural and Non-Agricultural Traditional Societies. GILLIAN R. BENTLEY, TONY GOLDBERG, AND GRAZYNA JASIENSKA J. Population Studies, 47 (1993), 269-281.

Milk in the island of Chole [Tanzania] is high in lauric, myristic, arachidonic and docosahexaenoic acids, and low in linoleic acid. Reconstructed diet of infants born to our ancestors living in tropical coastal regions. Remko S. Kuipersa, Ella N. Smita, Jan van der Meulenb, D.A. Janneke Dijck-Brouwera, E. Rudy Boersmac, d, Frits A.J. Muskieta. Prostaglandins, Leukotrienes and Essential Fatty Acids 76 (2007) 221–233.

Is Lamarckian evolution relevant to medicine? Adam E Handel 1,2 and Sreeram V Ramagopalan Handel and Ramagopalan. BMC Medical Genetics 2010, 11:73.

"The Worst Mistake In The History Of The Human Race" by Jared Diamond, Prof. UCLA School of Medicine. Discover-May 1987, pp. 64-66.

ANEMIA AMONG PREHISTORIC INDIANS OF THE AMERICAN SOUTHWEST. Phillip L. Walker. Health and disease in the prehistoric southwest. Charles F. Merbs and Robert J Miller, 1985. Arizona State University. Anthropological research papers NO .34.

An overview on the nutrition transition and its health implications: the Bellagio meeting. Public Health Nutrition: 5(1A), 93–103 DOI: 10.1079/ PHN2001280.

Stable Isotope Analyses in Human Nutritional Ecology. HENRY P. SCHWARCZ AND MARGARET J. SCHOENINGER. YEARBOOK OF PHYSICAL ANTHROPOLOGY 34:283-321 (1991).

Evolution in health and medicine Sackler colloquium: Evolutionary perspectives on health and medicine. Stearns SC, Nesse RM, Govindaraju DR, Ellison PT. Proc Natl Acad Sci U S A. 2010 Jan 26;107 Suppl 1:1691-5.

What Ancient Human Teeth Can Reveal? Demography, Health, Nutrition and Biological Relations in Luistari Master thesis in archaeology. Kati Salo, Supervisors: prof. Ebba During (University of Stockholm), assistant Tuija Kirkinen (University of Helsinki) 2005-05-06.

The etiology and porotic hyperostosis among the prehistoric and historic Anasazi Indians of Southwestern United States. El-Najjar MY, Ryan DJ, Turner CG 2nd, Lozoff B. Am J Phys Anthropol. 1976 May;44(3):477-87.

Nutrition and health in agriculturalists and hunter-gatherers: a case study of two prehistoric populations in Nutritional Anthropology. Cassidy CM. Eds Jerome NW et al. 1980 Redgrave Publishing Company, Pleasantville, NY pg 117-145.

Insulina
Capítulos tres-cinco

Sarcopenic obesity and inflammation in the InCHIANTI study. Schrager MA, Metter EJ, Simonsick E, Ble A, Bandinelli S, Lauretani F, Ferrucci L. Longitudinal Studies Section, Clinical Research Branch, National Institute on Aging, National Institutes of Health, Baltimore, MD 21225, USA. J Appl Physiol. 2007 Mar;102(3):919-25. Epub 2006 Nov 9.

Insulin, Insulin-Like Growth Factors and Colon Cancer: A Review of the Evidence. Edward Giovannucci. The American Society for Nutritional Sciences J. Nutr. 131:3109S-3120S, November 2001. Supplement: AICR's 11th Annual Research Conference on Diet, Nutrition and Cancer.

Hyperinsulinemic diseases of civilization: more than just Syndrome X. Cordain L, Eades MR, Eades MD. Comp Biochem Physiol A Mol Integr Physiol. 2003 Sep;136(1):95-112.

Nutrition, insulin, insulin-like growth factors and cancer. Giovannucci E. Horm Metab Res. 2003 Nov-Dec;35(11-12):694-704.

Hypoglycemia and resistance to ketoacidosis in a subject without functional insulin receptors. Ogilvy-Stuart AL, Soos MA, Hands SJ, Anthony MY, Dunger DB, O'Rahilly S. J Clin Endocrinol Metab. 2001 Jul;86(7):3319-26.

Is there a role for a low-carbohydrate ketogenic diet in the management of prostate cancer? Mavropoulos JC, Isaacs WB, Pizzo SV, Freedland SJ. Urology. 2006 Jul;68(1):15-8.

The Ancestral Biomedical Environment In: Endothelial Biomedicine. Eaton SB, Cordain L, Sebastian A. W.C. Aird (Ed), Cambridge University Press, 2007, pp. 129-134.

Anticonvulsant mechanisms of the ketogenic diet. Bough KJ, Rho JM. Epilepsia. 2007 Jan;48(1):43-58.

Rho Kinases in Cardiovascular Physiology and Pathophysiology. Gervaise Loirand, Patrice Guérin, Pierre Pacaud. Circulation Research. 2006;98:322.

Gene-diet interactions in brain aging and neurodegenerative disorders. Mattson MP. Ann Intern Med. 2003 Sep 2;139(5 Pt 2):441-4.

An evolutionary analysis of the etiology and pathogenesis of juvenile-onset myopia. Cordain L, Eaton SB, Brand Miller J, Lindeberg S, Jensen C. Acta Ophthalmologica Scandinavica, 2002; 80:125-135.

Genotype, obesity and cardiovascular disease--has technical and social advancement outstripped evolution? Zimmet P, Thomas CR. J Intern Med. 2003 Aug;254(2):114-25.

Coronary endothelial dysfunction in the insulin-resistant state is linked to abnormal pteridine metabolism and vascular oxidative stress. Shinozaki K, Hirayama A, Nishio Y, Yoshida Y, Ohtani T, Okamura T, Masada M, Kikkawa R,Kodama K, Kashiwagi A. J Am Coll Cardiol. 2001 Dec;38(7):1821-8.

Evolution, body composition, insulin receptor competition, and insulin resistance. Eaton SB, Cordain L, Sparling PB. Prev Med. 2009;49:283-85.

Syndrome X: Just the tip of the hyperinsulinemia iceberg. Cordain L. Medikament 2001; 6:46-51.

Insulin regulation of gene expression and concentrations of white adipose tissue-derived proteins in vivo in healthy men: relation to adiponutrin. Faraj M, Beauregard G, Loizon E, Moldes M, Clément K, Tahiri Y, Cianflone K, Vidal H, Rabasa-Lhoret R. J Endocrinol. 2006 Nov;191(2):427-35.

Insulin: understanding its action in health and disease. Sonksen P, Sonksen J. Br J Anaesth. 2000 Jul;85(1):69-79.

Insulin resistance in rheumatoid arthritis: the impact of the anti-TNF-alpha therapy. Gonzalez-Gay MA, Gonzalez-Juanatey C, Vazquez-Rodriguez TR, Miranda-Filloy JA, Llorca J. Ann N Y Acad Sci. 2010 Apr;1193(1):153-9.

Role of insulin, insulin-like growth factor-1, hyperglycaemic food and milk consumption in the pathogenesis of acne vulgaris. Melnik BC, Schmitz G. Exp Dermatol. 2009 Oct;18(10):833-41. Epub 2009 Aug 25.

Addison's disease and the regulation of potassium: the role of insulin and aldosterone. Harvey TC. Med Hypotheses. 2007;69(5):1120-6. Epub 2007 Apr 24.

Insulin resistance predicts mortality in nondiabetic individuals in the U.S. Ausk KJ, Boyko EJ, Ioannou GN. Diabetes Care. 2010 Jun;33(6):1179-85. Epub 2010 Mar 3.

Insulin sensitivity in patients with primary aldosteronism: a follow-up study. Catena C, Lapenna R, Baroselli S, Nadalini E, Colussi G, Novello M, Favret G, Melis A, Cavarape A, Sechi LA. J Clin Endocrinol Metab. 2006 Sep;91(9):3457-63. Epub 2006 Jul 5.

Kynurenines in chronic neurodegenerative disorders: future therapeutic strategies. Zádori D, Klivényi P, Vámos E, Fülöp F, Toldi J, Vécsei L. J Neural Transm. 2009 Nov;116(11):1403-9. Epub 2009 Jul 18.

Inflammation, depression and dementia: are they connected? Leonard BE. Neurochem Res. 2007 Oct;32(10):1749-56. Epub 2007 Aug 20.

Gluttony, sloth and the metabolic syndrome: a roadmap to lipotoxicity. Unger RH, Scherer PE. Trends Endocrinol Metab. 2010 Jun;21(6):345-52. Epub 2010 Mar 10.

Manipulation of brain kynurenines: glial targets, neuronal effects, and clinical opportunities. Schwarcz R, Pellicciari R. J Pharmacol Exp Ther. 2002 Oct;303(1):1-10.

Methionine residue 35 is important in amyloid beta-peptide-associated free radical oxidative stress. Varadarajan S, Yatin S, Kanski J, Jahanshahi F, Butterfield DA. Brain Res Bull. 1999 Sep 15;50(2):133-41.

Methionine oxidation by reactive oxygen species: reaction mechanisms and relevance to Alzheimer's disease. Schöneich C. Biochim Biophys Acta. 2005 Jan 17;1703(2):111-9. Epub 2004 Oct 27.

Methionine residue 35 is critical for the oxidative stress and neurotoxic properties of Alzheimer's amyloid beta-peptide 1-42. Butterfield DA, Kanski J. Peptides. 2002 Jul;23(7):1299-309.

Role of nuclear receptors in the modulation of insulin secretion in lipid-induced insulin resistance. Sugden MC, Holness MJ. Biochem Soc Trans. 2008 Oct;36(Pt 5):891-900.

Hypothalamic orexin stimulates feeding-associated glucose utilization in skeletal muscle via sympathetic nervous system. Shiuchi T, Haque MS, Okamoto S, Inoue T, Kageyama H, Lee S, Toda C, Suzuki A, Bachman ES,Kim YB, Sakurai T, Yanagisawa M, Shioda S, Imoto K, Minokoshi Y. Cell Metab. 2009 Dec;10(6):466-80.

MyD88 signaling in the CNS is required for development of fatty acid-induced leptin resistance and diet-induced obesity. Kleinridders A, Schenten D, Könner AC, Belgardt BF, Mauer J, Okamura T, Wunderlich FT,Medzhitov R, Brüning JC. Cell Metab. 2009 Oct;10(4):249-59.

Permanent impairment of insulin resistance from pregnancy to adulthood: the primary basic risk factor of chronic Western diseases. Melnik BC. Med Hypotheses. 2009 Nov;73(5):670-81. Epub 2009 Jun 9.

Cholesterol lowering, cardiovascular diseases, and the rosuvastatin-JUPITER controversy: a critical reappraisal. de Lorgeril M, Salen P, Abramson J, Dodin S, Hamazaki T, Kostucki W, Okuyama H, Pavy B, Rabaeus M. Arch Intern Med. 2010 Jun 28;170(12):1032-6.

Nutrient overload, insulin resistance, and ribosomal protein S6 kinase 1, S6K1. Um SH, D'Alessio D, Thomas G. Cell Metab. 2006 Jun;3(6):393-402.

Targeting energy metabolism in brain cancer: review and hypothesis. Seyfried TN, Mukherjee P. Nutr Metab (Lond). 2005 Oct 21;2:30.

The thrifty epigenotype: an acquired and heritable predisposition for obesity and diabetes? Stöger R. Bioessays. 2008 Feb;30(2):156-66.

The immunomodulatory effects of estrogens: clinical relevance in immune-mediated rheumatic diseases. Cutolo M, Brizzolara R, Atzeni F, Capellino S, Straub RH, Puttini PC. Ann N Y Acad Sci. 2010 Apr;1193(1):36-42.

Triglycerides induce leptin resistance at the blood-brain barrier. Banks WA, Coon AB, Robinson SM, Moinuddin A, Shultz JM, Nakaoke R, Morley JE. Diabetes. 2004 May;53(5):1253-60.

Evolution, body composition, insulin receptor competition, and insulin resistance. Eaton SB, Cordain L, Sparling PB. Prev Med. 2009 Oct;49(4):283-5. Epub 2009 Aug 15.

Molecular identification of a danger signal that alerts the immune system to dying cells. Shi Y, Evans JE, Rock KL. Nature. 2003 Oct 2;425(6957):516-21. Epub 2003 Sep 7.

Antidiabetic effects of IGFBP2, a leptin-regulated gene. Hedbacker K, Birsoy K, Wysocki RW, Asilmaz E, Ahima RS, Farooqi IS, Friedman JM Cell Metab. 2010 Jan;11(1):11-22.

Attenuation of insulin secretion by insulin-like growth factor 1 is mediated through activation of phosphodiesterase 3B. Allan Z. Zhao,* Hong Zhao,* Jeanette Teague,† Wilfred Fujimoto,† and Joseph A. Beavo*‡ Proc Natl Acad Sci U S A. 1997 April 1; 94(7): 3223–3228.

High-insulinogenic nutrition--an etiologic factor for obesity and the metabolic syndrome? Kopp W. Metabolism. 2003 Jul;52(7):840-4. Am J Clin Nutr. 2008 Nov;88(5):1189-90. How safe is fructose for persons with or without diabetes? Sánchez-Lozada LG, Le M, Segal M, Johnson RJ.

High-fructose corn syrup causes characteristics of obesity in rats: Increased body weight, body fat and triglyceride levels. Bocarsly ME, Powell ES, Avena NM, Hoebel BG. Pharmacol Biochem Behav. 2010 Feb 26. [Epub ahead of print]

Mechanism of ATP-binding cassette transporter A1-mediated cellular lipid efflux to apolipoprotein A-I and formation of high density lipoprotein particles. Vedhachalam C, Duong PT, Nickel M, Nguyen D, Dhanasekaran P, Saito H, Rothblat GH, Lund-Katz S, Phillips MC. J Biol Chem. 2007 Aug 24;282(34):25123-30. Epub 2007 Jun 29.

Does chronic glycolysis accelerate aging? Could this explain how dietary restriction works? Hipkiss AR. Ann N Y Acad Sci. 2006 May;1067:361-8.

A strong interaction between serum gamma-glutamyltransferase and obesity on the risk of prevalent type 2 diabetes: results from the Third National Health and Nutrition Examination Survey. Lim JS, Lee DH, Park JY, Jin SH, Jacobs DR Jr. Clin Chem. 2007 Jun;53(6):1092-8. Epub 2007 May 3.

The effects of weight loss and gastric banding on the innate and adaptive immune system in type 2 diabetes and prediabetes. Viardot A, Lord RV, Samaras K. J Clin Endocrinol Metab. 2010 Jun;95(6):2845-50. Epub 2010 Apr 7.

Decrease in peptide methionine sulfoxide reductase in Alzheimer's disease brain. Gabbita SP, Aksenov MY, Lovell MA, Markesbery WR. J Neurochem. 1999 Oct;73(4):1660-6.

Fructose, but not dextrose, accelerates the progression of chronic kidney disease. Gersch MS, Mu W, Cirillo P, Reungjui S, Zhang L, Roncal C, Sautin YY, Johnson RJ, Nakagawa T. Am J Physiol Renal Physiol. 2007 Oct;293(4):F1256-61. Epub 2007 Aug 1.

Hypothesis: could excessive fructose intake and uric acid cause type 2 diabetes? Johnson RJ, Perez-Pozo SE, Sautin YY, Manitius J, Sanchez-Lozada LG, Feig DI, Shafiu M,Segal M, Glassock RJ, Shimada M, Roncal C, Nakagawa T. Endocr Rev. 2009 Feb;30(1):96-116. Epub 2009 Jan 16.

Antibiotics protect against fructose-induced hepatic lipid accumulation in mice: role of endotoxin. Bergheim I, Weber S, Vos M, Krämer S, Volynets V, Kaserouni S, McClain CJ, Bischoff SC. J Hepatol. 2008 Jun;48(6):983-92. Epub 2008 Mar 14.

From inflammation to sickness and depression: when the immune system subjugates the brain. Dantzer R, O'Connor JC, Freund GG, Johnson RW, Kelley KW. Nat Rev Neurosci. 2008 Jan;9(1):46-56.

Regulation of adaptive behaviour during fasting by hypothalamic Foxa2. Silva JP, von Meyenn F, Howell J, Thorens B, Wolfrum C, Stoffel M. Nature. 2009 Dec 3;462(7273):646-50.

Extracellular fatty acid synthase: a possible surrogate biomarker of insulin resistance. Fernandez-Real JM, Menendez JA, Moreno-Navarrete JM, Blüher M, Vazquez-Martin A, Vázquez MJ, Ortega F, Diéguez C, Frühbeck G, Ricart W, Vidal-Puig A. Diabetes. 2010 Jun;59(6):1506-11. Epub 2010 Mar 18.

Extending healthy life span--from yeast to humans. Fontana L, Partridge L, Longo VD. Science. 2010 Apr 16;328(5976):321-6.

Evolutionary origins of obesity. Bellisari A. Obes Rev. 2008 Mar;9(2):165-80.

Epigenetic regulation of Th1 and Th2 cell development. Sanders VM. Brain Behav Immun. 2006 Jul;20(4):317-24. Epub 2005 Oct 11.

Very-low-carbohydrate diets and preservation of muscle mass. Manninen AH. Nutr Metab (Lond). 2006 Jan 31;3:9.

Melanocortin signaling in the CNS directly regulates circulating cholesterol. Perez-Tilve D, Hofmann SM, Basford J, Nogueiras R, Pfluger PT, Patterson JT, Grant E, Wilson-Perez HE, Granholm NA, Arnold M, Trevaskis JL, Butler AA, Davidson WS, Woods SC, Benoit SC, Sleeman MW, DiMarchi RD, Hui DY, Tschöp MH. Nat Neurosci. 2010 Jul;13(7):877-82. Epub 2010 Jun 6.

Clking on PGC-1alpha to inhibit gluconeogenesis. Cantó C, Auwerx J. Cell Metab. 2010 Jan;11(1):6-7.

Cdc2-like kinase 2 is an insulin-regulated suppressor of hepatic gluconeogenesis. Rodgers JT, Haas W, Gygi SP, Puigserver P. Cell Metab. 2010 Jan;11(1):23-34.

Childhood obesity, other cardiovascular risk factors, and premature death. Franks PW, Hanson RL, Knowler WC, Sievers ML, Bennett PH, Looker HC. N Engl J Med. 2010 Feb 11;362(6):485-93.

Cancer as a metabolic disease. Seyfried TN, Shelton LM. Nutr Metab (Lond). 2010 Jan 27;7:7.

Effects of biologics on vascular function and atherosclerosis associated with rheumatoid arthritis. Kerekes G, Soltész P, Dér H, Veres K, Szabó Z, Végvári A, Shoenfeld Y, Szekanecz Z. Ann N Y Acad Sci. 2009 Sep;1173:814-21.

Adjuvant aspirin therapy reduces symptoms of schizophrenia spectrum disorders: results from a randomized, double-blind, placebo-controlled trial. Laan W, Grobbee DE, Selten JP, Heijnen CJ, Kahn RS, Burger H. J Clin Psychiatry. 2010 May;71(5):520-7.

Acylation-stimulating protein/C5L2-neutralizing antibodies alter triglyceride metabolism in vitro and in vivo. Cui W, Paglialunga S, Kalant D, Lu H, Roy C, Laplante M, Deshaies Y, Cianflone K. Am J Physiol Endocrinol Metab. 2007 Dec;293(6):E1482-91. Epub 2007 Aug 21.

Association of adipocyte genes with ASP expression: a microarray analysis of subcutaneous and omental adipose tissue in morbidly obese subjects. MacLaren RE, Cui W, Lu H, Simard S, Cianflone K. BMC Med Genomics. 2010 Jan 27;3:3.

Aldosterone in salt-sensitive hypertension and metabolic syndrome. Fujita T. J Mol Med. 2008 Jun;86(6):729-34. Epub 2008 Apr 25.

Adiponectin and AdipoR1 regulate PGC-1alpha and mitochondria by Ca(2+) and AMPK/SIRT1. Iwabu M, Yamauchi T, Okada-Iwabu M, Sato K, Nakagawa T, Funata M, Yamaguchi M, Namiki S,Nakayama R, Tabata M, Ogata H, Kubota N, Takamoto I, Hayashi YK, Yamauchi N, Waki H,Fukayama M, Nishino I, Tokuyama K, Ueki K, Oike Y, Ishii S, Hirose K, Shimizu T, Touhara K,Kadowaki T. Nature. 2010 Apr 29;464(7293):1313-9. Epub 2010 Mar 31.

ACAT1 gene ablation increases 24(S)-hydroxycholesterol content in the brain and ameliorates amyloid pathology in mice with AD. Bryleva EY, Rogers MA, Chang CC, Buen F, Harris BT, Rousselet E, Seidah NG, Oddo S, LaFerla FM, Spencer TA, Hickey WF, Chang TY. Proc Natl Acad Sci U S A. 2010 Feb 16;107(7):3081-6. Epub 2010 Jan 26.

Cholesterol lowering, sudden cardiac death and mortality. de Lorgeril M, Salen P. Scand Cardiovasc J. 2008 Aug;42(4):264-7.

Women and statin use: a women's health advocacy perspective. Rosenberg H, Allard D. Scand Cardiovasc J. 2008 Aug;42(4):268-73.

The causal role of blood lipids in the aetiology of coronary heart disease--an epidemiologist's perspective. Thelle DS. Scand Cardiovasc J. 2008 Aug;42(4):274-8.

On criticism in bio-medical research--a tribute to Uffe Ravnskov. Folkow B. Scand Cardiovasc J. 2008 Aug;42(4):240-3.

Methionine synthase polymorphism is a risk factor for Alzheimer disease. Beyer K, Lao JI, Latorre P, Riutort N, Matute B, Fernández-Figueras MT, Mate JL, Ariza A. Neuroreport. 2003 Jul 18;14(10):1391-4.

Differential effects of saturated and monounsaturated fats on postprandial lipemia and glucagon-like peptide 1 responses in patients with type 2 diabetes. Thomsen C, Storm H, Holst JJ, Hermansen K. Am J Clin Nutr. 2003 Mar;77(3):605-11.

Cereales
Capítulo seis: Los cereales y el intestino poroso

Agrarian diet and diseases of affluence--do evolutionary novel dietary lectins cause leptin resistance? Jönsson T, Olsson S, Ahrén B, Bøg-Hansen TC, Dole A, Lindeberg S. BMC Endocr Disord. 2005 Dec 10;5:10.

Dissociation of the glycaemic and insulinaemic responses to whole and skimmed milk. Hoyt G, Hickey MS, Cordain L. Br J Nutr 2005;93:175-177.

Modulation of immune function by dietary lectins in rheumatoid arthritis. Cordain L, Toohey L, Smith MJ, Hickey MS. Brit J Nutr 2000, 83:207-217.

Cereal grains: humanity's double edged sword. Cordain L. World Rev Nutr Diet 1999; 84:19-73.

Gut flora and bacterial translocation in chronic liver disease. Almeida J, Galhenage S, Yu J, Kurtovic J, Riordan SM. World J Gastroenterol. 2006 Mar 14;12(10):1493-502.

HIV disease progression: immune activation, microbes, and a leaky gut. Douek D. Top HIV Med. 2007 Aug-Sep;15(4):114-7.

HLA genomics in the third millennium. Trowsdale J. Curr Opin Immunol. 2005 Oct;17(5):498-504.

Identification of human zonulin, a physiological modulator of tight junctions, as prehaptoglobin-2. Tripathi A, Lammers KM, Goldblum S, Shea-Donohue T, Netzel-Arnett S, Buzza MS, Antalis TM,Vogel SN, Zhao A, Yang S, Arrietta MC, Meddings JB, Fasano A. Proc Natl Acad Sci U S A. 2009 Sep 29;106(39):16799-804. Epub 2009 Sep 15.

Immune reactivity to a glb1 homologue in a highly wheat-sensitive patient with type 1 diabetes and celiac disease. Mojibian M, Chakir H, MacFarlane AJ, Lefebvre DE, Webb JR, Touchie C, Karsh J, Crookshank JA, Scott FW.Diabetes Care. 2006 May;29(5):1108-10.

Novel immune response to gluten in individuals with schizophrenia. Samaroo D, Dickerson F, Kasarda DD, Green PH, Briani C, Yolken RH, Alaedini A. Schizophr Res. 2010 May;118(1-3):248-55. Epub 2009 Sep 11.

Increased intestinal permeability and tight junction alterations in nonalcoholic fatty liver disease. Miele L, Valenza V, La Torre G, Montalto M, Cammarota G, Ricci R, Mascianà R, Forgione A,Gabrieli ML, Perotti G, Vecchio FM, Rapaccini G, Gasbarrini G, Day CP, Grieco A. Hepatology. 2009 Jun;49(6):1877-87.

Infections and autoimmunity--friends or foes? Kivity S, Agmon-Levin N, Blank M, Shoenfeld Y. Trends Immunol. 2009 Aug;30(8):409-14. Epub 2009 Jul 28.

Autoantibody screen in inflammatory myopathies high prevalence of antibodies to gliadin. Orbach H, Amitai N, Barzilai O, Boaz M, Ram M, Zandman-Goddard G, Shoenfeld Y. Ann N Y Acad Sci. 2009 Sep;1173:174-9.

Innate immunity, epigenetics and autoimmunity in rheumatoid arthritis. Maciejewska Rodrigues H, Jüngel A, Gay RE, Gay S. Mol Immunol. 2009 Nov;47(1):12-8. Epub 2009 Feb 15.

Design and synthesis of potent Quillaja saponin vaccine adjuvants. Adams MM, Damani P, Perl NR, Won A, Hong F, Livingston PO, Ragupathi G, Gin DY. J Am Chem Soc. 2010 Feb 17;132(6):1939-45.

Effect of exclusion diet with nutraceutical therapy in juvenile Crohn's disease. Slonim AE, Grovit M, Bulone L. J Am Coll Nutr. 2009 Jun;28(3):277-85.

Alcohol, intestinal bacterial growth, intestinal permeability to endotoxin, and medical consequences: summary of a symposium. Purohit V, Bode JC, Bode C, Brenner DA, Choudhry MA, Hamilton F, Kang YJ, Keshavarzian A,Rao R, Sartor RB, Swanson C, Turner JR. Alcohol. 2008 Aug;42(5):349-61. Epub 2008 May 27.

Milk--the promoter of chronic Western diseases. Melnik BC. Med Hypotheses. 2009 Jun;72(6):631-9. Epub 2009 Feb 15.

High intakes of milk, but not meat, increase s-insulin and insulin resistance in 8-year-old boys. Hoppe C, Mølgaard C, Vaag A, Barkholt V, Michaelsen KF. Eur J Clin Nutr. 2005 Mar;59(3):393-8.

Multiple sclerosis: could it be an epigenetic disease? Kürtüncü M, Tüzün E. Med Hypotheses. 2008 Dec;71(6):945-7. Epub 2008 Aug 16.

Neurologic presentation of celiac disease. Bushara KO. Gastroenterology. 2005 Apr;128(4 Suppl 1):S92-7.

Intestinal permeability and inflammation in rheumatoid arthritis: effects of non-steroidal anti-inflammatory drugs. Bjarnason I, Williams P, So A, Zanelli GD, Levi AJ, Gumpel JM, Peters TJ, Ansell B. Lancet. 1984 Nov 24;2(8413):1171-4.

Prostaglandins and the induction of food sensitive enteropathy. M McI Gut. 2000 February; 46(2): 154–155.

Reflux oesophagitis in adult coeliac disease: beneficial effect of a gluten free diet. Cuomo A, Romano M, Rocco A, Budillon G, Del Vecchio Blanco C, Nardone G. Gut. 2003 Apr;52(4):514-7.

Shared genetic risk factors for type 1 diabetes and celiac disease. Plenge RM. N Engl J Med. 2008 Dec 25;359(26):2837-8. Epub 2008 Dec 10.

Sporadic cerebellar ataxia associated with gluten sensitivity. Bürk K, Bösch S, Müller CA, Melms A, Zühlke C, Stern M, Besenthal I, Skalej M, Ruck P, Ferber S, Klockgether T, Dichgans J. Brain. 2001 May;124(Pt 5):1013-9.

Surprises from celiac disease. Fasano A. Sci Am. 2009 Aug;301(2):54-61.

Putting the pieces of the puzzle together - a series of hypotheses on the etiology and pathogenesis of type 1 diabetes. Barbeau WE, Bassaganya-Riera J, Hontecillas R. Med Hypotheses. 2007;68(3):607-19. Epub 2006 Oct 11.

The genetics and epigenetics of autoimmune diseases. Hewagama A, Richardson B. J Autoimmun. 2009 Aug;33(1):3-11. Epub 2009 Apr 5.

The genetics of human autoimmune disease. Invernizzi P, Gershwin ME. J Autoimmun. 2009 Nov-Dec;33(3-4):290-9. Epub 2009 Aug 13.

Tissue transglutaminase crosslinks ataxin-1: possible role in SCA1 pathogenesis. D'Souza DR, Wei J, Shao Q, Hebert MD, Subramony SH, Vig PJ. Neurosci Lett. 2006 Nov 27;409(1):5-9. Epub 2006 Oct 11.

A Novel Therapeutic Target in Inflammatory Uveitis: Transglutaminase 2 Inhibitor. Joonhong Sohn, Ju Byung Chae,2 Sun Young Lee, Soo-Youl Kim, and June Gone Kim. Korean J Ophthalmol. 2010 February; 24(1): 29–34.

Intracellular localization and conformational state of transglutaminase 2: implications for cell death. Gundemir S, Johnson GV. PLoS One. 2009 Jul 1;4(7):e6123.

Tissue transglutaminase expression in celiac mucosa: an immunohistochemical study. Gorgun J, Portyanko A, Marakhouski Y, Cherstvoy E. Virchows Arch. 2009 Oct;455(4):363-73. Epub 2009 Sep 12.

Transglutaminases: nature's biological glues. Griffin M, Casadio R, Bergamini CM. Biochem J. 2002 Dec 1;368(Pt 2):377-96.

Serum studies in man after administration of vitamin A acetate and vitamin A alcohol. II. In subjects suffering from disturbances of absorption and digestion. FITZGERALD O, FENNELLY JJ, HINGERTY DJ. Gut. 1962 Mar;3:74-9.

Identification of three wheat globulin genes by screening a Triticum aestivum BAC genomic library with cDNA from a diabetes-associated globulin. Loit E, Melnyk CW, MacFarlane AJ, Scott FW, Altosaar I. BMC Plant Biol. 2009 Jul 17;9:93.

Breath hydrogen and methane responses of men and women to breads made with white flour or whole wheat flours of different particle sizes. Hallfrisch J, Behall KM. J Am Coll Nutr. 1999 Aug;18(4):296-302.

Zonulin upregulation is associated with increased gut permeability in subjects with type 1 diabetes and their relatives. Sapone A, de Magistris L, Pietzak M, Clemente MG, Tripathi A, Cucca F, Lampis R, Kryszak D,Cartenì M, Generoso M, Iafusco D, Prisco F, Laghi F, Riegler G, Carratu R, Counts D, Fasano A. Diabetes. 2006 May;55(5):1443-9.

The gluten connection: the association between schizophrenia and celiac disease. Kalaydjian AE, Eaton W, Cascella N, Fasano A. Acta Psychiatr Scand. 2006 Feb;113(2):82-90.

Dietary gluten and learning to attend to redundant stimuli in rats. Harper DN, Nisbet RH, Siegert RJ. Biol Psychiatry. 1997 Dec 1;42(11):1060-6.

A unifying hypothesis on the development of type 1 diabetes and celiac disease: gluten consumption may be a shared causative factor. Frisk G, Hansson T, Dahlbom I, Tuvemo T. Med Hypotheses. 2008;70(6):1207-9. Epub 2008 Feb 4.

Gluten sensitivity as a neurological illness. Hadjivassiliou M, Grünewald RA, Davies-Jones GA. J Neurol Neurosurg Psychiatry. 2002 May;72(5):560-3.

Headache and CNS white matter abnormalities associated with gluten sensitivity. Hadjivassiliou M, Grünewald RA, Lawden M, Davies-Jones GA, Powell T, Smith CM. Neurology. 2001 Feb 13;56(3):385-8.

Gluten sensitivity in multiple sclerosis: experimental myth or clinical truth? Shor DB, Barzilai O, Ram M, Izhaky D, Porat-Katz BS, Chapman J, Blank M, Anaya JM,Shoenfeld Y. Ann N Y Acad Sci. 2009 Sep;1173:343-9.

Gluten sensitivity in Japanese patients with adult-onset cerebellar ataxia. Ihara M, Makino F, Sawada H, Mezaki T, Mizutani K, Nakase H, Matsui M, Tomimoto H,Shimohama S.Intern Med. 2006;45(3):135-40. Epub 2006 Mar 1.

Gluten ataxia: passive transfer in a mouse model. Boscolo S, Sarich A, Lorenzon A, Passoni M, Rui V, Stebel M, Sblattero D, Marzari R,Hadjivassiliou M, Tongiorgi E. Ann N Y Acad Sci. 2007 Jun;1107:319-28.

Gluten ataxia in perspective: epidemiology, genetic susceptibility and clinical characteristics. Hadjivassiliou M, Grünewald R, Sharrack B, Sanders D, Lobo A, Williamson C, Woodroofe N,Wood N, Davies-Jones A. Brain. 2003 Mar;126(Pt 3):685-91.

Clinical, radiological, neurophysiological, and neuropathological characteristics of gluten ataxia. Hadjivassiliou M, Grünewald RA,

Chattopadhyay AK, Davies-Jones GA, Gibson A, Jarratt JA,Kandler RH, Lobo A, Powell T, Smith CM. Lancet. 1998 Nov 14;352(9140):1582-5.

Dietary treatment of gluten ataxia. Hadjivassiliou M, Davies-Jones GA, Sanders DS, Grünewald RA. J Neurol Neurosurg Psychiatry. 2003 Sep;74(9):1221-4.

Autoantibodies in gluten ataxia recognize a novel neuronal transglutaminase. Hadjivassiliou M, Aeschlimann P, Strigun A, Sanders DS, Woodroofe N, Aeschlimann D. Ann Neurol. 2008 Sep;64(3):332-43.

Gliadin IgG antibodies and circulating immune complexes. Eisenmann A, Murr C, Fuchs D, Ledochowski M. Scand J Gastroenterol. 2009;44(2):168-71.

Early impairment of gut function and gut flora supporting a role for alteration of gastrointestinal mucosa in human immunodeficiency virus pathogenesis. Gori A, Tincati C, Rizzardini G, Torti C, Quirino T, Haarman M, Ben Amor K, van Schaik J,Vriesema A, Knol J, Marchetti G, Welling G, Clerici M. J Clin Microbiol. 2008 Feb;46(2):757-8. Epub 2007 Dec 19.

Excitotoxic neuronal death and the pathogenesis of Huntington's disease. Estrada Sánchez AM, Mejía-Toiber J, Massieu L. Arch Med Res. 2008 Apr;39(3):265-76. Pediatrics. 2005 Dec;116(6):e754-9.

Celiac disease: evaluation of the diagnosis and dietary compliance in Canadian children. Rashid M, Cranney A, Zarkadas M, Graham ID, Switzer C, Case S, Molloy M, Warren RE, Burrows V, Butzner JD.

Does rheumatoid arthritis represent an adaptive, thrifty condition? Reser JE, Reser WW. Med Hypotheses. 2010 Jan;74(1):189-94. Epub 2009 Aug 27.

A population-based study of coeliac disease, neurodegenerative and neuroinflammatory diseases. Ludvigsson JF, Olsson T, Ekbom A, Montgomery SM. Aliment Pharmacol Ther. 2007 Jun 1;25(11):1317-27.

Celiac disease. Rubio-Tapia A, Murray JA. Curr Opin Gastroenterol. 2010 Mar;26(2):116-22.

Celiac disease: from gluten to autoimmunity. Briani C, Samaroo D, Alaedini A. Autoimmun Rev. 2008 Sep;7(8):644-50. Epub 2008 Jun 25.

Significance of anti-CCP antibodies in modification of 1987 ACR classification criteria in diagnosis of rheumatoid arthritis. Zhao J, Liu X, Wang Z, Li Z. Clin Rheumatol. 2010 Jan;29(1):33-8. Epub 2009 Oct 15.

Anatomical basis of tolerance and immunity to intestinal antigens. Mowat AM. Nat Rev Immunol. 2003 Apr;3(4):331-41.

Alcohol's role in gastrointestinal tract disorders. Bode C, Bode JC. Alcohol Health Res World. 1997;21(1):76-83.

A type 1 diabetes-related protein from wheat (Triticum aestivum). cDNA clone of a wheat storage globulin, Glb1, linked to islet damage. MacFarlane AJ, Burghardt KM, Kelly J, Simell T, Simell O, Altosaar I, Scott FW. J Biol Chem. 2003 Jan 3;278(1):54-63. Epub 2002 Oct 29.

Gliadin, zonulin and gut permeability: Effects on celiac and non-celiac intestinal mucosa and intestinal cell lines. Drago S, El Asmar R, Di Pierro M, Grazia Clemente M, Tripathi A, Sapone A, Thakar M, Iacono G,Carroccio A, D'Agate C, Not T, Zampini L, Catassi C, Fasano A. Scand J Gastroenterol. 2006 Apr;41(4):408-19.

Supportive Versus Immunosuppressive Therapy of Progressive IgA nephropathy (STOP) IgAN trial: rationale and study protocol. Eitner F, Ackermann D, Hilgers RD, Floege J. J Nephrol. 2008 May-Jun;21(3):284-9.

Grasas
Capítulo siete: La grasa - Toma asiento, esto puede ser largo

Compared with saturated fatty acids, dietary monounsaturated fatty acids and carbohydrates increase atherosclerosis and VLDL cholesterol levels in LDL receptor-deficient, but not apolipoprotein E-deficient, mice. Merkel M, Velez-Carrasco W, Hudgins LC, Breslow JL. Proc Natl Acad Sci U S A. 2001 Nov 6;98(23):13294-9. Epub 2001 Oct 23.

Saturated fat consumption in ancestral human diets: implications for contemporary intakes. In: Phytochemicals, Nutrient-Gene Interactions. Cordain L., Meskin MS, Bidlack WR, Randolph RK (Eds.), CRC Press (Taylor & Francis Group), 2006, pp. 115-126.

Dietary fat quality and coronary heart disease prevention: a unified theory based on evolutionary, historical, global and modern perspectives. Ramsden CE, Faurot KR, Carrera-Bastos, P, Sperling LS, de Lorgeril M, Cordain L. Curr Treat Options Cardiovasc Med; 2009;11:289-301.

Fatty acid analysis of wild ruminant tissues: Evolutionary implications for reducing diet-related chronic disease. Cordain L, Watkins BA, Florant GL, Kehler M, Rogers L, Li Y. Eur J Clin Nutr, 2002; 56:181-191.

Fat and Fatty Acid Intake and Metabolic Effects in the Human Body. T.A.B. Sanders Ann Nutr Metab 2009;55:162–172.

The Relationship between Dietary Fat and Fatty Acid Intake and Body Weight, Diabetes, and the Metabolic Syndrome. Edward L. Melanson, Arne Astrup,William T. Donahoo. Ann Nutr Metab 2009;55:229–243.

Fish-oil supplement has neutral effects on vascular and metabolic function but improves renal function in patients with Type 2 diabetes mellitus. Wong CY, Yiu KH, Li SW, Lee S, Tam S, Lau CP, Tse HF. Diabet Med. 2010 Jan;27(1):54-60.

Efficacy of Omega-3 Fatty Acids in Children and Adults with IgA Nephropathy Is Dosage- and Size-Dependent. Ronald J. Hogg, Lisa Fitzgibbons, Carolyn Atkins, Nancy Nardelli, and R. Curtis Bay; for the North American IgA Nephropathy Study Group. Clin J Am Soc Nephrol 1: 1167–1172, 2006. doi: 10.2215/CJN.02300606.

Growth and development of preterm infants fed infant formulas containing docosahexaenoic acid and arachidonic acid. Clandinin MT, Van Aerde JE, Merkel KL, Harris CL, Springer MA, Hansen JW, Diersen-Schade DA. J Pediatr. 2005 Apr;146(4):461-8.

Higher de novo synthesized fatty acids and lower o3- and o6-long-chain polyunsaturated fatty acids in umbilical vessels of women with preeclampsia and high fish intakes. Victor J.B. Huiskes a, Remko S. Kuipers a, Francien V. Velzing-Aarts a, D.A. Janneke Dijck-Brouwer a, Jan van der Meulen b, Frits A.J. Muskiet. Prostaglandins, Leukotrienes and Essential Fatty Acids 80 (2009) 101–106

Impaired maternal glucose homeostasis during pregnancy is associated with low status of long-chain polyunsaturated fatty acids. (LCP) and essential fatty acids (EFA) in the fetus. D.A. Janneke Dijck-Brouwera, Mijna Hadders-Algrab, Hylco Bouwstrab, Tama´s Decsic, Gu¨nther Boehmd, Ingrid A. Martinie, E. Rudy Boersmaf, Frits A.J. Muskieta. Prostaglandins, Leukotrienes and Essential Fatty Acids 73 (2005) 85–87.

The insulinotropic potency of fatty acids is influenced profoundly by their chain length and degree of saturation. Stein DT, Stevenson BE, Chester MW, Basit M, Daniels MB, Turley SD, McGarry JD. J Clin Invest. 1997 Jul 15;100(2):398-403.

Intestinally derived lipids: Metabolic regulation and consequences—An overview. Katherine Cianflone,Sabina Paglialunga, Christian Roy. Atherosclerosis Supplements 9 (2008) 63–68.

Determinants of serum triglycerides and high-density lipoprotein cholesterol in traditional Trobriand Islanders: the Kitava Study. Lindeberg S, Ahrén B, Nilsson A, Cordain L, Nilsson-Ehle P, Vessby B. Scand J Clin Lab Invest. 2003;63(3):175-80.

A randomized trial of a low-carbohydrate diet vs orlistat plus a low-fat diet for weight loss. Yancy WS Jr, Westman EC, McDuffie JR, Grambow SC, Jeffreys AS, Bolton J, Chalecki A,Oddone EZ. Arch Intern Med. 2010 Jan 25;170(2):136-45.

A randomized trial of high-dose compared with low-dose omega-3 fatty acids in severe IgA nephropathy. Donadio JV Jr, Larson TS, Bergstralh EJ, Grande JP. J Am Soc Nephrol. 2001 Apr;12(4):791-9.

Long-chain polyunsaturated fatty acids in maternal and infant nutrition. Muskiet FA, van Goor SA, Kuipers RS, Velzing-Aarts FV, Smit EN, Bouwstra H, Dijck-Brouwer DA, Boersma ER, Hadders-Algra M. Prostaglandins Leukot Essent Fatty Acids. 2006 Sep;75(3):135-44. Epub 2006 Jul 28.

Cyclooxygenase-2 generates anti-inflammatory mediators from omega-3 fatty acids. Groeger AL, Cipollina C, Cole MP, Woodcock SR, Bonacci G, Rudolph TK, Rudolph V, Freeman BA, Schopfer FJ. Nat Chem Biol. 2010 Jun;6(6):433-41. Epub 2010 May 2.

Long-chain n-3 PUFA: plant v. marine sources. Williams CM, Burdge G. Proc Nutr Soc. 2006 Feb;65(1):42-50.

Polyunsaturated fatty acid status of Dutch vegans and omnivores. Fokkema MR, Brouwer DA, Hasperhoven MB, Hettema Y, Bemelmans WJ, Muskiet FA. Prostaglandins Leukot Essent Fatty Acids. 2000 Nov;63(5):279-85.

Combined treatment with renin-angiotensin system blockers and polyunsaturated fatty acids in proteinuric IgA nephropathy: a randomized controlled trial. Ferraro PM, Ferraccioli GF, Gambaro G, Fulignati P, Costanzi S. Nephrol Dial Transplant. 2009 Jan;24(1):156-60. Epub 2008 Aug 6.

Peroxisomal retroconversion of docosahexaenoic acid (22:6(n-3)) to eicosapentaenoic acid (20:5(n-3)) studied in isolated rat liver cells. Grønn M, Christensen E, Hagve TA, Christophersen BO. Biochim Biophys Acta. 1991 Jan 4;1081(1):85-91.

Short-term supplementation of low-dose gamma-linolenic acid (GLA), alpha-linolenic acid (ALA), or GLA plus ALA does not augment LCP omega 3 status of Dutch vegans to an appreciable extent. Fokkema MR, Brouwer DA, Hasperhoven MB, Martini IA, Muskiet FA. Prostaglandins Leukot Essent Fatty Acids. 2000 Nov;63(5):287-92.

Conserved role of SIRT1 orthologs in fasting-dependent inhibition of the lipid/cholesterol regulator SREBP. Walker AK, Yang F, Jiang K, Ji JY, Watts JL, Purushotham A, Boss O, Hirsch ML, Ribich S,Smith JJ, Israelian K, Westphal CH, Rodgers JT, Shioda T, Elson SL, Mulligan P, Najafi-Shoushtari H, Black JC,

Thakur JK, Kadyk LC, Whetstine JR, Mostoslavsky R, Puigserver P, Li X, Dyson NJ, Hart AC, Näär AM. Genes Dev. 2010 Jul 1;24(13):1403-17.

The effects on plasma, red cell and platelet fatty acids of taking 12 g/day of ethyl-eicosapentaenoate for 16 months: dihomogammalinolenic, arachidonic and docosahexaenoic acids and relevance to Inuit metabolism. Horrobin D, Fokkema MR, Muskiet FA. Prostaglandins Leukot Essent Fatty Acids. 2003 May;68(5):301-4.

Fat and fatty acid terminology, methods of analysis and fat digestion and metabolism: a background review paper. Ratnayake WM, Galli C. Ann Nutr Metab. 2009;55(1-3):8-43. Epub 2009 Sep 15.

Effects of fat and fatty acid intake on inflammatory and immune responses: a critical review. Galli C, Calder PC. Ann Nutr Metab. 2009;55(1-3):123-39. Epub 2009 Sep 15.

Fat intake and CNS functioning: ageing and disease. Crawford MA, Bazinet RP, Sinclair AJ. Ann Nutr Metab. 2009;55(1-3):202-28. Epub 2009 Sep 15.

Background review paper on total fat, fatty acid intake and cancers. Gerber M. Ann Nutr Metab. 2009;55(1-3):140-61. Epub 2009 Sep 15.

Acute or chronic upregulation of mitochondrial fatty acid oxidation has no net effect on whole-body energy expenditure or adiposity. Hoehn KL, Turner N, Swarbrick MM, Wilks D, Preston E, Phua Y, Joshi H, Furler SM, Larance M,Hegarty BD, Leslie SJ, Pickford R, Hoy AJ, Kraegen EW, James DE, Cooney GJ. Cell Metab. 2010 Jan;11(1):70-6.

Dietary fat and coronary heart disease: summary of evidence from prospective cohort and randomised controlled trials. Skeaff CM, Miller J. Ann Nutr Metab. 2009;55(1-3):173-201. Epub 2009 Sep 15.

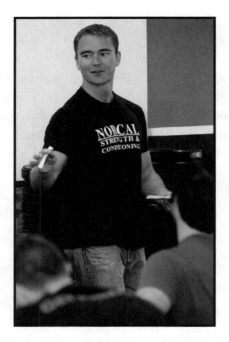

ROBB WOLF, en otros tiempos un investigador bioquímico, es uno de los expertos mundiales en nutrición paleolítica. Estudiante del Prof. Loren Cordain (autor de *La dieta paleolítica*), Wolf ha transformado la vida de decenas de miles de personas en todo el mundo a través de su exitoso podcast y de su famosísima serie de seminarios. Wolf es co-fundador de la revista de nutrición y entrenamiento atlético *The Performance Menu*, co-propietario de NorCal Strength & Conditioning, uno de los "mejores 30 gimnasios de Estados Unidos" según la revista *Men's Health*, y ha trabajado como editor y revisor del *Journal of Nutrition and Metabolism*. Visita el sitio web del autor en robbwolf.com.

Fotografía del autor de Nicole Bedard